医学图像处理理论与应用

董育宁　刘天亮　戴修斌　曹正林　朱学芳　著

东南大学出版社
SOUTHEAST UNIVERSITY PRESS
南京・2020

内 容 提 要

本书力求全面系统地介绍医学图像处理的基本理论、方法及实际应用。全书共分 11 章,第 1～3 章介绍了医学图像处理的基本知识、图像变换、图像增强、图像分割、二维和三维物体描述等理论和方法;第 4～11 章系统介绍了超声图像处理、X 射线图像处理、显微图像处理、核医学图像处理、CT 断层图像处理、核磁共振图像处理、医学图像压缩与传输、生物医学图像三维建模等技术和应用实例。着重介绍医学图像处理相关的基本理论和较为成熟的方法与应用,并在一定程度上反映了国内外学者的当前工作。

本书可作为电子与信息、计算机应用、医学图像处理、生物医学工程等领域研究人员、工程技术人员和高校教师从事相关研究和应用的参考书,也可作为高等院校相关专业的研究生和本科高年级学生的阅读参考书。

图书在版编目(CIP)数据

医学图像处理理论与应用/董育宁等著. —南京:
东南大学出版社,2020.8
ISBN 978 - 7 - 5641 - 9026 - 2

Ⅰ. ①医… Ⅱ. ①董… Ⅲ. ①医学摄影–图像处理–
高等学校–教材 Ⅳ. ①R445

中国版本图书馆 CIP 数据核字(2020)第 136841 号

医学图像处理理论与应用

YiXue Tuxiang Chuli Lilun Yu Yingyong

著　　者　董育宁　刘天亮　戴修斌　曹正林　朱学芳

出版发行	东南大学出版社
社　　址	南京市四牌楼 2 号　邮编:210096
出 版 人	江建中
责任编辑	丁　丁
编辑邮箱	d.d.00@163.com
网　　址	http://www.seupress.com
电子邮箱	press@seupress.com
经　　销	全国各地新华书店
印　　刷	江阴金马印刷有限公司
版　　次	2020 年 8 月第 1 版
印　　次	2020 年 8 月第 1 次印刷
开　　本	787 mm×1 092 mm　1/16
印　　张	15.5
字　　数	380 千
书　　号	ISBN 978-7-5641-9026-2
定　　价	78.00 元

本社图书若有印装质量问题,请直接与营销部联系。电话(传真):025-83791830

F 前 言

FOREWORD

从 1895 年伦琴发现 X 射线以来,影像学被逐步引入到医学领域。现代医学影像技术,随着计算机和信息技术的引进,在最近几十年里得到迅速发展。目前的医学影像技术主要包括数字 X 射线摄影(DR)、超声成像、计算机断层扫描成像(CT)、核磁共振成像(MRI)、光纤内窥镜成像、数字减影血管造影术(DSA)、单光子发射断层成像(SPECT)、正电子发射断层成像(PET)等。CT 成像适合对骨骼进行检测和研究;MRI 图像可以用于对脑部等组织进行解剖结构分析检测;基于放射性核素的 SPECT 和 PET 技术可以标记生物体的结构与功能信息;显微成像技术主要用于基因、细胞等微观粒子的分析。

由于医学图像信号在生成和传输过程中受到医疗器械本身和外界噪声等干扰的影响,(黑白图像)经常会出现细节模糊、对比度差、存在伪影等问题,使得拍出的片子有时肉眼难以观察到病灶,发生误诊和漏诊。因此,有必要运用适当的技术来处理和分析医学影像,提高影像质量,这将有助于提高诊断准确率。医学图像处理技术可以改善和提高各种影像设备获取医学图像的质量、加强病灶信息的可读性、重建三维可视化器官模型,为医生提供清晰准确的人体组织器官结构,帮助分析潜在变异器官,确定病变机体位置等病况信息,为术前规划等计算机辅助诊疗系统提供依据。因此,医学图像处理技术具有重要的意义和实用价值。

医学图像处理是一门交叉学科,需要借助于医学影像学、计算机科学、数字图像处理、数学建模、信息网络技术、模式识别、数据挖掘等诸多学科知识。

本书的主编董育宁教授在国内外从事医学图像处理相关研究和教学工作近 20 年,在该领域做了大量的研究工作,得到国家自然科学基金、教育部科学技术研究重点项目、南京鼓楼医院合作研究项目、美国德克萨斯大学医学院访问科学家基金等项目资助。参编刘天亮副教授和戴修斌副教授的研究工作得到国家自然科学青年基金资助。本书是作者多年研究和教学经验的总结和梳理,也选编了国内外相关领域学者的最新研究精华。

本书力图全面系统地介绍医学图像处理方面的基本理论、方法和实际应用。全书共分为两大部分。第一部分是基本理论和方法(第 1～3 章),包括医学图像处理的基本知识、图像变换、图像增强、图像分割、二维和三维物体描述等内容。第二部分是领域相关技术与应用(第 4～11 章),分别介绍了超声图像处理、X 射线图像处理、显微图像处理、核医学图像处理、CT 断层图像处理、核磁共振图像处理、医学图像压缩与传输、生物医学图像三维建模等内容。

本书具有以下特色:

(1) 完整性。内容上力求做到全面和系统,涵盖了医学图像处理的各个方面,既有基本的理论,又有详细的应用实例,体现了理论与实践的统一,是全面深入了解医学图像处理的极有价值的参考书。

（2）新颖性。反映了医学图像处理领域共性问题的最新成果，介绍的各种技术是医学图像处理研究与应用的热点或发展新方向。

（3）实用性。提供了大量的医学图像处理的实际应用和临床辅助诊断案例，可以帮助生物医学影像处理相关科室的科研和工程技术人员运用所学理论解决实际问题。

本书第 11 章和第 3 章 3.6 节由刘天亮副教授撰写，第 6 章和第 7 章 7.3 节由戴修斌副教授撰写，第 1 章 1.5 节由曹正林博士撰写，第 10 章部分内容由朱学芳教授撰写，其余章节由董育宁教授撰写，并统编全书。南京鼓楼医院的俞海平医师、南京市第二医院的杜超医师、美国德克萨斯大学医学院的 G. Hillman 教授、南京邮电大学图像处理与图像通信江苏省重点实验室的许多研究生参与了相关的研究工作，在此一并表示感谢。特别感谢葛军博士、石海仙副教授和许多研究生为本书的出版做了大量的文字工作。对本书引用的参考文献作者谨表谢忱。

本书的相关研究工作得到教育部科学技术研究重点项目——"基于内容的智能医学图像特征提取与检索新方法"，南京鼓楼医院合作项目——"并行磁共振肿瘤信号特征快速自动识别与分子影像学研究"，以及多项国家自然科学基金（61271233、60972038、61001152、31200747）的资助，在此深表感谢。由于水平有限，书中疏漏和不妥之处在所难免，敬请读者不吝赐教。

本书可作为医学图像处理相关领域研究人员、工程技术人员和教师从事相关研究和应用的参考书，也可作为高等院校电子信息工程、生物医学工程和计算机应用等专业的研究生和本科高年级学生的阅读参考书。

作　者

2020 年 1 月于南京

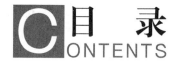目 录
CONTENTS

第一部分　基本理论和方法

第二部分　领域相关技术与应用

第一部分

基本理论和方法

第一章 绪 论

1.1 引言

人类从外界获得的信息中,约有 75% 来自视觉,所以视觉是人类获取信息最重要的通道。外部世界在视网膜上形成影像,大脑就对这些影像进行加工,提取景物特征,寻找感兴趣的目标,评价目标的状态,判断自身所处环境,进而决定自身对外部世界的反应,这是典型的图像处理过程。

17 世纪中期,Robert Hooke 发明了第一台光学显微镜,它的出现为人类提供了一个观察微观世界的窗口。生物学家把显微镜作为一种主要工具来研究生物器官、组织和细胞,由此对生物学、遗传学、微生物学、病理学及医学的发展起了极大的推进作用。

如今,医学的诊断方式正逐步进入一个数字化的影像时代。图像已成为临床医学中传递和表达信息不可或缺的工具。医学成像技术的历史一般可追溯到 1895 年德国物理学家威廉·康拉德·伦琴发现 X 射线。从 20 世纪 50 年代开始,医学成像技术进入了飞速发展的时期。各种新技术——X 射线照相技术(X-ray Radiography)、X 射线计算机断层扫描成像(Computed Tomography, CT)、核磁共振成像技术(Magnetic Resonance Imaging, MRI)、超声成像和放射性核素成像技术等被相继应用到医学成像系统中。正电子发射断层成像(Positron Emission Tomography, PET)自投入临床应用以来,已成为癌症早期诊断和脑功能成像非常重要的检查手段。随着新的成像技术不断涌现,所获得的医学图像不仅提供了人体组织在解剖上的形态结构,而且为器官功能检查提供了可能。医学成像设备已成为现代化医院的一个重要标志。

随着计算机和信息网络技术的广泛应用,医学影像学科呈现出知识交叉密集的特点,如今基于计算机和信息处理方法的医学图像处理技术已经成为医学影像学中发展迅速的领域之一。由于医学图像信号在生成和传输过程中受到医疗器械本身和外界噪声等干扰因素的影响,有必要运用适当的技术来分析和处理医学影像,提高影像质量,这将有助于提高临床诊断正确率。同时,由于医学图像中蕴含着丰富的图像和医学信息,近年来面向医学图像的数据挖掘和检索技术成为医学图像学科研究的一个热点。随着医疗数字化设备的快速发展,医学信息数据库被广泛使用,病人大量的非结构化医学图像信息为医学图像的数据挖掘提供了丰富的数据资源。因此,医学图像处理技术具有重要的学术意义和实用价值。

本章将简要介绍主要的医学成像模式及应用、医学图像传输、医学图像检索、医学图像三维建模及应用、医学图像处理系统组成等基本知识。

1.2 主要的医学成像模式及应用

X 射线图像是当前临床应用最广泛的一种医学图像。如何运用图像处理技术从 X 射线图像获得更多的信息,是提高诊断技术水平的一个重要方向。X 射线成像的原理是当 X 射线透过人体时,各种脏器与组织对 X 射线的吸收程度不同,因而在接受端将得到不同的射线强度。接收端射线强度的变化,如被记录在底片上,就变成灰度的变化;如通过影像增强管,就变成辉度的变化。

基于这个原理,所得的 X 射线图像是三维结构的人体在二维空间中的成像,是人体内各层结构重叠后的图像。因此,还需要在图片上把特定的脏器轮廓从周围的结构中分离出来。几十年以来,X 射线技术的发展大都是为了提高 X 射线图像的分辨率,例如,各种 X 射线图像的处理技术(包括前处理、增强、分割、识别等)、X 射线断层照相技术、CT 技术、X 射线减影技术等。此外,也要尽可能减少病人和医生所受到的 X 射线辐射剂量。

计算机断层扫描成像(CT)技术,是用 X 射线从多个方向沿身体某一选定的断层层面进行照射,然后测定透过的 X 射线量,数字化后经过计算得出该层面组织各个单位体积的吸收系数,最后重建图像。1969 年 Hounsfield 首先设计出 CT 成像装置,由神经放射诊断学家 Ambrose 应用于临床。这种像质好、诊断价值高而且安全的诊断方法极大地促进了医学影像诊断学的发展,Hounsfield 由此获得了 1979 年的诺贝尔医学生物学奖。

核磁共振成像(MRI)(图 1.1,见彩图附录)利用能量在物体内部不同结构环境中的衰减不同,通过外加梯度磁场检测所发射出的电磁波,得知构成这一物体原子核的位置和种类,据此可以绘制出物体内部的结构图像。将这种技术用于人体内部结构的成像,就产生出一种新的医学诊断工具。与 CT 成像相比,MRI 成像属非离子化、无创伤、无危险的检测技术。美国科学家保罗·劳特布尔(P.C.Lauterbur)和英国科学家彼得·曼斯菲尔德(P. Mansfield)因此获得 2003 年的诺贝尔生理学或医学奖。

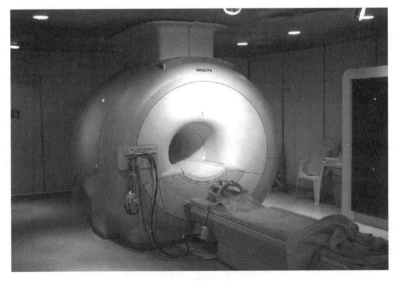

图 1.1 飞利浦核磁共振机

超声波扫描技术(图 1.2,见彩图附录)被认为是对人体器官和软组织结构成像最有力的技术之一,广泛应用于飞速发展的医疗诊断中。目前,高速机械扫描和高速电子扫描的实时超声断层显像仪和超声多普勒技术的普遍使用,使得超声诊断已由非直观的回声图诊断,发展到高成像质量的灰阶声像图诊断,这为通过计算机进行超声图像处理提供了可能。如今,超声图像诊断已成为与 X 射线 CT、同位素扫描、核磁共振相并列的医学诊断中的四大图像诊断法之一。

单光子发射计算机断层显像(Single Photon Emission Computed Tomography, SPECT)是一种先进的核医学显像方式,一种由电子计算机断层(CT)与核医学示踪原理相结合的高科技技术。SPECT 利用注入人体内的单光子放射性核素(如 $^{99m}Tc^{123}I$ 等)发出的 γ 射线在计算机辅助下重建影像,构成断层影像。SPECT 系统主要由探头、机架、断层床、计算机和光学照相系统组成。探头系统为一旋转型 γ 照相机,探头围绕轴心旋转 360°或 180°采集一系列平面投影像,利用滤波反投影(FBP)方法,可以通过一系列投影像重建横向断层影像。由横向断层影

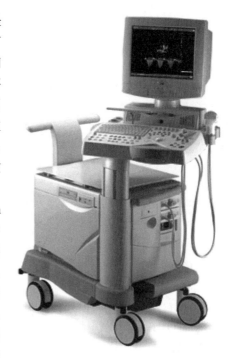

图 1.2　美国 Biosound Esaote 公司的 Technos MPX 超声图像系统

像的三维信息再经影像重新组合可以得到矢状、冠状断层和任意斜位方向的断层影像。因为应用普遍,通常所讲的发射型计算机断层显像(Emission Computed Tomography, ECT),不加说明时均指单光子型(SPECT)。

ECT 兼具 CT 和核医学两种优势,较 CT 的容积采集信息量大,是一种集活体生理、生化、功能、代谢信息的四维显像方式。其示踪剂适用面广,特异性高,放射性小,不干扰体内环境的稳定,有独到的诊断价值。ECT 的问世明显提高了病变的检测率,原先肝脏占位性病变检出率为 80%左右,ECT 可达 90%以上。此外 ECT 可以明确诊断平面骨显像很难鉴别的椎体、椎旁病变。阿尔茨海默症(早老性痴呆),用 CT、脑血管造影等检查为假阳性的,用 ECT 检查准确性很高。

20 世纪 80 年代末期,PET 获准以商品形式进入临床。该技术一投入临床使用,就以其独特的性能在脑、心脏和肿瘤等疾病的诊断中显示出优势。目前,PET 成像已成为癌症的早期诊断和脑功能成像非常重要的检查手段。大量文献报道了 PET 在心肌功能测定、肿瘤性质鉴别、脑功能检测等方面的临床价值,使核医学进入了分子核医学的新阶段。和 CT 等成像技术相比,PET 所提供的生理和病理信息可以达到细胞和分子水平。其检查灵敏度高且可从分子水平上显示机体及病灶组织细胞的代谢、功能和血流等情况,这对于癌症等新陈代谢类疾病的早期发现有着重大的意义。PET 探测效率比 ECT 高数十倍,准确度较 ECT 高得多。甚至可以深入细胞水平和分子水平,起到生物显微镜的作用。

1.3 医学图像传输与检索技术

1.3.1 医学图像压缩与传输

随着信息技术的飞速发展和计算机应用水平的不断提高,面向医疗系统的新一代信息系统已由过去单纯的医院信息系统、放射信息系统等事务管理的模式,发展成为面向医疗服务、集成患者信息、医学影像信息和医疗管理信息的综合化医院管理信息系统。而医学影像存档和通信系统(Picture Archiving and Communication System,PACS)则是综合化医院管理信息中心的一个重要组成部分,代表着目前医疗信息系统应用的较高水平。

目前,各种数字化医学成像技术,如 CT、CR、MRI、PET 等,产生的大量数字图像为临床医疗诊断提供了有效辅助手段。但由于医学图像具有分辨率高、量化级多等特点,因而其数据量巨大,有必要采用高压缩比的有损压缩技术;而另一方面,对医学图像的任何有损处理,都会在不同程度上影响图像质量,不利于确切诊断,并且存在法律效应等问题。混合压缩技术可以有效解决这一矛盾,即对必要区域进行无损压缩,而对非必要区域进行有损压缩。

图像压缩对于消除图像信息冗余性,降低图像存储空间和传输带宽要求都具有很大的重要性。压缩技术可分为有损和无损两种,无损压缩技术由于能够精确地恢复图像的信息,在某些特殊的领域(如医学影像)得到了更多的重视。随着医院对网络传输医学图像的质量和速度的要求不断提高,在保持视觉无损前提下采用 DICOM 3.0(Digital Imaging and Communications in Medical,医学数字成像和通信)标准支持的图像有损压缩技术日益受到重视。

近年来,医学图像的压缩随着医院信息系统(HIS)、医学影像存档与通信系统(PACS)以及远程医疗技术的发展,已经成为图像压缩领域的一个重要课题。医学图像压缩编码是医疗信息学中一个重要的研究方向,它处理的是数字化医学图像,因此必然要涉及图像编码问题,但对医学图像编码的要求却不同于一般的编码方法,它要求重建图像不能有明显的失真,这样才不会导致误诊。长期以来,人们一直采用无损压缩编码方法来对医学图像进行压缩,这种压缩方法虽然可以精确地重建原始图像,但由于它的压缩比较低,现已无法适应日益庞大的医学图像数据的压缩、传输任务。

医学图像数据的数字表达使得医学领域可以利用已有的信号和图象处理技术,实现诸如计算机辅助诊断,远程医疗等提高医疗水平的新技术。医学图像压缩和传输过程中最重要的两个因素是压缩和编码,海量的医学图像数据必须加以压缩编码才能进行有效的存储或传输。实际的临床需要在图像保真度方面对图像编码技术提出了很高的要求。在远程医疗等特定场合中,压缩算法必须具备高压缩比和实时性。无损压缩要求图像在编解码过程中保证信息不丢失,从而可以精确无损地重建原始图像。但是无损图像压缩的缺点是压缩比低,仅为 2~4,而有损图像压缩的压缩比可高达 50,甚至更高。所以将这两种压缩法方法在保证使用要求的基础上结合起来,在获取高压缩质量的前提下提高压缩比,是当前这一领域的研究热点。

由于医学图像幅面大、分辨率高,数据量相当大,选择高效的数据压缩技术,在有限的网络带宽或存储空间中传输或保存巨大的图像数据是实际医疗环境中要解决的主要问题。目前多采用JPEG标准对医学图像进行压缩,JPEG2000以符合人类视觉系统的小波变换(DWT)代替传统的离散余弦变换,使得该标准具有高压缩率、同时支持有损和无损压缩、可实现渐进传输和支持"感兴趣区域"(Region of Interest,ROI)编码等特性。运用该标准,可以将医学图像的病灶区域定义为感兴趣区域,采用无损压缩;而将其他区域定义为背景区域(BG),采用高压缩比的有损压缩。这样既能保证不丢失重要信息,又能最大限度地提高图像数据的压缩比。因此,为医学图像的高性能压缩提供了一种理想的解决方案。

1.3.2 医学图像检索

近十几年来,随着医学成像技术和医院信息网络的快速发展,医学图像的数据量迅速增长。为了使这些众多的医学图像中所包含的信息能够被有效查询和利用,必然需要一种能够快速而且准确的查找访问图像信息的技术,即医学图像检索技术。

早期的医学图像检索基于文本信息,医师通过关键字标注图像,即利用患者的姓名、住院号、图像的序列号、诊断报告等文本字段实现文本检索。这种检索方式存在耗时长、主观性强、不可重复性、图像的物理和视觉特征难以用文字描述等弊端,因此无法满足临床需求。

基于内容的医学图像检索(Content-Based Medical Image Retrieval,CBMIR)对医学图像本身包含的视觉特征和语义信息等进行分析,提取能有效表征图像的重要特征,并对这些特征进行相似性比较,找出与查询图像相似的医学图像。这种基于图像特征的检索方法可以实现图像之间的量化分析与比较,具有较强的客观性,能快速有效地进行大量数据的分析与搜索,辅助医生进行诊断与分析,近年来成为计算机辅助诊断领域中研究的热点问题之一。

CBMIR的一般做法是先提取出图像的特征建立特征数据库,这样就把图像库中的一个实例转化成了高维向量空间中的一个点,即特征向量。由于图像特征一般都是高维的矢量数据,所以对图像基于内容的相似检索就转化为对特征数据库中高维数据的最近邻检索。对于大规模的图像数据库而言,其特征数据库也很大。因此传统的顺序扫描方式必然满足不了用户的检索要求,这就迫切需要有合适的索引机制来辅助、加速检索的进程。索引机制是数据库和多媒体领域的重要研究课题。对于图像特征的提取,目前也出现了很多方法,例如利用颜色、纹理、相位、位置等信息。然后对这些特征进行分析比较,最后利用索引机制得出检索结果。

MPEG-7国际标准(多媒体内容描述接口)提供了一整套多媒体内容描述工具,除了支持对音视频内容的元数据和文本描述,更进一步发展了基于视觉内容的描述和检索规范。有别于它的元数据标准,MPEG-7支持尽可能广泛的应用领域,使共享全球资源成为可能。MPEG-7标准化进程利于设计和实现一个开放式的CBMIR数据库系统,使所开发的技术具有通用性和数据互操作性。

基于内容的医学图像检索系统中的关键技术包括图像的分割、特征提取、相似性匹配、索引建立和相关反馈技术等。

目前国内外已开发出一些CBMIR系统,通过友好的图形界面为用户提供颜色、纹理、草图、形状等多种检索方法。这些CBMIR检索系统,虽然根据图像低层次特征如颜色、纹理、形状等的检索有了一定的进展,但仍然局限于特定的应用领域,性能有待进一步改善,根据高层次特征的检索仍有相当大的难度。基于内容的图像检索综合了图像处理、模式识别、数据库和人的认知心理等多种技术,是计算机领域又一前沿技术,越来越受到人们的关注,其发展也越来越快。

1.4 医学图像三维建模与手术导航

1.4.1 医学图像三维建模与可视化

医学图像三维建模与可视化通过各种医疗成像设备获取的二维图像序列构建物体对象(如组织或器官)的三维几何模型,并在计算机屏幕上绘制与显示,包括医学图像的三维重建过程和可视化过程。

由 CT、MRI、PET 等成像设备产生的二维断层扫描医学图像只能表达某一截面的解剖信息,仅由二维断层扫描图像,人们很难建立起三维空间的立体结构。为提高医疗诊断和治疗规划的准确性与科学性,二维断层图像序列需要转变成具有直观立体效果的图像,展现人体器官的三维结构与形态,从而提供若干用传统手段无法获得的解剖结构信息,并为进一步模拟操作提供视觉交互手段。由此研究人员提出了医学图像三维建模和可视化技术。

对成像设备采集到的三维体数据,首先对数据进行适当预处理,建立起相应的模型来表达数据的结构、规律,即所谓三维建模,然后对构建得到的三维模型进行绘制与显示,目的是把获得的大量体数据转换为人视觉可以感受的计算机图像。

医学体数据是指从 CT、MRI 或超声波等医学成像设备中获取的人体及其内部器官的断层二维图像序列或三维数据。医学体数据可视化技术就是研究体数据的表示方法、操作和显示,使我们能够看到体数据复杂的内部结构。医学体数据可视化通过运用计算机图形学和图像处理技术,将医学体数据在三维空间上生成人体器官或组织的三维图像,通过人机交互,医生可以对该图像进行缩放、旋转、位移、切片处理、多层显示、分割、提取组织器官等一系列操作,在屏幕上形象逼真地显示人体组织内部的复杂结构,从而帮助医生做出准确的诊断和制订正确的手术方案。医学体数据可视化作为科学计算可视化应用最成功的领域之一,经过数十年的发展,已从辅助诊断发展为辅助治疗的重要手段,并已深入到医学的各个领域。

医学图像的三维重建最早可以追溯到 20 世纪 70 年代初,而科学可视化技术研究在近几十年的时间里有了突飞猛进的发展。在美国、德国、日本等发达国家的著名大学、国家实验室及大公司中,可视化的研究工作及应用实验十分活跃,其技术水平正在从后处理向实时跟踪和交互控制发展。我国的中科院自动化研究所模式识别国家重点实验室、浙江大学对重建模型施以剖切,可以方便地观察到内部组织或病变体的形状、大小及位置,能够给予医务人员以直观的感觉,从而提高医疗诊断和治疗规划的准确性。清华大学、东南大学等高等院校相继开展了科学可视化的基础研究工作,皆取得了一系列的研究成果。目前,能够产生适合三维重建影像数据的医疗设备所产生的都是连续的断层影像,属于有组织的结构化体数据。

数据可视化的建模过程,是将需要处理的数据转变为用几何描述,建立起描述数据的几何模型。对三维标量数据,可选用表面几何模型、体素模型或者实体几何模型来表达。绘制功能完成将几何数据转换成图像数据的过程,使之能在计算机屏幕上进行显示。成熟的计算机图形学理论和方法提供了丰富的绘制算法可供可视化技术使用。但是,有时由于模型显示数据量特别大,现有的图形软件、硬件不能满足实时、快速绘制的要求,需要研究改进绘制的软硬件。体绘制技术提供的直接体绘制算法丰富了图形学绘制技术的内容。

1.4.2 外科手术导航

如何将临床诊断和临床治疗技术有效地结合起来,将 CT、MRI、PET、DSA(Digital Subtraction Angiography,数字减影血管造影)等图像数据(如肿瘤位置)和病人的实际解剖结构结合起来,将先进的诊断、治疗设备和外科治疗过程结合起来,更充分地利用这些设备提供的丰富信息,更好地发挥外科医生的主动性和灵活性,是亟待解决的问题。图像处理、立体定位、精密机械和外科手术相结合,产生了一个新的研究方向——计算机辅助外科手术(Computer-assisted Surgery,CAS)。

1986 年美国斯坦福大学医学院的 Roberts 博士最早将导航技术应用于临床,将 CT 图像与手术显微镜结合起来,运用超声定位来引导手术,在临床上取得了成功。随后 Bernett 和 Reinhaedt 对声波系统进行改进,使精度有了一定的提高。1991 年日本的 Wanatabe 和美国的 Pell 相继发明了遥控关节臂定位系统。HeilBrun 等人利用三目和双目机器视觉原理,使用普通光或红外光成像系统实现空间定位,这种定位仪的精度较高,但是与超声系统一样,存在着瞄准线约束问题。Kato 设计了一种电磁导向仪,由三维磁场源、磁场探测器、三维数字化仪和计算机组成,这种设备的优点是磁场探测器可以放在任何地方,不足之处是手术室存在许多影响电磁场分布的金属材料。在融合显示方面,导航系统把内窥镜所见的术野与相应的 CT 或 MRI 照片同步地显示在屏幕上,外科医生能更加准确地发现和处理病灶,避免健康组织受到损伤。

计算机辅助手术导航系统一般包括图像处理系统、头部定位装置和空间目标定位设备三部分,如图 1.3 所示(见彩图附录)。手术导航系统涉及以下几项关键技术:手术计划和三维显示技术、空间定位技术和图像配准。

计算机辅助外科手术是多学科尖端技术的结晶,它集中了计算机科学、数学、机械学、外科、内科及生物医学工程等领域的成就,是把图像图形处理、空间立体定位、精密机械和外科手术等结合在一起而形成的一个新研究方向。CAS 延伸了外科医生有限的视觉范围,更好地发挥了外科医生的主动性和灵巧性,突破了传统外科手术的界限,更新了外科手术和外科手术器械的概念。它对于提高病灶定位精度、减少手术损伤、提高手术成功率、缩短病人的术后康复期等具有十分重要的意义。

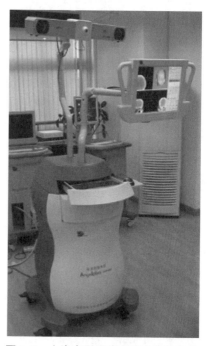

图 1.3 上海东影图像有限公司与东南大学联合研制的 AngelPlan-CAS1000 手术导航系统

1.5 医学图像处理系统

1.5.1 图像的表示和数字化

图像是各种观测系统以不同形式和手段观测客观世界而获得的，是对客观存在物体的一种相似性的生动模仿与描述。科学研究和统计表明，人类从外界获得的信息约有 75% 来自视觉系统，也就是人类获得的信息主要来自视觉观察的图像。这里的图像是比较广义的概念，包括照片、绘图、动画、视像等。图像带有大量的信息，相对于文字描述，它可以给人们更加直观的认识。图像根据其形式或产生方法可分成模拟图像和数字图像。

模拟图像是通过某种物理量的强弱变化来表现图像上各点的颜色信息，人眼看到的任何自然界的图像都是连续的模拟图像，画稿、电视图像、相片、印刷品图像也都是模拟图像。一幅图像可以用二维函数 $f(x, y)$ 来表示，这里的 x 和 y 表示二维空间 XY 中一个坐标点的位置，而 f 则代表图像在点 (x, y) 的某种性质 F 的数值，模拟图像在二维坐标系中是具有连续变化的，即图像画面的像点是无限稠密的，同时其灰度值（即图像从暗到亮的变化值）也是无限稠密的。也就是说，模拟图像在水平和垂直方向上的像素点位置的变化，以及每个像素点位置上的灰度变化都是连续的。因此，模拟图像又称为连续图像。

通常意义下，连续图像是光强度的分布，是空间坐标 (x, y, z) 的函数，如 $f(x, y, z)$。如果是一幅彩色图像，各点值还应反映出色彩变化，即用 $f(x, y, z, \lambda)$ 表示，其中 λ 为波长。假如是活动的彩色图像，还应是时间 t 的函数，即可表示为 $f(x, y, z, \lambda, t)$。对模拟图像来说，$f(\cdot)$ 是一个非零的连续函数，并且是有限度的，也就是 $0 \leqslant f(x, y, z, \lambda, t) < \infty$。

连续模拟函数表示的图像无法用计算机进行处理，也无法在各种数字系统中传输或存贮，必须将代表图像的连续（模拟）信号转变为离散（数字）信号。这样的变换过程称为图像的数字化（离散化）。

图像在空间上的离散化过程称为采样或抽样。被选取的点称为采样点、抽样点或样点，这些采样点也称为像素。在采样点上的函数值称为采样值、抽样值或样值。即在空间上用有限的采样点来代替连续无限的坐标值。一幅图像的样点取得过多，增加了用于表示这些样点的信息量；如果样点取得过少，则有可能会丢失原图像所包含的信息。所以最少的样点数应该满足一定的约束条件：由所选样点，采用某种方法能够完全重建原图像。实际上，这就是二维采样定理的内容。

对每个采样点灰度值的离散化过程称为量化，即用有限个数值来代替连续无限多的连续灰度值。常见的量化可分为两大类：一类是将每个样值独立进行量化的标量量化方法，另一类是将若干样值联合起来作为一个矢量来量化的矢量量化方法。在标量量化中按照量化等级的划分方法不同又分为两种：一种是将样点灰度值等间隔分档，称为均匀量化；另一种是不等间隔分档，称为非均匀量化。值得注意的是，量化本来是指对模拟样值进行的一种离散化处理过程，无论是标量量化还是矢量量化，其对象都是模拟值。但在实际的量化过程中，往往是首先将模拟量采用足够精度的均匀量化的方法形成数字量，也就是通常所说的脉冲编码调制（Pulse Code Modulation，PCM，几乎所有的 A/D 变换器都是如此），再根据需要，在 PCM 数字量的基础上实现非均匀量化或矢量量化。

经过采样和量化后,连续图像被分解成若干小离散点,这些小离散点被称为像素,各像素的颜色也用量化的离散整数值来表示,这样处理后的图像称为数字图像。也就是说,数字图像是模拟图像经过数字化(或离散化)过程转变而成的。因此,又将数字图像称为离散图像。数字图像可以通过计算机进行处理,也可以在各种数字系统中进行传输和存储。

医学图像通常来自众多不同的医学设备,因而有不同的形式,这些医学图像既有模拟图像,也有数字图像。通常,窥镜、X射线照相机等传统图像获取设备生成的图像为模拟图像,而以计算机断层扫描技术为基础的CT、MRI、SPECT、PET等数字化图像获取设备生成的图像为数字图像。

1.5.2　医学图像处理技术简介

随着医学影像成像技术的发展与进步,图像处理在医学研究与临床医学中的应用越来越广泛,也使得临床诊断水平得到了很大的提高。由于医学图像自身的复杂性和特殊性,医学图像处理领域中还存在很多关键问题亟待解决,这些问题的解决不但具有重要的理论价值,而且具有十分重要的临床应用价值。医学图像处理涉及的主要研究内容包括医学图像的预处理、医学图像分割、医学图像配准、医学图像融合、医学图像三维重建、DICOM标准、医学影像存档与通信系统(PACS)等。

1. 医学图像预处理技术

图像预处理是在去除图像噪声的基础上对图像进行增强,以消除图像中的无关信息,恢复有用的真实信息,增强有关信息的可检测性和最大限度的简化数据,以期得到更好的显示效果。常用的预处理技术包括滤波、增强、恢复、插值以及缩放、旋转、平移等几何变换技术。例如对X射线或核磁共振的图像进行滤波处理,以消除图像中的噪声,突出感兴趣的生物组织。

2. 医学图像分割

图像分割就是把图像分成若干个特定的,具有独特性质的区域并提出感兴趣目标的技术和过程,是由图像处理到图像分析的关键步骤,是对医学图像进行进一步分析和处理的基础。医学图像分割类似于人眼对客观世界中不同对象进行分类的过程,它从图像中把相关的结构(或感兴趣区域)分离出来。医学图像分割是图像分析和图像识别首先要解决的问题,也是制约医学图像处理中其他相关技术发展和应用的瓶颈。因此,医学图像分割一直都是医学影像学研究中的最热点问题之一。

近几十年来,随着各学科新理论和新方法的陆续提出,研究者也提出了大量的医学图像分割方法。根据传统的分类方法,可以将医学图像分割方法简单地分为基于区域的图像分割和基于边界的图像分割两类。从技术特点上来说,现有的医学图像分割方法主要有以下几类:阈值法、区域生长法、分类器法、聚类方法、人工神经网络、深度学习等。

3. 医学图像配准

随着计算机技术和信息技术的不断发展,医学成像技术也得到了迅速发展,各种新的成像设备不断涌现。CT、MRI、PET、SPECT等多种成像模式的影像技术广泛应用于临床诊断和治疗中,不同模式的成像能够为医生提供不同的医学信息。各种成像技术都有自身的优势和不足,一种成像技术也不能取代另一种成像技术,而是相辅相成,相互补充。为了提高诊断的准确率,需要综合利用患者的各种图像信息。要想将不同模式的图像提供的信息融合到一起,首先要解决图像配准问题,即多幅图像在空间中达到的几何位置完全对应。

图像配准是指通过寻找某种空间变换,使来自不同时间、不同传感器和不同视角的同一场景的两幅或多幅图像的对应点达到空间位置上的一致。由于获取时间及角度不同、环境变化、传感器差异等,获取的图像容易产生噪声干扰,几何畸变和灰度失真。因此,图像配准算法的准确性、快速性、鲁棒性是目前研究的重点和难点。

4. 医学图像融合

医学图像融合技术是当今国内外研究的一个热点问题。医学成像包括 X 射线、超声、计算机断层成像(CT)、磁共振(MRI)、单光子发射断层成像(SPECT)、正电子发射断层成像(PET)、红外线、数字减影(DSA)、荧光造影等。各种模式的医学图像从不同角度反映人体信息,单独从某一种图像中无法得到全面的诊断信息。如果只依靠医生的空间构想和推测去综合判定所需要的信息,其准确性就会受到主观影响,有些信息更可能被忽视。因此,人们需要探求一种新技术来解决这个问题。

从 20 世纪 80 年代开始,医学图像融合开始逐渐引起临床医学界的关注。医学图像融合是通过一个数学模型把来自不同成像设备的两幅(或两幅以上)图像综合成一幅满足特定应用需求的图像。通过图像融合可以把不同医学成像设备的优点有效地结合起来,提高分析和提取图像信息的能力,减少不确定性,使医生对病变部位看得更直接、更清晰,从而有利于做出准确的判断。

目前,融合方法可以分为二维融合方法和三维融合方法。二维融合方法分为邻近显示法、直接融合法、特征选择融合法。三维融合方法分为半三维融合,表面纹理化和表面映射。三维融合技术目前尚在进一步研究中,临床应用较少。

5. 医学图像三维重建

医学图像的三维重建就是利用一系列的二维断层图像重建三维图像模型,进行定性定量显示,从二维图像中获取三维结构信息,从而为医生提供更逼真的显示手段和定量分析工具。通过二维断层图像构建人体器官,软组织和病变体的三维模型并进行三维显示,能够给予医务人员以直观的感觉,便于医生从多角度、多层次进行观察和分析,并能够使医生有效地参与数据的处理分析过程,从而提高医疗诊断和医疗规划的准确性和科学性。医学图像三维重建在辅助医生诊断、手术仿真、引导治疗等方面发挥重要的作用。

根据绘制过程中数据描述方法的不同,可将医学图像的三维重建方法分为两大类。一类是通过几何单位拼接拟合物体表面而忽略材料的内部信息来描述物体三维结构,称为基于表面的三维面绘制(Surface Rendering)方法,又称为间接绘制方法。常见的面绘制方法有移动立方体法(Marching Cubes)、表面跟踪法(Surface Tracking)等。一类是直接将体素投影到显示平面的方法,称为基于体数据的体绘制(Volume Rendering)方法,又称为直接绘制方法。常见的体绘制方法有光线投射法、投影成像法和频域变换法等。体绘制方法计算量大、时间长,不利于实时处理。

1.5.3 医学图像处理系统组成

医学图像处理系统首先完成原始数据采集,然后根据临床需要进行图像处理,最后进行存档。原始数据采集分为:静态、动态、全身、断层和正电子采集五大类。静态采集是在一段较长的时间间隔内采集一帧静止的图像,主要是获取定性形态图像,这是 γ 相机最基本的采集方式。动态采集是把整段采集时间根据示踪剂(放射性药物)变化情况分成若干时间间隔,在各个时间间隔内采集一帧图像,从而获得一组与时间有关的动态图像。这组图像不仅可以表现被测脏器在某一瞬间的形态,而且通过计算机的处理可以得到感兴趣区域的"时间-放射性计数"曲线,从曲线可计算出各种临床需要的定量指标。

经过数据处理的原始采集数据可以用多种方式显示:黑白或彩色图像显示、曲线或直方图显示、各种定量数据显示、三维层面显示、电影显示和三维立体显示。功能强大的计算机工作站除了完成各种信息的储存和文件管理外,还可进行影像的网络通讯,接收 CT、MRI 等其他医学影像。接收 CT 和 MRI 影像后,经过对位融合技术,把表现功能特性的核医学影像与高分辨、解剖定位明确的 CT 或 MRI 影像叠加(融合),从而弥补核医学影像信息量不够,分辨率差和解剖定位困难等缺陷。

数字图像处理系统,因处理的要求和对象不同,其构成也有所不同,一般分为专用处理系统和通用处理系统两种。专用处理系统是为专门用途而设计的,其功能比较单一,结构比较简单,系统总规模比较小,但运算速度却不慢。如 X-CT 就是典型的专门用于医学领域的图像处理系统。通用处理系统的功能较多,其结构相对专用系统要复杂,规模也较大。如美国麻省理工学院的 MIT 图像处理系统和匹兹堡大学的 PRC 系统等。无论专用还是通用系统,其工作原理与硬件组成都大致相同。

医学图像处理系统的硬件一般包括:主计算机和图像阵列处理机,以及以它们为中心相应配备的计算机外围设备,图像输入、输出设备以及人机交互控制设备等,如图 1.4 所示。

(1) 医学影像输入设备　医学影像输入设备是系统的重要输入部分,其功能主要是完成对原始医学影像图像的摄取(扫描)、光电转换、图像采样和量化(即图像数字化)等。

输入设备有摄像机、扫描器、视频磁带机等。光图像信号首先经过输入设备变成电信号,再经由 A/D 转换器转换为数字信号,图像数据均可存入图像阵列处理机进行处理,最后经过图像输出设备输出。

(2) 图像阵列处理机和主计算机　早期的数字图像处理系统常以通用大型计算机为中心,其处理功能完全依靠软件来实现,结构庞大,运算处理速度较慢。而现在的系统多采用一个小型的计算机(微机)带一个阵列处理机来实现,因而大大缩小了系统的体积,并提高了运算速度。

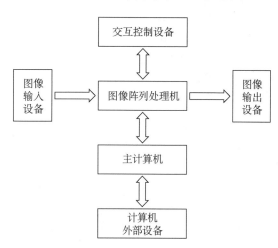

图 1.4　医学图像处理系统的硬件组成

1) 图像阵列处理机　图像阵列处理机主要实现对较小尺寸的数字图像的存储和处理,其工作大都由硬件完成。可实现的图像处理功能包括卷积、滤波、分类和旋转扭曲等。图像阵列处理机采用并行和流水线结构,实时处理速度可达到 30 帧/s。

2) 主计算机主机　计算机主机主要处理较大尺寸的数字图像。

(3) 人-机交互控制设备　人-机交互控制设备的功能是在图像处理过程中实现人-机对话,以避免完全由机器自动操作的弊端。

（4）图像输出设备　图像输出设备的功能是将经过处理的数字图像再经过 D/A 转换，成为人眼可以感知的光图像信号或将光图像信号硬拷贝下来长期保存。常见的图像输出设备有：传真机、绘图仪、打印机、显示器等。

（5）主机外部设备　主机外部设备的主要功能是显示终端处理图像，调用计算机进行运算，打印输入命令，处理运算结果以及草图制作等。

1.6　全书内容概述

第一章简要介绍主要的医学成像模式及应用、医学图像传输、医学图像检索、医学图像三维建模及应用、医学图像处理系统组成等基本知识。

第二章介绍医学图像处理中常用的图像变换和增强方法。首先介绍傅立叶变换、离散余弦变换等基本图像变换方法；其次讨论基于像素点处理和图像模板运算的常用图像增强方法；最后着重讨论小波变换的基本技术，及其在医学图像处理中的应用实例。

第三章介绍基本的图像分割和描述方法。首先介绍一些经典的图像分割技术，包括常用的边缘检测算子，区域分割技术和模糊聚类法等；其次讨论二维图像的形状与纹理描述和三维物体表示方法。

第四章首先介绍医学超声成像的基本原理及超声图像系统组成，其次讨论超声图像处理中两个最常见也是最重要的任务：斑点噪声的去除和超声图像分割技术。

第五章首先介绍 X 射线成像技术；其次讨论 X 射线数字减影技术，包括时间减影和能量减影技术；最后给出人体胸、肺等部位 X 射线图像处理的应用实例。

第六章介绍显微图像处理技术，包括显微技术的概念和应用范围，显微图像处理系统，癌细胞识别和染色体分类技术等。

第七章介绍核医学影像技术和设备，核医学图像的特点和处理方法，以及典型的临床应用实例。

第八章介绍 CT 断层成像的基本原理和算法、CT 图像的后处理技术，及其在临床诊断上的典型应用。

第九章介绍核磁共振成像的基本原理和算法，核磁共振图像的后处理技术，及其在临床诊断上的典型应用。

第十章介绍医学图像数据的主要压缩方法，用于医学图像传输的 DICOM 3.0 国际标准和 PACS 系统。

第十一章介绍医学图像三维建模相关技术，包括三维医学图像处理、三维重建和可视化技术，及其典型应用。

参考文献

［1］冯前进,张煜.现代医学图像分析［M］.北京:科学出版社,2014.

［2］康雁.医学成像技术与系统［M］.北京:清华大学出版社,2014.

［3］包志华,汤乐民.医学图像处理存档与通信［M］.北京:科学出版社,2013.

［4］冈萨雷斯,伍兹.数字图像处理［M］.3 版.阮秋琦,阮宇智,译.北京:电子工业出版社,2017.

［5］李兰兰.医学图像分割方法综述［J］.科技创新与应用,2017(14):71.

［6］用于手术引导的三维可视化系统［EB/OL］.［2017-08-31］.http：//people.csail.mit.edu/gering/.

［7］Tajbakhsh N，Shin J Y，Gurudu S R，et al. Convolutional neural networks for medical image analysis：full training or fine tuning？［J］. IEEE Transactions on Medical Imaging，2016,35(5)：1299-1312.

［8］Guo L，Abbosh A M.Optimization-based confocal microwave imaging in medical applications［J］. IEEE Transactions on Antennas and Propagation，2015,63(8)：3531-3539.

［9］Greenspan H，Van Ginneken B，Summers R M.Deep learning in medical imaging：overview and future promise of an exciting new technique［J］. IEEE Transactions on Medical Imaging，2016,35(5)：1153-1159.

第二章　图像变换与增强

一般数字图像处理的计算方法本质上都可以看成线性的,处理后的输出图像阵列则由输入图像阵列的各个元素经加权线性组合而得,这种空间线性处理比非线性处理简单。但对图像处理的运算来说,由于图像数据量巨大,需要寻找有效的数据压缩和计算方法,因而常采用各种图像变换方法,如傅立叶变换、余弦变换、KL变换以及小波变换等间接处理技术,使图像获得更有效的处理。

图像在生成和转换过程中,经过成像、复制、扫描、传输或变换等程序后,由于多种因素的影响,输出图像"质量"或多或少地有所降低或退化。图像增强的目的是采用一系列技术手段改善图像的视觉效果或将图像转换成一种更适合人眼观察及分析的形式。从图像分析的角度来说,图像增强的目的则是信息抽取。例如,图像增强系统可以通过高通滤波器来强化图像中物体的边缘轮廓,接下来进行边缘跟踪,也可通过边缘线计算该物体的形状、尺寸等参数。在这个应用中,增强算法的作用就是突出原始图像中的某些特征,使得随后的计算机分析更加容易。

到目前为止,还没有一个统一的理论可用来定义、描述和评价图像增强系统,原因是图像质量本身并没有一个统一的主客观评价标准。图像的增强效果往往依赖于不同观察者的主观评判,算法的开发一般也要通过多次实验来完成。使用者认为达到了需要的特定要求,那么这种图像增强方法就是成功的。由于缺乏统一的理论,一些增强方法往往带有针对性,对某类图像效果较好的增强方法未必一定适用于另一类图像。

本章主要讨论医学图像处理中常用的图像变换和增强方法。首先介绍傅立叶变换、离散余弦变换等基本图像变换方法;其次讨论基于像素点处理和图像模板运算的常用图像增强方法;最后讨论小波变换的基本技术,及其在医学图像处理中的应用。

2.1　基本图像变换

数字图像经二维离散傅立叶变换后,其空间处理可转变为变换域处理,它具有许多明显的优点,最突出的是运算量将大大减少,并可采用频域滤波技术进行所需要的各种图像处理。

2.1.1　二维离散傅立叶变换(DFT)

设 $\{u(m,n)\}$ 是一个二维图像,其二维 DFT 定义为:

$$v(k,l) = \frac{1}{N}\sum_{m=0}^{N-1}\sum_{n=0}^{N-1}u(m,n)W_N^{km}W_N^{ln}, \quad 0 \leqslant k, l \leqslant N-1 \qquad (2\text{-}1)$$

$$u(m, n) = \frac{1}{N} \sum_{m=0}^{N-1} \sum_{n=0}^{N-1} v(k, l) W_N^{-km} W_N^{-ln}, \ 0 \leqslant k, l \leqslant N-1 \tag{2-2}$$

即

$$V = FUF \tag{2-3}$$

$$U = F^* V F^* \tag{2-4}$$

2.1.2 余弦变换

余弦变换定义为：

$$V = CUC^* \tag{2-5}$$

$$U = C^* V C^{*\mathrm{T}} \tag{2-6}$$

C 定义为：

$$c(k, n) = \begin{cases} \dfrac{1}{\sqrt{N}} & k=0, \ 0 \leqslant n \leqslant N-1 \\ \sqrt{\dfrac{2}{N}} \cos \dfrac{\pi(2n+1)k}{2N} & 1 \leqslant k \leqslant N-1, \ 0 \leqslant n \leqslant N-1 \end{cases} \tag{2-7}$$

易见，$C = C^*$，因而 $C^{-1} = C^{\mathrm{T}}$。

2.2 图像增强

图像增强技术通常被用来改善图像的主观视觉感受，使得增强后的图像形式更加适合于人眼观看或计算机分析。图像增强和图像恢复技术不同，它并不致力于恢复图像的某个原始理想状态。也就是说，它并不强调处理生成图像的逼真度，而是更多地关心其可懂度。将一幅图像中的物体边缘略微加以调整，例如使其变亮和涂黑，人眼看起来将会感觉比原始图像更加清晰。

在实际操作过程中，想要找到一种有效的增强方法常常需要进行广泛的试验。如果不清楚给定图像之前的处理过程，很难提前预测某一增强方法的有效性。因此，常常使用几种增强技术的组合，或使用可调方法。这些可调方法的参量视图像的局部情况而变，因而，图像增强处理往往需要人机交互进行。图像增强处理的方法基本上可分为空间域处理及频率域处理两大类。空间域处理是指在原图像上，对像素的灰度级直接进行数据运算。它又分为两类：一类是在像素点邻域进行的图像-模板计算，如空间域卷积运算；另一类是对单个像素点进行的点运算。频率域处理是指在图像变换域上进行的操作，例如增强研究人员感兴趣的频率分量，然后将修改的傅立叶变换值再作逆傅立叶变换，便得到了增强的图像。

2.2.1 灰度修正

对图像灰度级作适当的修改，可以在增强有用信息的同时，不引入额外信息。灰度修正主要有两种形式：一种是灰度级修正，它是修改个别图像像素点的灰度级以补偿原来记录图像时的不均匀曝光；另一种是灰度级映射变换，其目的在于以统一的方法改变整个图像的灰度或改变图像某一些区域的灰度,以便增强对比度,使图像细节更容易看清。

1. 灰度级修正

图像在成像过程中,往往由于光照以及光学系统等的不均匀性而引起图像各部分明暗不一致。例如,使用光学设备对物体成像时,由于光学上的原因,沿光学系统的轴通过的光线衰减小,因此,系统成像时,远离轴的区域相对于近轴的区域衰减得更大。

假定原始图像为 $f(x, y)$,由于上述非均匀曝光的关系,实际得到的非均匀降质图像 $g(x, y) = e(x, y)f(x, y)$,$e(x, y)$ 表示曝光的非均匀性。为确定 $e(x, y)$,可使用一个已知的亮度均匀的图像来核准图像记录系统。设这个亮度均匀的图像经过均匀曝光映射,其各点灰度级为常数 C。而 $g_c(x, y)$ 是上述均匀图像在非均匀映射下的图像,则 $e(x, y) = g_c(x, y)/C$,那么,根据 $e(x, y)$ 就能校正系统所得到的任何图像 $g(x, y)$,因为 $f(x, y) = g(x, y)/e(x, y) = Cg(x, y)/g_c(x, y)$。这一校正过程称为灰度级修正。

2. 灰度级变换

照片或用电子方法得到的图像,例如 X 射线照片或陆地卫星多光谱图像,往往对比度很差,为此需对图像中每一像素的灰度级进行标度变换,扩大图像灰度的范围,以达到增强的目的。标度输入图像中像素点 (x, y) 处的灰度级 $f(x, y)$,通过映射函数 $T(\cdot)$,映射成输出图像中的灰度级 $g(x, y)$,即 $g(x, y) = T[f(x, y)]$。

(1) 线性灰度变换

图像由于成像时曝光不足或过度,或成像、记录设备的非线性动态范围太窄等因素,都会产生对比度不足的弊病,使图像中的细节分辨不清。这时如将图像灰度线性扩展,常能显著改善图像的观看质量。

假定原图像 $f(x, y)$ 的灰度范围为 $[a, b]$,希望变换后图像 $g(x, y)$ 的灰度范围为 $[c, d]$,则可用下述变换来实现:

$$g(x, y) = \frac{(d-c)[f(x, y) - a]}{b - a} + c \tag{2-8}$$

如果已知图像的大部分像素的灰度级分布在区间 $[a, b]$,小部分像素的灰度级不在此区间内,则通过下列变换可改善图像的效果。

$$g(x, y) = \begin{cases} \dfrac{(d-c)[f(x, y) - a]}{b - a} + c & a \leqslant f(x, y) \leqslant b \\ c & f(x, y) < a \\ d & f(x, y) > b \end{cases} \tag{2-9}$$

这种分段线性变换拉长了原长度比例 $[a, b]$ 区间,但压缩了 $[0, a)$ 和 $(b, 255]$ 区间。事实上,这些区间融合成了单个点,如果具有这些区间灰度级的点很少,则可以选用线性灰度变换,因为在压缩时失去的信息不多。也就是说,假如需要显示被拉长的细节,而并不去计较被压缩区间所损失的信息时,就能以压缩其他灰度区间为代价来拉长所选定的灰度区间。

（2）非线性灰度变换

使用某些非线性函数,例如对数、指数函数等作为映射函数时,可实现图像灰度的非线性变换。对数变换一般为:

$$g(x,y)=a+\frac{\ln[f(x,y)+1]/b}{\ln c} \tag{2-10}$$

这里 a、b、c 是可调参数。当希望对图像的低灰度区有较大的扩展而对高灰度区压缩时,可采用此变换。它能使图像灰度分布均匀,与人的视觉特性相匹配。指数变换的形式为:

$$g(x,y)=b^{c[f(x,y)-a]}-1 \tag{2-11}$$

最常见的图像降质的原因之一是照片成像过程中曝光不足,或非均匀曝光引起图像昏暗,亮度动态范围减小。这时可通过将每个像素的强度拉伸来改善对比度。如图 2.1 所示,其中(a)表示线性拉伸,(b)为非线性拉伸。图 2.2 展示了灰度拉伸前后图像的对比效果。

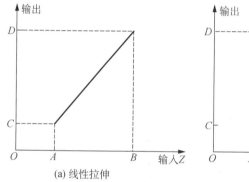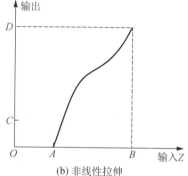

图 2.1　灰度拉伸

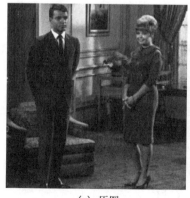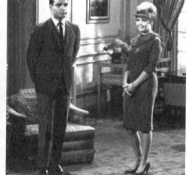

(a) 原图　　　　　　　　　(b) 灰度拉伸后的图像

图 2.2　灰度拉伸前后图像对比

2.2.2 直方图修正

1. 基本概念

直方图表示数字图像中每一灰度级 r 与其出现的频率 $p(r)$（处于该灰度级的像素数目）间的统计关系，用横坐标表示灰度级，纵坐标表示频数（或相对频数＝频数/总像素数目），如图 2.3(a)所示。图(a)为灰度连续变化的统计图。常用的直方图分为规格化和离散化。灰度离散化时的直方图如图 2.3(b)所示。直方图能给出图像的概貌性描述，如图像的灰度范围、灰度级大致分布情况，由此得出图像进一步处理的重要依据。如前面介绍的对比度扩展法就需要知道图像灰度级的主要分布区间，通过观察直方图即可得到这方面的信息。

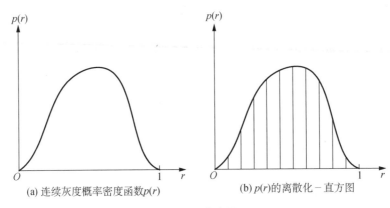

图 2.3　直方图

通常图像灰度量化分层为 256 级，对医学 CT/MR 图像，灰度分层需在 2 048 级以上，才能区分细胞的组织病变差异。

2. 直方图拉伸

在图像处理中，人们常常做如下的近似：对于图像中的某个物体，由于其反射系数变化不大，因而在图像的直方图中，此物体的灰度分布可用一正态分布来近似描述。这样，包含多个物体的图像的直方图可以看成多个正态分布的叠加，如果图像中某个物体占绝大部分，则直方图应近似为一正态分布。在下面的讨论中，就基于正态分布形状的直方图这一假设，介绍一种图像增强的方法。

设图像直方图的均值为 m_0，方差为 σ_0。由于直方图是灰度的分布函数，改变其均值相当于调整显示器灰度，改变方差相当于调整对比度。因此问题就成为：如何选择所希望得到的均值 m_d 和方差 σ_d。

对一个具有 L 级灰度的显示系统而言，m_d 和 σ_d 应分别选为 $\dfrac{L}{2}$ 和 $\dfrac{L}{7}$。σ_d 之所以选为 $\dfrac{L}{7}$ 是希望在尽量加大对比度的同时，不使过多的灰度值落在 0 到 $(L-1)$ 之外。对于标准正态分布，落在 3 倍方差以外的点，即在 $\left(-\infty, \dfrac{L}{2}-\dfrac{3L}{7}=\dfrac{L}{14}\right)$ 和 $\left(\dfrac{L}{2}+\dfrac{3L}{7}=\dfrac{13L}{14}, \infty\right)$ 之间的点只占 0.27％。由此，可以构造如下的灰度变换函数：

$$g(x, y) = \begin{cases} \hat{f}(x, y) = \dfrac{(f(x, y) - m_0)\sigma_d}{\sigma_0} + m_d & 0 \leqslant \hat{f}(x, y) \leqslant L \\ 0 & \hat{f}(x, y) < 0 \\ L - 1 & \hat{f}(x, y) > L \end{cases} \tag{2-12}$$

图 2.4 显示了直方图的线性拉伸的过程,图 2.5 为直方图拉伸前后图像的比较。其中,$p(r)$ 是概率密度函数,r 是图像灰度级。

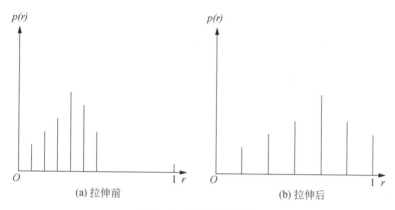

(a) 拉伸前　　　　　　　　　　　　　　(b) 拉伸后

图 2.4　直方图的拉伸

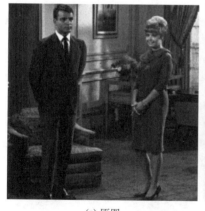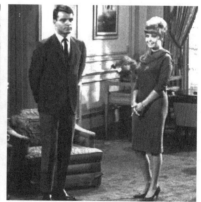

(a) 原图　　　　　　　　　　　(b) 直方图拉伸后的图像

图 2.5　直方图拉伸前后图像对比

3. 直方图修正

直方图修正是图像增强最常用、最重要的方法之一。所谓直方图修正,是指通过构造灰度级变换,改变原图像的直方图,使变换后的直方图达到一定的要求。采用直方图修正可使原图像灰度级集中的区域拉开或使灰度分布均匀,从而增大反差,使图像的细节清晰,达到增强的目的。

设变量 r 代表要增强图像中像素的灰度级,假定 r 已经归一化,即 $0 \leqslant r \leqslant 1$,$r = 0$ 代表黑;$r = 1$ 代表白。设新图像的灰度级为 s,s 与 r 的关系为 $s = T(r)$。假定 $T(\bullet)$ 满足:

(1) $0 \leqslant r \leqslant 1$,$T(r)$ 单调增加;

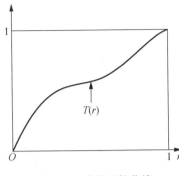

图 2.6 变换函数曲线

(2) $0 \leqslant r \leqslant 1$，$0 \leqslant T(r) \leqslant 1$。

图 2.6 所示的变化函数就可以满足上述条件。

一幅图像中，每一像素的灰度级 r 可看作是 $[0, 1]$ 区间上的随机变量。假定 r 是连续变量，则可用概率密度函数 $P_r(r)$ 表示图像的灰度级分布，设 $P_s(s)$ 表示变换后的图像的灰度级概率密度函数，根据概率论的知识，$P_r(r)$ 与 $P_s(s)$ 间应有下列关系：

$$P_s(s) = \left[P_r(r) \frac{\mathrm{d}r}{\mathrm{d}s} \right]_r = T^{-1}(s) \tag{2-13}$$

通过改变 $T(r)$ 就可以控制 $P_s(s)$ 的形状。由于 $P_r(r)$ 与 $P_s(s)$ 刻画了图像的灰度级相对分布，因而选择适当的 $T(\cdot)$ 就可以改变图像的外貌，这就是直方图修正法的基础。

4. 直方图均衡化

取上节的 $T(r)$ 为

$$T(r) = \int_0^r P_r(\omega)\mathrm{d}\omega \quad 0 \leqslant r \leqslant 1 \tag{2-14}$$

则易知 $P_s(s) = 1$。这说明，在变换后变量 s 的定义域上，$P_s(s)$ 是一均匀分布的概率密度函数。在增强的意义下，这意味着像素灰度级的动态范围增加，对比或反差增大。

在数字图像中，灰度级 r 取离散值 $r_k(k=0, 1, \cdots, L-1)$，L 是灰度级的数目。则连续函数 $P_r(r)$ 成了 $P_r(r_k)(k=0, 1, \cdots, L-1)$。其中 $P_r(r_k) = n_k/n$，n_k 是图像中出现 r_k 灰度级的像素数目，n 是图像中像素的总数，变换 $s = T(r)$ 成为：

$$s_k = T(r_k) = \sum_{j}^{k} \frac{n_j}{n} = \sum_{j}^{k} P_r(r_j) \quad k=0, 1, \cdots, L-1 \tag{2-15}$$

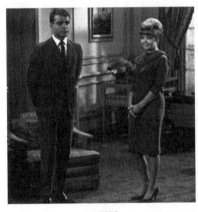
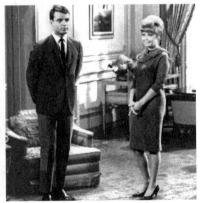

(a) 原图 (b) 直方图均衡化后的图像

图 2.7 直方图均衡化前后图像对比

在上述变换下，数字图像的直方图称为均匀分布形状，这一过程称为直方图的均衡化。在讨论均衡化方法在计算机的具体实现之前，我们注意到，由于灰度级的离散性，即使在新图像中,灰度级只有 $0,1/L-1,2/L-1,\cdots,1$ 共 L 个。而 $s_k(k=0,1,\cdots,L-1)$ 并不一定恰好对应于上述 L 个离散值,因而对每一个 s_k 必须给它一个最靠近的离散值 $\dfrac{i}{L-1}$, $0 \leqslant i \leqslant L-1$,这样势必造成不同的 s_k 合并成一个灰度级。这正是直方图均衡化的实质,即减少图像的灰度级以换取对比度的扩大。但是在均衡化过程中,原直方图上频数较小的灰度级由于被并入少数几个或一个灰度级,对应的图像部分将得不到增强。

2.2.3　图像模板运算

与前面的处理方法不同,空间滤波方法对图像施加一个局部的窗口运算,二维窗口的定义类似于图像,包括窗口尺寸 $M \times M$,和窗口内各点的权值(类似于像素值),又被称为模板(Template)或掩模(Mask)。模板的尺寸通常比图像小得多,可以是 3×3,5×5,7×7 等。对图像施加模板操作,就是用该模板函数 $h(x,y)$ 与图像 $f(x,y)$ 进行卷积运算。一个 3×3 的通用模板具有如下形式:

$$\boldsymbol{h}_{3\times3} = \begin{bmatrix} w_1 & w_2 & w_3 \\ w_4 & w_0 & w_5 \\ w_6 & w_7 & w_8 \end{bmatrix} \tag{2-16}$$

其中 $w_0 \sim w_8$ 表示模板的权值,中心权值 w_0 对应于当前要处理的像素位置。根据权值的不同,可以生成各种功能不一的模板,用以实现具体的图像增强要求。

1. 平滑

图像在生成和传输过程中常受到各种噪声源的干扰而使图像处理变差,有时抽样效果差的系统也同样给图像带来噪声。反映在图像上,噪声使原本均匀和连续变化的灰度突然变大或减小,形成一些虚假的边缘或轮廓。抑制或消除这类噪声而改善图像质量的过程称为对图像的平滑过程。本小节讨论用模板对图像进行平滑的算法。

在邻域平均法中,我们假设图像是由许多灰度恒定的小块组成,相邻像素间有很高的空间相关性。而噪声是统计独立地叠加在图像上的,其均值为 0。因此,可用像素邻域内各像素灰度值的平均值代表原来的灰度值,实现图像的平滑。根据平均方式的不同,邻域平均法有如下几种主要形式。

(1)简单平均法

设图像中某像素的灰度值为 $f(x,y)$,它的邻域 S 为 $M \times N$ 的矩阵窗口,则平滑后该点的灰度值为:

$$\bar{f}(x,y) = \frac{1}{MN} \sum_{(u,v)\in S} f(u,v) = \frac{1}{MN} \sum_{i=\frac{M-1}{2}}^{i=\frac{M-1}{2}} \sum_{j=\frac{N-1}{2}}^{j=\frac{N-1}{2}} f(x+i,y+j) \tag{2-17}$$

如果图像中的噪声是随机不相关的加性噪声,窗口内各点的噪声是独立等分布的,则经过上面的平滑后,信噪比可提高 $\sqrt{MN}$ 倍。

(2)阈值平均法

设原图像像素点的灰度值为 $f(x,y)$,取其中心点的 $M \times N$ 大小的窗口,则平滑后该点的灰度值为：

$$g(x, y) = \begin{cases} \bar{f}(x, y) & \text{若} \, |f(x, y) - \bar{f}(x, y)| > T \\ f(x, y) & \text{其他} \end{cases} \qquad (2-18)$$

T 为给定的阈值，$\bar{f}(x, y)$ 的计算方法同简单平均法。这种算法对抑制椒盐噪声比较有效，同时也能较好地保护仅有微小灰度差的图像细节。

（3）K 紧邻平均法

在一个 $M \times N$ 的窗口中，属于同一物体的像素，其灰度值高度相关。因此，窗口中心像素的灰度值可用窗口内与中心点灰度最接近的 K 个邻点的平均灰度来代替。一般而言，K 值越小，则噪声方差降低越小，但保持细节较好；而较大的 K 值平滑噪声效果好，但也使图像模糊。

2. 尖锐化

在图像的判断和识别中，需要有边缘鲜明的图像。图像尖锐化技术常用来对图像的边缘进行增强。

在图像中，边缘是由灰度级和邻域点的不同像素点构成的。因而，若想增强边缘，就应该突出相邻点间灰度级的变化。微分运算可用来求信号的变化率，因而具有加强高频分量的作用。如果将其应用在图像上，可使图像的轮廓清晰。由于常常无法事先确定图像的取向，因而挑选轮廓增强的微分算子时，必须选择那些不具备空间方向性和具有旋转不变性的线性微分算子。

图像处理中最常用的微分方法是求梯度。对于图像 $f(x, y)$，它在点 (x, y) 处的梯度是一个矢量，定义为：

$$\boldsymbol{G}(x, y) = \begin{bmatrix} \dfrac{\partial f}{\partial x} \\ \dfrac{\partial f}{\partial y} \end{bmatrix} \qquad (2-19)$$

梯度的两个重要性质是：

（1）矢量 $\boldsymbol{G}(x, y)$ 指向函数 $f(x, y)$ 最大增加率的方向；

（2）$\boldsymbol{G}(x, y)$ 的幅度表示在 $\boldsymbol{G}$ 的方向上每单位距离 $f(x, y)$ 的最大增加率。

$\boldsymbol{G}(x, y)$ 的幅度定义为：

$$GM(x, y) = \sqrt{\left(\frac{\partial f}{\partial x}\right)^2 + \left(\frac{\partial f}{\partial y}\right)^2} \qquad (2-20)$$

对数字图像而言，微分运算一般用差分来代替。常用的差分形式有两种：

（1）$GM(x, y) \approx |f(x, y) - f(x+1, y)| + |f(x, y) - f(x, y+1)|$ （2-21）

（2）$GM(x, y) \approx |f(x, y) - f(x+1, y+1)| + |f(x+1, y) - f(x, y+1)|$

$$(2-22)$$

利用差分运算时，图像的最后一行和最后一列的像素的梯度无法求得，一般用前一行或前一列的梯度值近似代替。一旦梯度求出后，就有多种方法可产生不同的梯度增强图像。

第一种增强图像是让梯度图像的灰度值 $g(x, y)$ 等于该点的梯度幅度,即

$$g(x, y) = GM(x, y) \qquad (2-23)$$

这种方法的特点是:增强的图像仅显示变化较陡的边缘轮廓,灰度变化较小的区域则呈黑色。

第二种增强图像是使

$$g(x, y) = \begin{cases} GM(x, y) & \text{若 } GM(x, y) \geqslant T \\ f(x, y) & \text{其他} \end{cases} \qquad (2-24)$$

式中,T 是一个非负的阈值,适当选取 T,有可能既不破坏平滑的特征,又强调了有效边缘。

第三种增强图像是上一种的变化,它使

$$g(x, y) = \begin{cases} L_G & \text{若 } GM(x, y) \geqslant T \\ L_B & \text{其他} \end{cases} \qquad (2-25)$$

式中,L_G 是根据需要指定的一个灰度级,在这种图像中,有效边缘使用一个固定的灰度级来表征。

如果需要研究边缘的灰度级变化,但要求不受背景的影响,这能够用如下的第四种梯度图像来实现:

$$g(x, y) = \begin{cases} GM(x, y) & \text{若 } GM(x, y) \geqslant T \\ L_B & \text{其他} \end{cases} \qquad (2-26)$$

式中 L_B 是对背景规定的灰度值。

2.3 小波变换

小波是指满足可容许性条件的具有特殊性质的函数(或称小波基函数),小波变换就是选择适当的基本小波(或称母波),通过对基本小波平移、伸缩而形成一系列的小波,然后将欲分析的信号投影到由平移、伸缩小波构成的信号空间之中。这种平移、放大、缩小是小波变换的一个特点,因而可以在不同的频率范围,不同的时间(空间)位置对信号进行分析。

作为一个数学工具,小波变换是对人们熟知的傅立叶变换与短时(窗口)傅立叶变换的一个重大突破,为信号分析、图像处理及其他非线性科学的研究领域带来革命性的影响,是20世纪公认的最辉煌的科学成就之一。小波变换已成功地应用于信噪分离、通信与语音处理中的子带编码、图像的边缘检测、分割与数据压缩、计算机视觉中的多分辨率分析,及其使非线性问题线性化、非平稳问题平稳化的处理等。

2.3.1 小波变换的定义和性质

1. 小波变换的定义

窗口傅立叶变换属于时(空)间-频率分析法,本节要介绍一个新的时(空)-频率分析法。所谓"新"是指:

(1)与传统傅立叶分析法不一样,本方法不考察"单频率"的波,而是考察频率划分为连续"倍频程"(或频带)的波(下面会谈到);

（2）本方法是窗口大小不变但形状可变的时-频局部化分析技术，它能克服窗口傅立叶变换所存在的缺陷。

本方法称为"时（空）间-尺度"法，即小波变换。下面给出有关定义。

定义 2.1 若函数 $\Psi(x) \in L^1 \bigcap L^2$ 满足

$$C_\varphi = \int_R \frac{|\hat{\Psi}(\omega)|^2}{|\omega|} \mathrm{d}\omega < \infty \tag{2-27}$$

令

$$\Psi_{a,b}(x) = |a|^{-\frac{1}{2}} \Psi\left(\frac{x-b}{a}\right) \tag{2-28}$$

则函数 $f(x) \in L^2$ 的小波变换定义为

$$W_f(a,b) = \langle f, \Psi_{a,b} \rangle = |a|^{-\frac{1}{2}} \int_R f(x) \Psi\left(\frac{x-b}{a}\right) \mathrm{d}x \tag{2-29}$$

其相应的反变换公式为

$$f(x) = C_\varphi^{\frac{1}{2}} \iint_{R^2} W_f(a,b) \Psi_{a,b}(x) \frac{\mathrm{d}a\,\mathrm{d}b}{a^2} \tag{2-30}$$

式中，$\hat{\Psi}(\omega)$ 为 $\Psi(x)$ 的傅立叶变换。

在式（2-29）中，由于 x、b 是连续变量，故称之为连续小波变换（Continuous Wavelet Transform，CWT）。与标准正交基函数族 $\{e^{i\omega x} \mid \omega \in \mathbf{R}\}$ 构造类似（即其他基函数均是由单函数 e^{ix} 膨胀生成的），函数 $\Psi_{a,b}(x)$ 也是基本小波 $\Psi(x)$ 作移位与伸缩的结果（下一节会说明）。$\Psi(x)$ 之所以是"小"的，是因为规定 $\Psi(x) \in L^1$，知 $\int_R |\Psi(x)| \mathrm{d}x < \infty$，即 $\Psi(x)$ 具有衰减属性，而且 $\Psi(x)$ 是局部非零的紧支函数；$\Psi(x)$ 之所以是"波"，是因为由式（2-27）的积分有界推知，当 $\omega = 0$ 时，$\Psi(x)$ 的傅立叶变换必须为零，即

$$\int_R \Psi(x) \mathrm{d}x = 0 \tag{2-31}$$

此即说明 $\Psi(x)$ 具有波动性，所以称 $\Psi(x)$ 为基本小波函数。

2. 小波变换的特性

同其他常用积分一样，小波变换也有若干运算特性，介绍如下：

（1）线性特性

如果有 $f(x) \Leftrightarrow W_f(a,b)$，$g(x) \Leftrightarrow W_g(a,b)$，则对任意常数 α，$\beta \in \mathbf{R}$，有

$$\alpha f(x) + \beta g(x) \Leftrightarrow \alpha W_f(a,b) + \beta W_g(a,b) \tag{2-32}$$

式中，符号"$\Leftrightarrow$"表示小波的正、反变换。

（2）位移特性

如果 $f(x) \Leftrightarrow W_f(a,b)$，则

$$f(x-x_0) \Leftrightarrow W_f(a, b-x_0) \tag{2-33}$$

（3）比例特性

如果 $f(x) \Leftrightarrow W_f(a, b)$，则

$$f\left(\frac{x}{\lambda}\right) \Leftrightarrow \sqrt{\lambda} W_f\left(\frac{a}{\lambda}, \frac{b}{\lambda}\right), \lambda > 0 \tag{2-34}$$

（4）解析特性

如果 $\psi(x)$ 是可解析的，即 $\psi(x) = \psi_r(x) + j\psi_i(x)$，则 $W_f(a, b)$ 对 b 而言也是可解析的。

上面主要介绍了连续小波变换的定义、性质以及基本小波 $\psi(x)$ 必须满足的条件等。但是实际应用中，特别是计算机信号与图像处理方法的实施中，为了确定有效算法，只考虑离散抽样。对于式(2-28)的连续小波来说，若取尺度 $a = 2^j$，$j \in \mathbf{Z}$，并仅考虑时间轴上的二进制 $b = 2^j K$，而不是所有的 $b \in \mathbf{Z}$，就可以实现均匀离散抽样，这样形成的小波就是二进小波。

为方便起见，将信号的正频率轴划分为邻接的频带（或倍频带），其方式是"二进划分"的，即

$$(0, \infty) = \bigcup_{j=-\infty}^{\infty} (2^j \Delta_{\hat{\psi}}, 2^{j+1} \Delta_{\hat{\psi}}) \tag{2-35}$$

式中 $\Delta_{\hat{\psi}} > 0$ 是基小波 ψ 的傅立叶变换半径。

定义 2.2　一个函数 $\psi \in L^2(IR)$ 被称为二进小波，如果存在两个正常数 A 与 B，且 $0 < A \leqslant B < \infty$，使

$$A \leqslant \sum_{j \in \mathbf{Z}} |\hat{\psi}(2^{-j}\omega)|^2 \leqslant B \tag{2-36}$$

几乎处处成立。

式(2-36)又称为 ψ 的稳定性条件，当 $A = B$ 时，称为最稳定性条件。

按照 Meyer 于 1986 年构造的二进小波及其伸缩平移系：

$$\{\psi_{j,k}(x) = 2^{-\frac{j}{2}} \psi(2^{-j}x - k) \mid j, k \in \mathbf{Z}\} \tag{2-37}$$

将函数序列 $\{W_f(j, k) \mid j、k \in \mathbf{Z}\}$ 叫作 $f(x) \in L^2$ 的二进小波变换，其中

$$W_f(j, k) = f * \psi_{j,k} = \int_R f(x)\psi_{j,k}(x)\mathrm{d}x \tag{2-38}$$

应用卷积定理，式(2-38)变成

$$\hat{W}_f(j, k) = \hat{f}(\omega)\hat{\psi}(2^{-j}\omega) \tag{2-39}$$

由于在傅立叶变换中，时(空)、频两域内的能量是相等的，故有

$$\|W_f(j, k)\|_2^2 = \|W_f(\hat{\omega})\|_2^2 = \|\hat{f}(\omega)\hat{\psi}(2^{-j}\omega)\|_2^2 = \|f\|_2^2 \|\psi\|_2^2 \tag{2-40}$$

对于任意的 $f(x) \in L^2$，可以断言式(2-37)等价于

$$A \parallel f \parallel_2^2 \leqslant \sum_{j \in \mathbf{Z}} \parallel W_f(j,k) \parallel_2^2 \leqslant B \parallel f \parallel_2^2 \tag{2-41}$$

下面给出二进小波的几个定理：

定理 2.1　若 ψ 是一个二进小波，则它一定满足允许性条件，且

$$A\ln 2 \leqslant \int_{\mathbf{R}^+} \frac{|\psi(\hat{\omega})|^2}{\omega} \mathrm{d}\omega, \int_{\mathbf{R}^+} \frac{|\psi(-\hat{\omega})|^2}{\omega} \mathrm{d}\omega \leqslant B\ln 2 \tag{2-42}$$

当 $A = B$ 时

$$C_\psi = \int_{\mathbf{R}} \frac{|\psi(\hat{\omega})|}{|\omega|} \mathrm{d}\omega = 2A\ln 2 \tag{2-43}$$

定理 2.2　若 $\psi(x)$ 是二进小波，则小波变换值与信号 $f(x) \in L^2$ 能量之间满足比例性条件。

$$\hat{\psi}^*(x) = \frac{\hat{\Psi}(\omega)}{\sum_{k=-\infty}^{\infty} |\hat{\Psi}(2^{-k}\omega)|^2} \tag{2-44}$$

定理 2.3　令 ψ 是一个二进小波，它的傅立叶变换依式(2-44)所给出的函数 ψ^*，是 ψ 的一个二进小波。而且，$\psi^*(x)$ 也是使式(2-45)几乎处处成立的一个二进小波。

$$\frac{1}{B} \leqslant \sum_{j=-\infty}^{\infty} |\hat{\psi}^*(2^j\omega)|^2 \leqslant \frac{1}{A} \tag{2-45}$$

2.3.2　小波图像编码

最新的小波编码器沿袭变换编码的基本思想，即去相关性。变换，量化和熵编码是构成小波编码器的三个主要部分。目前，研究人员正在围绕这三个方面的内容开展关于小波编码器的研究。小波编码在实现结构和方法上与子带编码非常一致，可以说小波编码是子带编码的特例。一般来说，子带编码并非强求使用完全重构条件，但用小波编码时则需要使用严格的完全重构滤波器，并且要求符合正则性条件。小波编码的基本思想是将原始图像经二维小波变换后，转换成小波域上的小波系数，然后对小波系数进行量化编码。由于小波变换使得原始图像能量集中在少数部分的小波系数上，因此最简单的系数量化方法就是将某一阈值以下的系数略去（或认定这表示为恒定常数），只保留那些能量较大的小波系数，从而达到数据压缩的目的。在这里，所采用的标量量化方法是分别在不同分辨率（不同分解层次）的小波频带上来完成的。

在介绍经典小波编码之前，首先讨论影响小波编码效果的几个因素。

1. 小波基的选择

目前，如何选择最优小波基用于图像编码是一个非常棘手的问题，但是还存在一些设计标准，如平滑性、支撑大小和滤波频率等，这些都是很重要的特征。如何最佳地组合这些特征仍然有待于人们进行深入地研究。

用于图像编码的最简单小波是通过一维小波基的平移与伸缩所构建的独立小波基形

式。二维小波变换简化成一维处理。$\varphi(x)\varphi(y)$、$\varphi(x)\psi(y)$、$\psi(x)\varphi(y)$、$\psi(x)\psi(y)$ 是一组相互独立的二维小波基函数。对于 $N\times N$ 图像的小波变换,首先,将 N 行的图像分解成两部分:低通子图像 $N\times N/2$ 和高通子图像 $N\times N/2$;然后分别对每个子图像的列在进行小波变换,分解成高通部分与低通部分的子图像。结果,一副图像分解成四个部分:水平方向低通与垂直方向低通(LL);水平方向高通与垂直方向低通(HL);水平方向低通与垂直方向高通(LH);水平方向高通与垂直方向高通(HH),其分解结果如图 2.8 所示。图 2.9 是一幅"Woman"图像的一、二、三级小波分解结果。

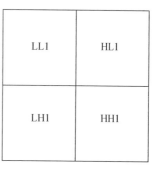

图 2.8　小波分解示意图

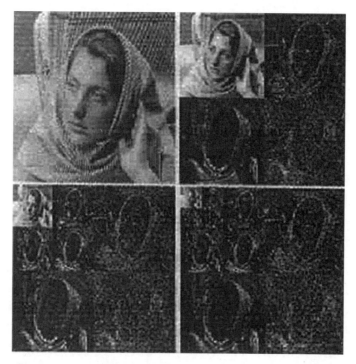

图 2.9　Woman 图像原图、一级分解、二级分解、三级分解的结果

　　有文献指出,正交小波基的平滑性与消失矩(Vanishing Moments)对图像压缩效果有一定影响,并且平滑性的影响要高于消失矩。例如 Harr 小波基由于不连续,会造成恢复图像中出现方块效应,而采用其他的光滑小波基则会消除方块效应。在实际应用中,一般要选择具有平滑特性的小波基,同时为了简化计算,只考虑一阶和二阶导数连续的小波基。在逼近理论框架下,样条小波非常适合于图像压缩编码。

　　Villasensor 等人已验证了滤波器长度小于 36 的双正交小波基对于图像压缩编码的影响。由于小波变换过程实际上是信号与滤波器卷积的过程,因此,滤波器的长度增加将导致卷积运算量的增加。并且从边界延拓来看,滤波器长度越长,延拓的点数越多,造成图像恢复时失真越严重,因此应适当地选择滤波器长度。目前,人们普遍选择 B 样条小波基所构成的 7/9 双正交滤波器(7 为低通滤波器长度,9 为高通滤波器长度)用于图像压缩编码。此外,双正交小波基所构成的滤波器的相位是线形的,这也是人们常选择双正交小波基的理由。

2. 小波分解/重构级数

虽然小波分解/重构的级数越多,产生的子带越多,对频带的划分越细,有利于编码。但是由于上一级(最高层)频带分解的信号输出又作为下一级(最低层)频带分解的输入,级数增加意味着级联的滤波器越多,造成的信号移位也越大。另一方面,由于每次小波系数分解/重构都要进行边界延拓,级数越多引起的边界失真也就越大。因此在实际应用中,确定小波分解/重构的级数要兼顾不同方面的影响。

2.3.3 小波变换在医学图像处理中的应用举例

1. 图像增强

图像增强是对常规情况下难以看清,但又与图像密切相关的特征进行增强。医学图像增强处理在乳腺图像中显得尤为重要,因为乳房中软组织间的对比度小,而轻微的差别变化都可能是肿瘤的表现。基于这种原因,用小波基数对乳腺图像进行增强成为研究人员的重点攻关方向。基于小波的图像增强方法使用一种冗余的或非冗余的可逆小波分解,通过在小波重构前对某些小波参数的调整(放大)来实现增强。Laine 等人用完全或局部非线性化点来进行增强,这些点在对应的分辨率下由边缘控制。由 Laine 等人改进的增强技术,印证了小波对提高乳腺图像重要特征所起的关键作用。利用 Mallat 和 Zhong 算法也可增强对比度,通过在图像的通用换算边缘选择最大的像素来实现。Guang Zhongyang 等利用小波变换对胸部 CT 图像进行增强以确定小气管疾患,取得了满意的结果。其实小波变换对图像的增强方法与前述的噪声衰减方法并没有本质上的不同,前者是放大感兴趣的那部分信号特征,后者是降低不想要的噪声成分。

根据小波变换的原理,图像在进行小波变换后,将分解成大小、位置和方向都不相同的分量。如果在做逆变换以前根据图像的特点改变某些分量的小波系数大小,就可以很方便地对图像中感兴趣的部分进行增强。图 2.10 给出了一幅增强前后的扫描电镜图像,从图(a)可以看出,该物体在垂直方向有明显的裂纹。利用 Harr 小波首先对其进行小波变换,并加大高频垂直方向的小波系数,再利用 Harr 小波对其进行重构。重构的图像如图(b)所示,由重建图可见,原图垂直方向的分量得到了明显增强。

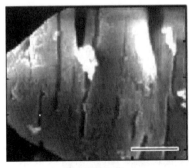 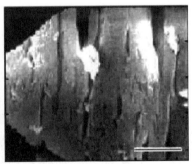

(a) 原始图像   (b) 增强后的图像

图 2.10 小波变换增强(垂直方向分量)前后的扫描电镜图像

2. 图像降噪

图像降噪是图像预处理中一项应用比较广泛的技术,其作用是提高图像的信噪比,突出图像的期望特征。图像降噪方法有时域和频域两种方法,但是归根到底是利用噪声和信号在频域上的分布不同进行的:信号主要分布在低频区域,而噪声主要分布在高频区域。但对扫描电镜图像而言,其细节也大都分布在高频区域。所以,扫描电镜图像降噪中一个两难的问题是如何在降低图像噪声和保留细节上保持平衡。传统的低通滤波方法将图像的高频成分滤除,虽然能够达到降低噪声的效果,但破坏了图像的细节,而利用小波变换的多分辨特性就可以做到两者兼顾。其主要步骤为:(1)选择一个小波和小波分解的层次 N,对含噪图像进行小波分解;(2)对于从 1 到 N 的每一层,选择一个适当的阈值,并对这一层的高频系数进行阈值量化处理;(3)根据修改后的小波系数矩阵,利用同一小波函数对其进行重构。图2.11 给出了一幅经小波变换降噪前后的扫描电镜图像。降噪过程采用的是 sym3 小波,小波分解的层数为 2 层。从图(b)可以看出,小波降噪方法在扫描电镜图像降噪方面有着很好的效果,且降噪后的图像细节保持良好。

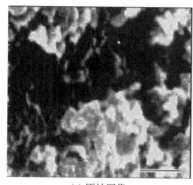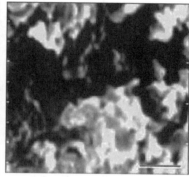

(a) 原始图像　　　　　　　　　　　　(b) 降噪后的图像

图 2.11　小波变换降噪前后的扫描电镜图像

参考文献

[1] 李俊山,李旭辉,朱子江.数字图像处理[M].第 3 版.北京:清华大学出版社,2017.

[2] 朱秀昌,刘峰,胡栋.数字图像处理与图像通信[M].第 3 版.北京:北京邮电大学出版社,2014.

[3] 王新成.高级图像处理技术[M].北京:中国科学技术出版社,2001.

[4] 李晓宁,厉元杰,幸浩洋,等.一种基于灰度修正的心肌瘢痕阈值分割方法[J]. 四川大学学报:自然科学版,2016,53(3):542-547.

[5] Franchini S, Gentile A, Sorbello F, et al. Conformalalu: a conformal geometric algebra coprocessor for medical image processing[J]. IEEE Transactions on Computers, 2015,64(4):955-970.

[6] Tan M, Qiu A. Spectral laplace-beltrami wavelets with applications in medical images[J]. IEEE Transactions on Medical Imaging, 2015,34(5):1005-1017.

[7] Bhateja V, Patel H, Krishn A, et al. Multimodal medical image sensor fusion framework using cascade of wavelet and contourlet transform domains[J]. IEEE Sensors Journal, 2015,15(12):6783-6790.

[8] Scapaticci R, Kosmas P, Crocco L. Wavelet-based regularization for robust microwave imaging in medical applications[J]. IEEE Transactions on Biomedical Engineering, 2015, 62(4):1195-1202.

［9］Azghani M，Kosmas P，Marvasti F. Microwave medical imaging based on sparsity and an iterative method with adaptive thresholding［J］. IEEE Transactions on Medical Imaging，2015,34(2):357-365.

［10］Zhao W，Lu H. Medical image fusion and denoising with alternating sequential filter and adaptive fractional order total variation［J］. IEEE Transactions on Instrumentation and Measurement，2017,66(9):2283-2294.

第三章 图像分割与描述

　　所谓分割是按照一定的规则将一幅图像或景物分成若干个部分或子集的过程。图像分割的基本概念是将图像中有意义的特征或者需要应用的特征提取出来。图像的特征指可用作标志的属性，它有多种形式，可大致分为图像的统计特征和图像的视觉特征两类。图像的统计特征是指一些认为特征，需通过变换才能得到，如图像的直方图、矩、频谱等。图像的视觉特征是指人的视觉可直接感受到的自然特征，如区域的亮度、纹理或轮廓等。利用这两类特征把图像分解成一系列有意义的目标和区域的过程即称为图像的分割。

　　图像处理的目的是为了随后的机器分析与识别等应用。因此把图像分割成一些具有不同特征的区域之后，下一步就是用数据、符号、形式语言来表示这些具有不同特征的小区，这个过程就是图像描述。图像分析与描述主要是对已经分割的或正在分割的图像中各部分的属性及各部分之间的关系进行分析表述。它主要包括灰度幅值与统计特征描述、区域的几何特征、边界描述、区域描述、矩描述、纹理描述、形态学描述等。

　　纹理是物体表面结构的模式，例如木材、水泥、谷物、沙子、玻璃等，对于图像的理解和分析十分重要。图像的区域内相似性以灰度或彩色的一致性为判断准则，而纹理可以看作是在灰度和彩色上不同形式的图案，这些图案可以认为是许多基本纹理小单元的重复。对纹理的描述方法分为统计和结构性两种方法。统计方法主要用于分析木纹、沙地、草坪等纹理细且不规则的物体，根据统计特性提出特征。结构方法特别适用于印刷图案如布料、花砖一类，其纹理元和排列比较规则，按纹理元的特征及其排列规则来描述。图像描述旨在用少量有限的特征来表达一幅图像或图像小区域所载有的纹理信息。

　　本章将介绍常用的图像分割和描述方法。首先介绍一些经典的图像分割技术，包括边缘检测算子、区域分割技术和模糊聚类法等，然后讨论二维图像的形状与纹理描述以及三维物体表示方法。

3.1　边缘检测算子

　　图像的边缘是图像的最基本特征，所谓边缘或边沿是指周围像素灰度有阶跃变化或屋顶变化的像素集合。边缘广泛地存在于物体与背景之间、物体与物体之间、基元与基元之间。因此，它是图像分割所依赖的重要特征。物体的边缘是由边缘不连续所反映的。经典的边缘提取方法是考察图像每个像素的某个邻域内灰度的变化，利用边缘邻近一阶或二阶方向导数变化规律，用简单的方法检测边缘。这种方法称为边缘检测局部算子法。常用的算子包括 Robert 梯度算子、Sobel 边缘检测算子、Laplacian 算子等。

　　图像分割方法可以按分割算法本身分为阈值法、界线探测法、匹配法等。经典的边缘检测方法是构造对像素灰度级阶跃变化敏感的微分算子，这些算子对噪声较为敏感。一些能有效抑制噪声的边缘提取算子通过对原图像进行平滑处理及边缘检测能较成功地检测出真正的边缘。

图像的边缘提取和分割是图像处理的经典难题,对于后续进行高层次的处理如特征描述、识别和理解有着重大的影响。近年来出现了一些新的算法和设想,如先使用经典的边缘检测算子对图像作初步的边缘检测,再利用边缘之间空间结构关系来协调、增强初始检测结果,这种方法的典型代表是标记-松弛迭代算法。在图像分割方面,区域性增长方法利用图论工具,把具有某种相似性质的像素集连通而构成最终分割区域,这种方法可有效地解决分割空间不连续的问题。

3.2 区域分割技术

正如本章开始所指出的,图像分割是把图像分解为若干个有意义的子区域,这种分解是基于物体有平滑均匀的表面,与图像中恒定或缓慢变化的区域相对应,即每个子区域都具有一定的均匀性质。上一节所讨论的边缘提取,是将边缘所包围的部分看作是区域,或通过寻找阈值,使得分割后所得同一区域中的各像素灰度分布具有同一统计特性。这种分割虽然没有明显地使用分割定义中的均匀测度度量,但在根据直方图确定阈值时,实际上已经隐含了某种测度度量。本节所讨论的区域分割,是根据事先确定的相似性准则,直接取出若干特征相近或相同的像素组成区域。常用的方法有区域增长法、分裂-合并法、空间聚类法等。

图像中的物体除了在边界处表现出不连续性之外,在物体区域内部则具有某种同一性或均匀性,例如灰度值同一或具有均匀的纹理特性。根据这种同一性把一整幅图像划分为若干子区域,每一区域对应于某一物体或物体的一部分,这就是图像分割。

3.2.1 基于图像直方图的分割

这类分割方法基于以下的假设:图像中的物体或背景的灰度分布具有尖峰或主要集中在不同的灰度级段上。

这一方法较适合图像中物体或背景存在较大灰度反差的情况。背景对应于较暗的灰度,物体则对应于较亮的灰度。通过设置灰度级门限,可将直方图划分为两段。一段对应于背景,一段对应于物体,从而形成如下的二值化图像:

$$f(x,y)=\begin{cases}\max & 如果\ f(x,y)>TH\\ 0 & 如果\ f(x,y)\leqslant TH\end{cases} \tag{3-1}$$

其中 TH 为阈值或门限,$\max$ 是最大的灰度级。

3.2.2 区域增长法

区域增长法是最基本的区域分割方法,可分为单连接区域增长、混合连接区域增长、中心连接区域增长以及混合连接组合技术。

1. 单连接区域增长

单连接区域增长技术,是把两个像素看成是连接图中的一个节点,把单个像素同空间内与其相邻像素的特征(如灰度值)进行比较,用一条弧线将特征足够相似的相邻像素连接起来,以实现区域的增长。因此如何衡量两个相邻像素是否在特征上"足够相似",是实现这种方法的关键。通常最简单的方法是计算两相邻像素的灰度值之差。对于有矢量值的像素,则要使用像素间矢量差的模。单连接区域增长法的步骤如下:

(1) 对图像进行光栅扫描,求出不属于任何区域的像素;

(2) 将该像素的灰度值与其 4 邻域或 8 邻域内不属于任何一个区域的像素灰度值相比较,如果其差的绝对值小于某个设定的门限值,就把它们合并为同区域;

(3) 对于新合并的像素,重复步骤(2)的操作;

(4) 反复进行步骤(2)、(3)的操作,直至区域不能再增长为止;

(5) 返回至步骤(1),重新寻找能成为新区域出发点的像素。

这种方法虽简单,但由于仅考虑了从一个像素到另一个相邻像素的特征是否相似,因此对于有噪声的或复杂的图像,使用这种方法会引起无效的区域出现。如果区域间边缘的灰度变化很平缓,如图 3.1(a)所示,或者出现两个相交区域,如图 3.1(b)所示,采用这种方法,区域 1 和区域 2 这两个区域就会合并起来。

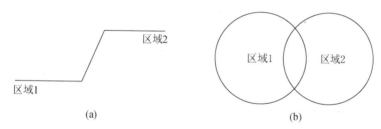

图 3.1　边缘对区域增增长的影响

2. 中心连接区域增长

中心连接区域增长的方法是从满足某种相似性检验准则的点开始,在各个方向上增长区域。这种方法的物理概念比较清楚,即在物体中同一区域内各像素的灰度级不会相差很大。根据这个事实,设 O 为已接收的一小块区域,检验它的全部邻点,并把满足设定的相似性检验准则的任何邻点并入上述的小块区域,这样就增长成了新的区域 O,用得到的新区域 O 重复上述过程。当没有可接收的邻点时,增长过程也就终止了。

平均灰度的均匀测度度量可以作为区域增长的相似性检验准则。设某一图像区域 O,其中像素数为 N,则均值表示为:

$$m = \frac{1}{N} \sum_{(x, y) \in O} f(x, y) \tag{3-2}$$

于是,区域 O 的均匀测度度量可写成:

$$\max_{(x, y) \in O} |f(x, y) - m| < K \tag{3-3}$$

式中 K 为一阈值。式(3-3)可以解释为在区域 O 中,各像素灰度值与均匀值的差不超过某阈值 K,则其均匀测度度量为真。下面说明这种方法的理论根据。

假设要处理的是具有零均值高斯白噪声的图像。这意味着在像素 (x, y) 上,噪声值为 l 的概率由下式确定:

$$p(l) = \frac{1}{\sqrt{2\pi}\sigma}\exp(-l^2/2\sigma^2) \qquad\qquad (3-4)$$

式中 σ 是噪声的标准偏差。由于是白噪声,所以 $p(l)$ 的值与像素 (x, y) 的位置完全无关,实际上,它表示噪声以同样的方式影响所有的像素。像素 (x, y) 的灰度值与其平均值的差大于某个量 k 的概率,也即该像素使式(3-3)为假的概率 $P(k)$ 由下式确定:

$$P(k) = \frac{2}{\sqrt{2\pi}\sigma}\int_k^\infty \exp(-l^2/2\sigma^2)\mathrm{d}l \qquad\qquad (3-5)$$

式(3-5)中的系数 2 是考虑到自平均值的偏差有正有负。式(3-5)的右边称为误差函数 $\mathrm{erf}(k)$,当 k 取 1,2,3,4 倍方差 σ^2 时,$\mathrm{erf}(k)$ 的取值分别为 0.317,0.046,0.003 和 0.000 1。也就是说,若 k 取 3 倍方差,根据式(3-3),对某一像素的误判概率为 0.3%,正确概率为 99.7%。如果该区域共有 N 个像素,则总体正确概率为 $(99.7\%)^N$,误判概率为 $1 - (99.7\%)^N$。在使用平均灰度作为均匀测度度量时,单一物体的灰度变化方差应尽量小,各物体之间灰度均值的差别应尽量大,这一点与阈值分割完全一致。

上一节介绍的基于图像直方图的分割方法只利用了图像灰度的整体分布特性,区域增长方法则充分利用了像素的空间结构关系和其他特性。

区域增长法认为像素之所以可被分割成一类,关键在于属于同类的像素都有一些性质满足某种相似性准则。故可对每一像素定义一些性质集合,称为像素对应的特征向量:

$$\boldsymbol{P}(i, j) = [p_1(i, j), p_2(i, j), \cdots, p_n(i, j)]^{\mathrm{T}}$$

$p_1, p_2, \cdots, p_n$ 都是一些与 (i, j) 有关的性质,如灰度级、梯度幅值、是否为边缘点等。

衡量两个像素 (i, j)、(k, l) 的特征向量是否满足某种相似性准则可以通过比较它们的特征向量来实现。比较方法有很多,较常用的有下面两种:

$$A(i, j; k, l) = \sum_{i=1}^{n} |p_i(i, j) - p_i(k, l)| \qquad\qquad (3-6)$$

$$L(i, j; k, l) = \sum_{l=1}^{n} [p_i(i, j) - p_i(k, l)]^2 \qquad\qquad (3-7)$$

若 $A(i, j; k, l)$ 或 $L(i, j; k, l)$ 足够小就可称 (i, j) 和 (k, l) 是相似的。

利用区域增长法进行分割就是求图像中相似像素的最大连通集合,这可通过合并相邻的像素来实现。根据性质或特征向量选择的不同,区域增长可分为单一性连接、混合型连接和质心型三种方式。

2. 分裂-合并法

分裂-合并的区域分析方法,利用了图像的金字塔或四叉树数据结构的层次概念,将图像划分成一组任意不相交的初始区域,即可以从图像的这种金字塔或四叉树数据结构的任一中间层开始,根据给定的均匀性检验准则进行分裂和合并这些区域,逐步改善区域划分的功能,直到最后将图像分成数量最少的均匀区域为止。在具体介绍其算法步骤前,首先介绍图像的金字塔或四叉树数据结构。

设原始图像 $f(x,y)$ 的尺寸为 $2^N \times 2^N$，在金字塔数据结构中，最底层是原始图像，上一层图像数据的每一个像素灰度值就是该层图像数据相邻四点的平均值，因此上一层的图像尺寸比下层的图像尺寸小，分辨率低，但上层图像所含信息更具有概括性。图像的金字塔数据结构也可以用四叉树来表示。图 3.2 给出了图像金字塔数据结构（上下层阴影部分的像素互相对应）及四叉树数据结构的示意图。

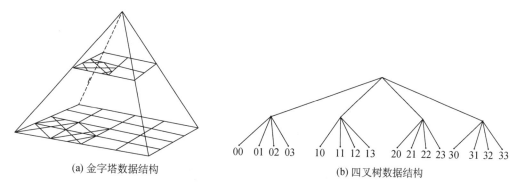

(a) 金字塔数据结构　　　　　　　(b) 四叉树数据结构

图 3.2　4×4 图像的金字塔数据结构及其四叉树表示

在金字塔数据结构中，对于所设 $2^N \times 2^N$ 的数字图像 $f(x,y)$，若用 n 表示其层次，则第 n 层上图像的大小为 $2^{N-n} \times 2^{N-n}$，因此最底层即第 0 层就为原始图像，最顶层即为第 N 层，只有一个点。对于四叉树数据结构而言，第 n 层上共有 4^n 个节点。

区域的分裂-合并算法的步骤是：

（1）根据均匀性测试准则 H，将原始图像构造成四叉树数据结构。

（2）将图像四叉树结构中的某一中间层作为初始的区域划分。如果对任何区域 R，有 $H(R)$ 为假，则把区域分裂成 4 个子区，若任 $1/4$ 子区，$H(R_i)$ 为假，则再将该子区一分为四。如果对任一恰当的四个子区有 $H(R_{a1} \bigcup R_{a2} \bigcup R_{a3} \bigcup R_{a4})$ 为真，则再把四个子区合并成一个区。重复上述操作，直到不可再合或再分为止。

（3）若有大小不同的两个相邻区域 R_i 和 R_j，满足 $H(R_i \bigcup R_j)$ 为真，则合并这两个区域。

Horowtiz 和 Pavlids 最早用这种方法分割图像，开始使用的均匀性测试准则是每块图像区域中极大与极小灰度值之差是否在允许的偏差范围，后来又发展到用统计检验和模型拟合等。由于这种算法是基于区域的，因此还允许采用类似纹理、空间和几何结构等特征量。统计检验，如均方误差最小、F 检验等是均匀测试准则最常用的方法。

如果所给图像中物体和背景各自的灰度不是很均匀，而且所设定的均匀性允许界限 E 过于严格或过于宽松，则本该属于目标或背景的某些区域有可能被错划为背景或目标区域。因此，选用合适的均匀性测试准则 H 对于提高图像分割质量有很大的作用。

3.3　模糊聚类法

图像分割问题是典型的结构不良问题，而模糊集理论具有描述结构不良问题的能力，所以模糊集理论被引入到图像处理和分析领域，其中包括用模糊集理论来解决分割问题。基于模糊集理论的图像分割方法包括模糊阈值分割方法、模糊聚类分割方法和模糊连接度分割方法等。

模糊阈值分割技术利用不同的 S 型隶属函数来定义模糊目标,通过优化过程最后选择一个具有最小不确定性的 S 函数,用该函数表示目标以及属于该目标像素之间的关系,这样得到的 S 型函数的交叉点为分割需要的阈值,这种方法的困难在于隶属度函数的选择。

模糊 C 均值聚类(FCM, Fuzzy C-Means)方法通过优化表示图像像素点和 C 个类中心之间相似性的目标函数来获得局部极大值,从而得到最优聚类。这种方法的缺点是计算量大。FCM 方法常被用于医学图像的分割。

1. 聚类

聚类就是按照事物间的相似性进行区分和分类的过程,聚类分析则是用数学方法研究和处理所给定对象的分类,将其分组为由类似对象组成的多个类。

传统的聚类分析是一种"硬聚类",即硬划分(Hard Clustering),它把每个待辨识的对象严格地划分到某个类中,具有非此即彼的性质,因此这种分类的类别界限是分明的。而实际上大多数对象并没有严格的属性,它们在性态和类属方面存在着中介性,适合进行软划分。Zadeh 在 1965 年提出的模糊集理论为这种软划分提供了有力的分析工具,人们开始用模糊的方法来处理聚类问题,并称之为模糊聚类分析。由于模糊聚类得到了样本属于各个类别的不确定性程度,表达了样本类属的中介性,即建立起了样本对于类别的不确定性描述,能更客观地反映现实世界,从而成为聚类分析研究的主流。

模糊划分的概念最早由 Ruspini 提出,利用这一概念人们提出了多种聚类方法,比较典型的有:基于相似性关系和模糊关系的方法(包括聚合法和分裂法)、基于模糊等价关系的传递闭包方法、基于模糊图论最大树方法,以及基于数据集的凸分解、动态规划和难以辨识关系等方法。然而由于上述方法不适用于大数据量的情况,难以满足实时性要求高的场合,因此其实际应用不够广泛,在该领域的研究也随之逐步减少。实际中广泛应用的是基于目标函数的方法,该方法设计简单、解决问题的范围广、最终还可以转化为优化问题而借助经典数学的非线性规划理论求解,并易于计算机实现。因此,随着计算机的应用和发展,该类方法成为聚类研究的热点。

2. 常用的聚类算法

(1) K 均值(K-Means)算法

K 均值法将各个特征向量分配给聚类中心时遵循最小距离原则。例如,如果像素 x_q 到聚类中心 z_k 的距离是它到所有的聚类中心的距离中最小的,那么 x_q 就被分配给聚类中心 z_k。 K 均值法的优点是简单高效,它通常被用作其他算法的预处理。缺点是聚类中心的个数必须预先确定,而且 K 均值算法是线性分裂算法,效果不理想。

(2) 模糊 C 均值聚类(Fuzzy C-Means)算法

上面提到的"硬"聚类方法运算简单,收敛速度快,但是实际问题往往具有一定的模糊性,很多分类问题的划分并不是非此即彼的关系。同样,医学图像在本质上也具有很大的模糊性,主要有如下几个方面的原因:

1) 医学图像具有灰度上的模糊性。在利用 CT 设备成像的时候,在同一种组织中 CT 值会出现大幅度的变化,如骨骼中的股骨、鼻窦骨骼和牙齿的密度就有很大差别。即使在同一个物体中,CT 值也不均匀,如股骨外表面和内部的骨髓。

2) 医学图像具有几何的模糊性。CT 图像中在一个边界上常常同时包含边界和物体两种物质,图像中物体的边缘、拐角及区域间的关系都难以精确地加以描述。一些病变组织由于其周围的组织受到侵袭,其边缘无法明确界定。

3) 医学图像具有不确定性知识。在病变情况下有时会出现正常组织或部位没有的结构,如脏器表面的肿物、骨骼表面的骨刺等。

4) 在医学图像中许多伪影来自患者的体位运动,检测床的匀速直线运动。这种不确定性并不是随机的,因此不适合用几何概率论来描述。

因为模糊集理论对于图像的不确定性有较好的描述能力,所以国内外许多学者将模糊集理论应用在图像处理技术领域,取得了较好的效果。尤其是在图像增强、图像分割以及边缘检测中的应用,效果要好于传统图像处理方法。

与"硬"聚类方法定义相类似,令 $X = \{x_1, x_2, \cdots, x_q\}$,$x_i \in R^p$ 为模式空间 R^p 中的一个有限数据集,$x_l = \{x_{l1}, x_{l2}, \cdots, x_{lp}\} \in R^p$ 称为特征矢量或模式矢量,x_{li} 为模式矢量 x_l 的第 i 个特征。$z_k(k = 1, 2, \cdots, K)$ 为 K 个聚类中心,FCM 算法的目标函数 J 如下:

$$J(W, Z) = \sum_{q=1}^{Q} \sum_{k=1}^{K} w_{qk}^m \| x_q - z_k \|^2 \qquad (3-8)$$

其中 w_{qk} 为每个像素对各个类的隶属度,它满足下列条件:

$$\sum_{(k=1, \cdots, K)} (w_{qk}) = 1 (对每一个 q) \qquad (3-9)$$

w_{qk} 的计算公式如下:

$$w_{qk} = \frac{(1/(D_{qk})^2)^{1/(m-1)}}{\sum_{(k=1, \cdots, K)} ((1/D_{qk})^2)^{1/(m-1)}}, m > 1 \qquad (3-10)$$

D_{qk} 为像素 q 到类中心 k 的距离,在图像的灰度空间即表现为两者的灰度差。聚类中心的调整公式如下:

$$z_k = \frac{\sum_{q=1}^{Q} w_{qk}^m x_q}{\sum_{q=1}^{Q} w_{qk}^m} \qquad (3-11)$$

从公式(3-8)~(3-11)可以看出,FCM 算法是一个迭代的过程。为减少计算量,在误差范围内迭代的终止条件可用下面的式子来替代:

$$\max_{qk} \left[|(w_{qk})_m - (w_{qk})_{m-1}| \right] < \varepsilon \qquad (3-12)$$

m 为当前迭代次数,ε 为预先选定的终止参数,且 $0 < \varepsilon < 1$。

3. 聚类实验结果

下面的实验是运用 FCM 模糊 C 均值聚类算法进行肝脏部位的病灶提取。模糊 C 均值聚类算法首先设置一定的初始条件,然后进行迭代运算,最终达到某种稳定状态。

根据目标函数最小化的原则,在不降低算法精确度的情况下,为减少计算量,图 3.3 在误差允许范围内迭代的终止条件可以用下式来替代:

$$\max_{qk}\left[\left|(w_{qk})_m - (w_{qk})_{m-1}\right|\right] < \varepsilon \tag{3-13}$$

式(3-13)中 m 表示迭代的次数,ε 为取值在(0,1)之间的迭代终止参数。实验表明,当 $\varepsilon \leqslant 10^{-4}$ 时,由(3-13)得出的聚类已经具有很好的收敛性,因此取更小的 ε 值没有很大意义。

初始条件的选择主要是指初始聚类中心的选择。传统的初始聚类中心的选择是随机的,也可根据专家的经验来选择。具体的方法是根据影像报告中有关组织异常的描绘,并结合肝脏的解剖学知识来缩小聚类中心灰度值的选择区域,这样,在一个较小的区域内就能够更加准确地选择聚类中心的灰度和空间信息。

图 3.3 显示了 FCM 算法对肝脏 CT 图片病灶区的模糊聚类结果,表 3.1 给出了不同初始条件下聚类算法的迭代次数、运算时间以及得到的聚类分布。可以看出,图 3.3(c)的结果比图 3.3(b)更加接近真实的病灶分布(原图中的右上部阴影区域)。根据前面的叙述可知,利用拉格朗日法推导出来的目标函数最小化的迭代公式只能保证目标函数可以达到一个极小值,而无法保证可以达到目标函数的全局最小值。显然,任意选择一个初始聚类中心迭代算法最终都能收敛到一个极小值,但是无法保证收敛的方向是朝着所期望的有意义的方向进行,还是落入背离期望的另外一个方向,自然无法达到令人满意的聚类效果。而根据专家经验有目的的选取初始聚类中心必然使得所选初始聚类中心比较靠近所期望的聚类,因此算法迭代过程朝着所期望的极小值收敛的机会大大增加,并最终达到人们所期望的聚类效果。而且由表 3.1 可以看出,有目的的选择初始聚类中心可以加快算法收敛速度。在同样的 $\varepsilon = 10^{-4}$ 收敛条件下,随机选择初始条件的算法进行 3 次迭代达到收敛;若对初始条件进行选择,则迭代 2 次即达到收敛状态。

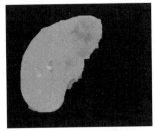 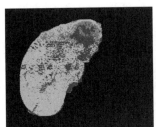 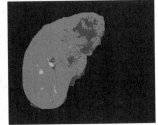

(a) 原始肝脏CT图像　　　(b) 随机初始条件FCM算法结果　　　(c) 根据专家经验选择初始条件

图 3.3　FCM 算法对肝部病灶区的模糊聚类结果

表 3.1　初始聚类中心的选择对 FCM 算法的影响

A. 随机选择

初始聚类中心(灰度值)	20	86	223
计算得到聚类中心(灰度值)	160	166	169
聚类中像素数	7 145	3 397	18 786
迭代次数($\varepsilon = 10^{-4}$)	3		

B. 根据专家经验选择

初始聚类中心(灰度值)	145	171	195
计算得到聚类中心(灰度值)	155	160	167
聚类中像素数	6 337	845	22 146
迭代次数($\varepsilon = 10^{-4}$)	2		

3.4 二维形状描述

人的视觉系统对于景物的最初认识是物体的形状,人能够从二维图像中识别出许多物体。在人的视觉感知、识别和理解中,形状是一个重要参数。二维形状可以定义为在二维范围内一条简单连接曲线位置和方向的函数。因此形状的描述涉及到对一条封闭边界的描述,或对这条封闭边界包围区域的描述。图像经过边缘提取或阈值分割等处理后,就得到了目标封闭的轮廓线或轮廓线所包围的区域等形状。因此,描述物体二维图像上的形状特性并用于机器识别,是一个非常有价值的研究课题。本节将重点介绍二维形状的描述方法。

3.4.1 区域描述

一旦一幅图像的区域已确定,就需要用一套描述子来表示其特性。选择区域描述子的动机不单纯为了减少在区域中原始数据的数量,而且也有利于区别带有不同特性的区域。因此,这些描述子对于大小(即比例)、旋转、平移等的变化具有不变性。

矩是一种线性特性,矩特征对于图像的大小、旋转和平移具有不变性,因此可以用来描述图像的区域特性。

矩描述子不需知道边界,只需知道分割出来的小区内部像元即可,描述的区域不受大小、旋转和平移的影响。矩描述类似于力学中求质量、重心、转动惯量等情况。

设二维连续图像的灰度分布为 $f(x, y)$,则可定义($p+q$)矩阵为:

$$m_{pq} = \int_{-\infty}^{+\infty} \int_{-\infty}^{+\infty} x^p y^q f(x, y) \mathrm{d}x \mathrm{d}y \quad p, q = 0, 1, 2, \cdots \tag{3-14}$$

可以证明,若 $f(x, y)$ 分段连续且在 $x-y$ 平面有限区中有非零值,则各阶矩阵都存在,m_{pq} 唯一,由 $f(x, y)$ 确定,反之亦然。其离散形式为:

$$m_{pq} = \sum_x \sum_y x^p y^q f(x, y) \tag{3-15}$$

若把分割出的物体的灰度看作质量,则 m_{00} 为 $f(x, y)$ 的总质量,m_{02} 和 m_{20} 为 $f(x, y)$ 绕 x 轴和 y 轴的惯性矩。绕原点的惯性矩可以写作:

$$m_0 = \sum \sum (x^2 + y^2) f(x, y) = m_{20} + m_{02} \tag{3-16}$$

m_0 不变,为 $f(x,y)$ 绕原点的矩。若 $f(x,y)$ 增大 C 倍,则 m_0 将增大 C^4 倍,C 为常数。因此要使矩阵对尺寸大小不变,可用矩的比值来表示,例如 m_{01}/m_{10} 等。

同样对于镜像,把 $x=-x$ 代入公式(3-15)中,则有 $\sum\sum(-x)^p y^q f(-x,y)=(-1)^p \sum\sum x^p y^q f(-x,y)$。

若 $f(x,y)$ 关于 y 轴对称,对所有 (x,y) 有 $f(x,y)=f(-x,y)$,则 $m_{pq}=(-1)^p m_{pq}$,因此 p 若为奇数,则 m_{pq} 必为零。同理若 $f(x,y)$ 关于 x 轴对称时,q 为奇数,则 m_{pq} 为零。若 $f(x,y)$ 关于原点对称时,$(p+q)$ 为奇数,则 m_{pq} 为零,这个性质可以用来判断 $f(x,y)$ 的对称性。

为了把矩规格化,对应地定义 $(p+q)$ 阶中心矩为:

$$\mu_{pq}=\int_{-\infty}^{+\infty}\int_{-\infty}^{+\infty}(x-\bar{x})^p(y-\bar{y})^q f(x,y)\mathrm{d}x\mathrm{d}y \tag{3-17}$$

式中,$\bar{x}=m_{10}/m_{00}$,$\bar{y}=m_{01}/m_{00}$

对于数字图像

$$\mu_{pq}=\sum_x\sum_y(x-\bar{x})^p(y-\bar{y})^q f(x,y) \tag{3-18}$$

这样可以计算出三阶以下的中心矩:

$$\begin{cases}\mu_{00}=m_{00}\\ \mu_{10}=\mu_{01}=0\\ \mu_{11}=m_{11}-\bar{y}m_{10}\\ \mu_{20}=m_{20}-\bar{x}m_{10}\\ \mu_{02}=m_{02}-\bar{y}m_{01}\\ \mu_{30}=m_{30}-3\bar{x}m_{20}+2m_{10}\bar{x}^2\\ \mu_{12}=m_{12}-2\bar{y}m_{11}-\bar{x}m_{02}+2\bar{y}^2 m_{10}\\ \mu_{21}=m_{21}-2\bar{x}m_{11}-\bar{y}m_{20}+2\bar{x}^2 m_{01}\\ \mu_{03}=m_{03}-3\bar{y}m_{02}+2\bar{y}^2 m_{01}\end{cases} \tag{3-19}$$

把中心矩再用零阶中心矩来规格化,叫做规格化中心矩,记做 η_{pq}

$$\eta_{pq}=\mu_{pq}/\mu_{00}^r \tag{3-20}$$

式中,$r=\dfrac{1}{2}(p+q)$,$(p+q)=2,3,\cdots$。

为了使矩描述子与大小、平移、旋转无关,可以用二阶和三阶规格化中心矩导出七个不变矩组 Φ。不变矩由 MMHu 于 1962 年导出,可用来描述分割出的区域具有对平移、旋转和尺寸大小都不变的性质,当时的实验结果说明尺寸变一倍、镜像、旋转 $45°$,不变矩变化极小。七个不变矩 Φ 为:

$$\begin{cases}\varPhi_1 = \eta_{20} + \eta_{02}\\[4pt]\varPhi_2 = (\eta_{20} - \eta_{02})^2 + 4\eta_{11}^2\\[4pt]\varPhi_3 = (\eta_{30} - 3\eta_{12})^2 + (3\eta_{21} + \eta_{03})^2\\[4pt]\varPhi_4 = (\eta_{30} + \eta_{12})^2 + (\eta_{21} + \eta_{03})^2\\[4pt]\varPhi_5 = (\eta_{20} - 3\eta_{12})(\eta_{30} + \eta_{12})[(\eta_{30} + \eta_{12})^2 - 3(\eta_{21} + \eta_{03})^2]\\[4pt]\qquad + 3(\eta_{21} - \eta_{03})(\eta_{21} + \eta_{03})[3(\eta_{30} + \eta_{12})^2 - (\eta_{21} + \eta_{03})^2]\\[4pt]\varPhi_6 = (\eta_{20} - \eta_{02})[(\eta_{30} + \eta_{12})^2 - (\eta_{21} + \eta_{03})^2] + 4\eta_{11}(\eta_{30} + \eta_{12})(\eta_{21} + \eta_{03})\\[4pt]\varPhi_7 = (3\eta_{12} - \eta_{30})(\eta_{30} + \eta_{12})[(\eta_{30} + \eta_{12})^2 - 3(\eta_{21} + \eta_{03})^2]\\[4pt]\qquad + (3\eta_{21} - \eta_{03})(\eta_{21} - \eta_{03})[3(\eta_{30} + \eta_{12})^2 - (\eta_{21} + \eta_{03})^2]\end{cases} \tag{3-21}$$

利用矩的概念可以求出一条直线,作为其物体 $f(x,y)$ 的二次型主轴,类似于上述矩的意义中绕 x 轴或 y 轴的转动惯量,用来识别物体长短轴取向。

图像经采样和量化处理会导致图像灰度层次和离散化图像的边缘表示不精确,因此图像离散化会对图像矩特征的计算产生较大影响。这是因为高阶矩主要描述图像的细节,如扭曲度、峰态等;而低阶矩主要描述图像的整体特征,如面积、主轴、方向角等,相对而言影响较小。

矩特征有着明显的物理和数学意义,有时称矩为几何矩。如前文所述,目标的零阶矩 m_{00} 反映了目标的面积,一阶矩反映了目标的质心位置,因此利用这两个矩量就可以避免物体大小和位移变化对物体特征的影响。物体的二阶矩、一阶矩和零阶矩常称为低阶矩。物体的二阶矩又称为惯性矩。

从物理学的角度对二阶矩进行分析,可以对物体的旋转半径定义如下:

$$ROG_x = \sqrt{\frac{m_{20}}{m_{00}}},\ ROG_y = \sqrt{\frac{m_{02}}{m_{00}}},\ ROG_{\text{com}} = \sqrt{\frac{\mu_{20} + \mu_{02}}{\mu_{00}}} \tag{3-22}$$

式中: ROG_x 是对 x 轴的旋转半径; ROG_y 是对 y 轴的旋转半径; ROG_{com} 是对目标质点的旋转半径。ROG_{com}^2 为矩不变量中的一个不变量,其值反映的内容在数学上代表图像中各点对质点距离的统计反差。因此这一不变量特征反映了物体的离心度,即偏离物体质心的偏差。

三阶以上的高阶矩主要用于描述图像的细节。目标的三阶矩主要表现目标对其均值分布偏差的一种测度,即目标的扭曲度。目标的四阶矩在统计中用于描述一个分布的峰态,例如,高斯分布的峰态值为零,当峰态值小于零时,表示其分布较为平缓;反之当峰态大于零时,表示分布较狭窄并且有较高的峰值。

3.4.2 边界描述

描述目标物的二维形状除了上一节所介绍的方法外,另一种常用的方法是利用目标物的边界来表示物体,即所谓的边界描述。当一个目标物区域边界上的点已被确定时,就可利用这些边界点来区别不同区域的形状。这样做既可以节省存储信息,又可以准确地确定物体。本小节主要介绍两种常用的边界描述方法,链码和傅立叶形状描述子。

一般在边界点确定后就可把边界点连接起来,不过应先对连接作一讨论,确定一个定义然后才能结成边界,如图 3.4 所示。

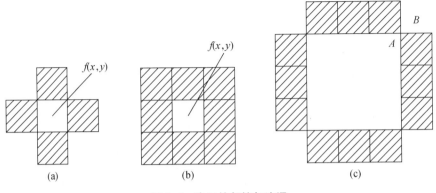

图 3.4　像元的邻接与连通

1. 像元之间的连通和邻接

一幅图像除了图像的四边以外,其余像元都有八个邻点。通常考虑任一像元 $f(x,y)$ 有两类邻接方式:一种称四邻接,只考虑 $f(x,y)$ 的上下左右四个邻点及其组成的邻域,称 $f(x,y)$ 的四邻域,如图 3.4(a);另一种称八邻域,考虑 $f(x,y)$ 上下左右和东北、西北、西南、东南八个像元及其组成的邻域,如图 3.4(b)。因此连通边界的连接方法也分为四连通和八连通两种。由于连通的定义不同,小区边界就有不同解释。如图 3.4(c)中的小区边界用四连通定义仅为互不连通的四条直线,用八连通定义才是闭合的环形边界。同理,图像中 A,B 两点之间有没有长度为 l 的一条通路取决于通路中相继各点是否符合连通定义,否则无法把 A,B 两点连通成长度 l 的线,因此连通也有四通路和八通路连接法。凡符合连接规则的才能称为连接分量。若已知某一小区 R 中任一点 P,则 R 中所有的点都应能与 P 点连通,R 中所有点的集合形成一连通的小区。显然连通规则也分为四连通和八连通两种。不论用哪种连通规则其连通性应符合以下三条:(1)R 区内 A 点应与 A 点连通;(2)若 A 点与 B 点连通,则 B 点也与 A 点连通;(3)若 A 点与 B 点连通,B 点与 C 点连通,则 A 与 C 点连通。因此图像中两个点,当且仅当它们属于同一连通分量时才是互相连通的。

有了连通及连通域,才能对分割出的小区进行边界描述,此处用区域方法而不是用梯形方法定义边界。边界是当小区为 R 的连通域时,其边界在 R 的补集 R^c 中,R 区若为物体,R 的补集称为背景。如图 3.4(c)中的环形图案为 R,R 以八连通为定义则为一环,中有一孔,则环外及孔中皆为 R^c,且 R^c 用四连通定义才形成孔,若 R^c 以八连通定义时,环中与环外是连通的,无所谓闭合也无所谓孔。因此邻接与连通概念对描述边界十分重要。

2. 边界线的描述

设 R 为物体,其边界也可定义在 R 中,指 R 中与补集 R^c 有邻点的点的集合,这样,R 去掉边界就称 R 的内部。无论用哪种边界的定义,对边界线的描述都对 CAD 和机器识别过程有很大的影响。一般来讲,边界线可用边界相继各点的坐标串来描述。但通常的描述是指描述边界的特征,需要用比用坐标串更少的特征来描述,这样才适于快速运算和控制。特别是机械零件的辅助设计、图像模拟之类的应用,如电子游戏、卡通画、飞机模拟驾驶训练等情景中都需要快速处理,因此边界描述的简洁与否十分重要。通常用下面几种方法描述边界。

（1）链码描述

对直线或曲线的最简单描述方法是采用四方向或八方向链码描述,如图 3.5 所示。但是这种方法在对闭合曲线进行描述时会产生不精确误差,同时这种描述还和描述时选择的起点有关。

（2）傅立叶描述子

傅立叶描述子是描述闭合边界的一种方法,通过一系列傅立叶系数来表示闭合曲线的形状特征,仅适用于单封闭曲线,而不能用于描述复合闭合曲线。把一闭合边界线放到复平面上,形成一维复数序列,横坐标为 x 轴,纵坐标为 y 轴,这个复数序列可以用于描述边界,但数据量并不降低,因此还不能称为描述子。通常把这个复数序列进行

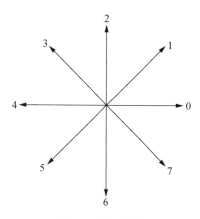

图 3.5　链码描述

离散傅立叶变换,保留系数前面的少数几项才称为傅立叶描述子。这是由于傅立叶变换系数有能量向低频集中的特性,故用较少的系数就可以达到区分不同形状边界的目的。例如为了区别四种不同飞机机型,取飞机侧影的边界,将一维复序列的 512 个点进行离散傅立叶变换后只选前 32 个点作为特征,称为傅立叶描述子。把这 32 个傅立叶描述子后面补零,仍以 512 个点作傅立叶反变换可重建飞机侧影,实验说明从 32 个点得到的侧影足以区别四种飞机机型,计算中只用到一维离散傅立叶正、反变换的公式。傅立叶描述子的缺点是对于位置、大小、方向存在依赖性,因此需要进一步处理,使其依赖性减少。

首先应把大小规格化。傅立叶系数 $F(u)$ 的前几项反映轮廓的大小,需要以 $F(0)$、$F(1)$ 为基准规格化之后再进行比较。将 $F(u)$ 所有的系数除以 $F(0)$,作为描述子,经过描述子规格化后,同一架飞机的拍摄图像大小实现统一。

在空域中把轮廓旋转 θ 角,只需简单地把每一坐标乘以 $\exp[j\theta]$,由于傅立叶变换的性质,$F(u)$ 也乘以常数 $\exp[j\theta]$。

傅立叶描述子和描述的起点有关,由于 DFT 的周期性,设空域数据序列的周期为 T,在空域中起点的移动相当于

$$f(x-x_0) \Leftrightarrow F(u)\exp\left[-j2\pi u \frac{x_0}{N}\right] \tag{3-23}$$

即把 $F(u)$ 的第 k 个系数 $F(k)$ 乘以 $\exp\left[-j2\pi u \dfrac{x_0}{N}\right]$。式中 $\dfrac{x_0}{N}$ 即将 x_0 移动周期 N 的份数。

在交互计算机中可以改变 $\dfrac{x_0}{N}$ 寻求匹配。

实际应用中傅立叶描述子的空域边界并不一定是 2^m 次幂,这样在计算机执行时不能用快速傅立叶变换,况且边界的长度有八邻和四邻的区别,这样会产生 $\sqrt{2}$ 的误差。实际操作中常常选用八邻码较易于一致,另外规格化是十分关键的,采用这些纠正方法后,傅立叶描

述子得到了广泛的应用。

可利用闭合轮廓的周期性对傅立叶描述子进行改进。周期重复的波形可以用傅立叶变换来描述。这种 $\theta \sim l$ 周期重复的波形的傅立叶描述和起始点、旋转等无关,只要把横坐标 l' 规格化为 2π, l' 相当于全长 A, t 为参量, t 从 0 变到 2π,则

$$l' = \left(\frac{A}{2\pi}\right)t \tag{3-24}$$

这样

$$\theta(t) = a_0 + \sum_{n=1}^{\infty}(a_n \cos nt + b_n \sin nt) \tag{3-25}$$

式中

$$a_n = \frac{1}{\pi}\int_0^{2\pi}\theta(t)\cos nt\,dt$$

$$b_n = \frac{1}{\pi}\int_0^{2\pi}\theta(t)\sin nt\,dt$$

$$a_0 = \frac{1}{2\pi}\int_0^{2\pi}\theta(t)\,dt \tag{3-26}$$

其中 a_0 为平均分量,和闭合曲线形状无关。因此只用 a_n, b_n 描述就可以。连续描述的方法若用离散数据计算会产生一定的误差,但作为特征识别,还是十分有效的。用这种方法显然比直接用傅立叶描述子简单,实验中这种方法对手写和机器印刷的数码字母识别率较高,印刷文字识别率达 98%,手写可达 90%。

3.5 二维纹理描述

纹理是图像中一个复杂而难以描述的特性,关于图像纹理至今还没有为众人所公认的严格定义。但图像纹理对人们来说是很熟悉的,纹理反映了物体表面颜色和灰度的某种变化,而这些变化又与物体本身的属性相关。例如在遥感图像中,沙漠图像的灰度空间分布性质与森林图像的分布性质有着显著的差异。此外,一些物体表面可能具有与方向相关的纹理信息。通常把图像灰度分布性质或图像表面呈现出来的方向信息称为纹理结构,它有助于区别不同的图像区域。

图像的纹理分析已在许多领域得到了广泛的应用。例如,通过对气象云图的纹理进行分析,可以识别各种云类;通过对卫星遥感图像的纹理特征进行分析,可以进行区域识别、森林利用、城市发展、土地荒漠化等在国民经济中很有价值的宏观研究及应用;通过对细胞图像、金相图像、催化剂表面图像等显微图像的纹理进行分析,可以得到细胞性质的鉴别信息、金相结构物理信息和催化剂的活性信息等。本节中主要讨论几种常用的纹理统计分析方法,最后简单介绍一下纹理结构分析方法。

3.5.1　纹理特性

目前图像纹理尚无公认的定义,字典中对纹理的定义是"由紧密的交织在一起的单元组成的某种结构",这种说法暂时普遍为人们所接受。习惯上,把图像中局部不规则,而宏观有规律的特性称为纹理。因此,纹理是一个具有一定的不变性的视觉基元,在给定区域类的不同位置上,以不同的变形及不同的方向重复地出现的一种图纹。

为了定量描述纹理,需要研究纹理本身可能具有的特征,即根据某种能够描述纹理空间分布的模型,给出纹理特征的定量估计。目前纹理算法大体可以分为两大类:一类是统计分析方法,从图像有关属性的统计分析出发;另一类是结构分析方法,力求找出纹理基元,再从结构组成上探索纹理的规律或直接探求纹理构成的结构规律。目前常用的方法是统计分析方法,包括最简单的研究纹理区域中的统计特性;研究像素领域内的灰度或属性的一阶统计特性;研究一对像素及其邻域灰度或属性的二阶或高阶统计特性;研究用模型来描述纹理,如 Markov 模型等。

直方图就是灰度一阶概率分布的离散化形式。设灰度为 r,则 $p(r) = n_r/N$, n_r 是 r 级灰度的像元数,N 为图像总像元数。灰度直方图的形状能说明图像小区灰度分布的总体信息。例如出现窄峰状直方图说明图像反差小;出现双峰说明图像中存在不同亮度的两个区。直方图缺失灰度分布的位置信息,但它的统计特征也能说明许多问题。常用的直方图统计信息可介绍如下。设灰度量化为 256 级。定义直方图对原点的 P 阶矩为

$$m_P = \sum_{r=0}^{255} r^P p(r) \tag{3-27}$$

当 $P = 1$ 时为一阶矩 $m_1 = \mu$, μ 为均值。

定义直方图对均值 μ 的 P 阶中心矩

$$\eta_P = \sum_{r=0}^{255} (r-\mu)^P p(r) \tag{3-28}$$

当 $P = 2$ 时为二阶中心矩 $\eta_2 = \sigma^2$, σ 为标准差。方差表示图像灰度的分散程度。

定义直方图的偏度 S 为

$$S = \eta^3/\sigma^3 = \frac{1}{\sigma^3}\left[\sum_{r=0}^{255} (r-\mu)^3 p(r)\right] \tag{3-29}$$

偏度表示直方图分布偏离对称的大小。

定义峰度 K 为

$$K = \eta^4/\sigma^4 = \frac{1}{\sigma^4}\sum_{r=0}^{255} (r-\mu)^4 p(r) \tag{3-30}$$

峰度表示直方图是聚集在均值附近还是散布于直方图的尾端。

定义直方图的能量 G 为

$$G = \sum_{r=0}^{255} [p(r)]^2 \qquad (3-31)$$

对于等灰度分布直方图,即直方图均衡化情况,G 最小。

定义直方图的熵 H 为

$$H = -\sum_{r=0}^{255} p(r)\log_2 p(r) \qquad (3-32)$$

均衡化直方图具有最大熵。

将以上几种直方图统计量的方法综合利用,可以对小区的纹理做出较好的描述。例如针对划分出的小区再划分为小小区,用统计量表征纹理。常用小小区局部特征的统计量来描述纹理元及其相互排列等性质。

3.5.2　变换域纹理分析

前面叙述的纹理特性度量都是在空间域进行的,除此之外还可以在变化域中进行,如利用正交变换中的傅立叶变换和余弦变换中的谱分析等来描述纹理。图像可表征为基图像的加权和,频域系数 $F(u,v)$ 就是其加权系数。

$$f(x,y) = \frac{1}{N^2} \sum_u \sum_v F(u,v)\left[\exp\frac{\mathrm{j}2\pi(ux+vy)}{N}\right] \qquad (3-33)$$

式(3-33)中方括号为基图像,通常基图像有相移,则上式表为

$$f(x,y) = \frac{1}{N^2} \sum_u \sum_v F(u,v)\exp\left[\mathrm{j}\frac{2\pi(ux+vy)}{N}+\theta(u,v)\right] \qquad (3-34)$$

式(3-34)中 θ 为相移。这就是说图像 $f(x,y)$ 可表示为基图像加上相移 θ 的加权和,$F(u,v)$ 仍看作加权系数。幅度 $F(u,v)$ 很大程度上可表征图像的纹理特征,例如图像为竖长条形,其图像的傅立叶变换将水平取向;图像为二维正弦,其 $F(u,v)$ 将为频域图像上以原点为中心的两个对称亮点。对称点的角度以及与原点的距离都适于区分纹理。这种方法多用于地形地貌分析,如沙漠、农田、山脉、河川、城市以及云的分析。这时可能出现多对斑点,都是反映图像纹理的方向性和周期性,纹理周期大,则斑点距原点近。方向性对应于纹理的方向性,若用 ρ 表示与原点的距离,θ 表示方向角,则可把图像的纹理特征用一维极坐标形式表示,$F(u,v)$ 用 $F(\rho,\theta)$ 表示,这时对 ρ 或对 θ 的积分可用来分析纹理。另外变换描述纹理的方法对光学识别系统更简单,用光学硬件更易实现。

用余弦变换描述纹理比傅立叶变换更常用,余弦变换和傅立叶变换描述的原理一样,只是余弦变换没有虚部,运算速度快且能保留相位信息,因而最大限度地利用了图像信息。通常把图像分为 $n \times n$ 个子图像再作余弦变换,这时通过各小区余弦变换频域图形的规律性可以成功地识别纹理。通常子图像 $n \times n$ 随纹理不同选择 8×8,16×16,32×32 或 64×64。

设子图像的余弦变换仍用 $F(u,v)$ 表示,子图像的纹理可用下述几个参数作为度量。

（1）小区能量 E

$$E = \sum_u \sum_v |F(u, v)|^2 \tag{3-35}$$

（2）小区频域方向性 D

$$D = \left[\sum_u \sum_v \arctan(u/v) |F(u, v)| \right] / E \tag{3-36}$$

如果是水平取向纹理，D 将很小。

（3）纹理细度度量 F

$F(u, v)$ 用极坐标 $F(\rho, \theta)$ 表之，则

$$F = \frac{\int_0^{\pi/2} \mathrm{d}\theta \int_{\rho 2} |F(\rho, \theta)| \mathrm{d}\rho \Big/ \int_0^{\pi/2} \mathrm{d}\theta \int_{\rho 2} \mathrm{d}\rho}{\int_0^{\pi/2} \mathrm{d}\theta \int_{\rho 1} |F(\rho, \theta)| \mathrm{d}\rho \Big/ \int_0^{\pi/2} \mathrm{d}\theta \int_{\rho 1} \mathrm{d}\rho} \tag{3-37}$$

式(3-37)中设 ρ_1 是某一段 ρ_{11} 至 ρ_{12} 的低频，ρ_2 是另一段 ρ_{21} 至 ρ_{22} 的高频，相当于频域中频域系数以原点为中心的两段环，这两段环的比较可说明纹理的细度。F 越大说明高频分量越丰富，这是假设 $\rho_2 > \rho_1$ 做出的判断，高频分量多表示纹理细。

除此之外还有很多测定纹理的参数，此处不再赘述。值得一提的是纹理测定对于数字图像计算机化并进入数据网起到很大的作用，一般是通过对典型的纹理不同的图像进行分类，找出某些应用中各图像的纹理特征。例如数字电视，特别是高清晰度电视图像的压缩传输时就可利用电视中典型图像的纹理特征进行分类。同一类图像的纹理大致相同，因此同一类子图像的变换域特征也相近。将同一类图像用同一个归一化矩阵把变换分量归一化至方差为 $N(0, 1)$ 的标准正态分布的范围，再去量化，也就是针对同一类子图像用比特分配矩阵所规定的比特数去量化各变量分量，这样可以得到较大的压缩比。

3.5.3 纹理的结构分析

纹理的统计分析方法基于像素或某个区域，通过研究支配灰度或属性的统计规律去描述纹理，而结构分析的方法认为纹理是由许多纹理基元组成的某种"重复性"分布规则。因此在纹理的结构分析中，不仅要确定与提取基本的纹理基元，还要研究纹理基元之间"重复性"的结构关系。

纹理基元可能是明确的、直观的，也可能是不明确的，需要根据情况人为设定。无论哪种方式，都需要通过图像的区域分割或边缘、线的抽取来提取纹理基元。对于纹理基元之间的结构关系，可以有不同的分析方法。最简单的方法是分析纹理基元之间的相位、距离、尺寸等统计特性，也可以考虑用复杂的分析方法，如利用模型或句法等。最终选择哪种方法依赖于纹理分析任务的要求。

纹理基本上是区域特性，图像中的区域对应景物中的表面，纹理基元在尺寸和方向上的变化可以反映出景物中表面相对于照相机的转动倾斜。利用纹理基元的变化来确定表面法线方向的技术称为纹理梯度技术，也就是常说的从纹理到形状的研究，这是图像分析领域内

一个活跃的课题。

为简单起见,首先假定景物中的表面为平面,然后研究如何由图像上的纹理梯度来确定这个表面(平面)的方向,有下面几种方法。

第一种方法:纹理图像被分割为纹理基元(例如椭圆),这些基元投影尺寸的变化速率决定了这个平面的方向。投影基元尺寸变化量快的方向是纹理梯度的方向,这个方向可以确定该表面相对于相机转动了多少。如果给出了照相机的几何特性,利用纹理梯度的幅度还可以帮助确定表面的倾斜程度。

第二种分析方法:首先需要了解纹理基元自身的形状,由圆作纹理基元时,在成像过程中以椭圆形式出现。椭圆的主轴方向决定了椭圆所在表面相对于相机的转动,而短轴与长轴之比则反映了椭圆所在表面的倾斜程度。

第三种分析方法:假设纹理是纹理基元的规则格网,纹理基元是平面上的小线段,小线段的方向是景物中平面上的两个正交方向。根据投影几何,景物中同一平面上有相同方向的直线,在投影成像平面上将会聚成点,这些点称为收远点。如果有两个收远点,这两个收远点的连线就是图像所在平面的方向,而平面对 Z 轴的垂直位置(即连接收远点直线 $x = 0$ 的交点)确定了这平面的倾斜程度。

纹理特性的句法分析方法是把纹理定义为结构基元按某种规则重复分布所构成的模式。为了分析纹理结构,首先要描述结构基元的分析规则,通常从输入图像中提取结构基元,并描述其特性和分布规则。用树方法描述纹理图像时可按如下步骤:

(1) 把图像分割成固定大小的若干窗口,窗口内的纹理基元可以是一个像素,也可以是 4 个或 9 个灰度比较一致的像素集合。

(2) 把窗口内的纹理基元用某种树结构表示。纹理的表示可以是多层次的,从像素或小块纹理一层一层向上合并,组成一个多层次的树状结构。

纹理的树状安排有多种方法,如将树根安排在中间,树枝向两边伸出,每个树枝有一定的长度。当窗口中像点数为奇数时用这种排列比较方便,此时,每个分枝长度相同。另一种方法可将树根安排在一侧,分枝都向另一侧伸展,这种排列对奇数像点和偶数像点都适用。

用树状自动机识别树状结构,对每一个纹理图像建立一个保存结构、修正误差的树状自动机。该自动机不仅可以接受每个纹理图像中的树,而且能用最小距离判断、识别类似的含有噪声的树,并对每一个分割成窗口的输入图像进行分类。

图像中某个局部的纹理结构与该局部领域的灰度变化规律密切相关,纹理特征的度量必然依赖于以这一领域组成的子图像窗口。因此,在图像纹理分析中,窗口的选取方式是至关重要的。如果纹理结构不同,平滑性、周期性等整体性质不同,那么子图像要相当大才能对这些差别进行评价。但如果纹理结构不同,如粗糙度不同,边缘和像素灰度直方图的局部性质有明显差异,那么子图像可以适当地缩小。

图 3.6(见彩图附录)是通过纹理结构分析和区域增长法进行超声图像分割的例子。该实例对猪心脏超声图像的不同病灶区和正常区域的组织结构进行了纹理统计分析,并结合区域增长法完成最终的图像分割。

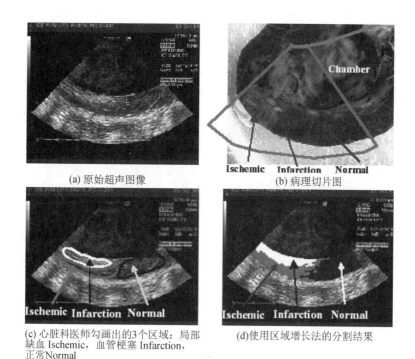

(a) 原始超声图像　　　　　　　　(b) 病理切片图

(c) 心脏科医师勾画出的3个区域：局部　　(d)使用区域增长法的分割结果
缺血 Ischemic，血管梗塞 Infarction，
正常Normal

图 3.6　猪心脏超声图像分割

3.6　三维物体描述

　　三维物体描述的方法主要有体积表示、表面表示、广义圆柱体表示等方法。在此将其归纳总结为以下几种：骨架表示法、表面表示法、体积表示法、广义圆柱表示法、三角网格面表示法等。这些方法均是依据三维物体具有的外表面或占有的体积描述三维物体几何。同样一个三维物体，通常可以有不同的表达与描述方法。由于各种方法具有不同的优缺点及相关特性，因此同一三维物体可以根据实际情况选择一种最简洁且有效的表示方法。下面讨论几种常用的三维物体描述与表示方法。

3.6.1　骨架表示法

　　骨架概念，又称为中轴变换（Medial Axis Transformation，MAT），是图像几何形态的一种重要拓扑描述，骨架化是图像分析与形状描述中一个非常重要的变换。目前二维骨架化方法主要有拓扑细化法、燃边法、距离变换法和分析法等。这些方法已较为成熟，并在形状描述、文字识别、工程图处理、图像重建和压缩编码等许多领域得到有效应用。

　　骨架表示法又称线条面表示法。这种描述方法是采用一组相互连接的线条简洁地表示一个三维物体，尤其适用于含多面体结构的物体，如图 3.7 所示。线条是两个平面的相交线，几根线条交汇于一个顶点。顶点和线条都随其在物体上的位置不同，而具有不同的状态。一个顶点可能由两条或多条线相交而成，各线条之间的空间夹角也不相同。线条两侧的平面可能形成不同的空间夹角，使得线条呈现往外凸或向里凹的状态。骨架表示方法可用顶点数、线条数、各顶点和各线条的状态以及顶点间的相邻关系等参数来描述三维物体。

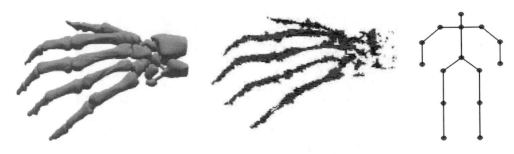

图 3.7　手骨骼和人体模型的三维骨架图

3.6.2　表面表示法

表面表示法是用封闭表面或边界来确定三维物体,对计算机视觉和计算机图形学用途很大,尤其是平面多面体表示,在建立三维物体的视觉描述中,也起着中间过渡表示的作用。

1. 边界表示法

边界表示法是以物体表面边界为基础来定义和描述三维物体的方法,它能给出完整和显式的界面描述,如图 3.8 所示。三维物体的边界通常是由面的并集来表示,而每个面又由它所在曲面加上其边界来表示,面的边界是边的并集,而边又是由点来表示。边界表示的一个重要特点是描述三维物体的信息,包括几何信息和拓扑信息。拓扑信息描述物体上的顶点、边、面的连接关系,它形成物体边界表示的"骨架",物体的几何信息犹如依附在"骨架"上的"肌肉"。例如物体的某个表面位于某一个曲面上,定义这一曲面方程的数据就是几何信息。此外,边的形状、顶

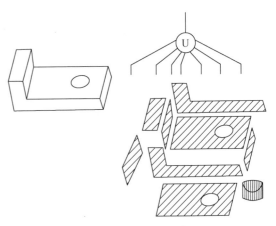

图 3.8　三维物体的边界表示法

点在三维空间中的位置(空间点的坐标)等都是几何信息,一般来说,几何信息描述物体的大小、尺寸、位置和形状等。

边界表示法强调三维物体外表面的细节,详细记录构成三维物体的所有几何元素的几何信息及其互相连接的拓扑关系(即拓扑信息)。其中相应的数据结构一般有体表、面表、环表、边表和顶点表 5 个层次的描述。这样,在各种运算和操作中,就可以直接获取这些信息。

边界表示法的关键是如何表示一个 3D 表面。物体表面的表示方法大致分为代数表示和参数表示两种,代数表示又分为隐式表示和显式表示。具体如下所示:

显式表示为:$S = \{(x, y, z) : z = f(x, y)\}$

隐式表示为:$S = \{(x, y, z) : F(x, y, z) = 0\}$

参数表示为:$S = \{(x, y, z) : x = h(u, v), y = g(u, v), z = f(u, v)\}$

2. 球面函数的表面描述

某些物体表面可以表示为"高斯球面"函数,例如图 3.9。将表面径向投影到一个以原点

为中心的球上,从原点到表面上一点的射线的方向就是该点的方向,而表面上该点的值是经纬度的函数。尽管这类表面描述法有其局限性,但在某些应用领域是有用的。这种表面表示主要有两种方法:一是在对球面函数逼近时规定若干出自原点的有一定幅度的三维方向矢量,以形成基于高斯球表示物体的多边形网格;二是用类似傅立叶描述子的函数,用一组系数来刻画表面。

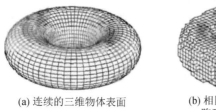

(a) 连续的三维物体表面　　　　(b) 相同尺寸体积单元占有
阵列来逼近物体体素

图 3.9　三维物体的体积表示法

3.6.3　广义圆柱表示法

三维模型表示法中,物体的轴线起着十分重要的作用。物体各部分轴线之间的相对位置、长短和方向,都包含着物体结构方面的重要信息。广义圆柱体表示包括一条被称为轴线的空间曲线,轴线上任意一点都有一个与轴线在该点有固定角度的横截面,且有一个横截面沿轴线扫描变化的变换函数关系。于是,广义圆柱体能看成是一个横截面沿轴线按某个变换函数运动时所扫描出的体积。物体形状的扫掠表示包含一条作为轴线的三维空间曲线,一个二维截面图,和定义截面如何沿着空间曲线扫掠的扫掠规则,如图 3.10 所示。其中二维截面能沿着脊梁线光滑地变化,柱体轴用虚线表示,坐标轴相对于柱体中心轴画出,每一点处的截面垂直于柱体中心轴。对于类似组织器官的物体,其截面一般沿空间轴光滑变化,这种表示方法是较为可取的。但对于其他任意形状物体,光滑条件通常不满足,因而这种表示也是不合适的。

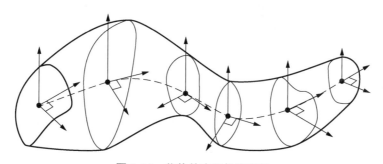

图 3.10　物体的广义柱面表示

在医学图像处理过程中,有时不需要所处理图像的曲面与某一已知物体形状完全一致,比如,人的手指可以用圆柱体近似等。在以物体为中心的坐标系中,用广义圆柱体描述三维物体模型可以是等级式的(由粗到细的分级结构),这是基于对物体逐步逼近的结果。以三维人体为例,可以先以整个人体的轴线为主框架,再在这个框架上建立头部、躯干、手臂和腿的坐标,然后还可建立臂关节和手的坐标,再进一步还可以建立手掌和手指(甚至是手指关节等)的坐标。图 3.11 给出了基于广义圆柱表示的人肢体三维模型描述过程。

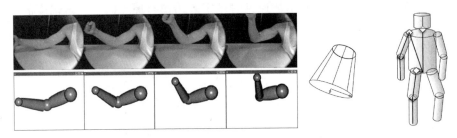

图 3.11　基于广义圆柱表示的人肢体三维模型

3.6.4　三角网格面表示法

物体三维模型一般是多边形网格面表示,其中应用最为普遍的是三角形网格面表示。医学上形状十分复杂的物体,比如人体、动物,都可以利用测距成像或立体成像系统来获取。图 3.12(见彩图附录)是几种常见三维物体模型的三角网格表示。选择适当的分辨率表示既可以保持原有物体的形状,又可以大大减少冗余数据。三维网格是物体几何模型的基本表示方法,三角网格模型表示和处理也是计算机图形学中的重要课题。

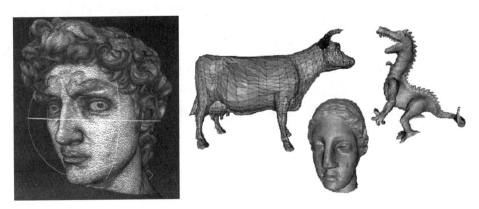

图 3.12　三维物体模型的三角网格表示

3.6.5　多视图表示法

前面章节所讨论的绝大多数三维物体或场景表达都是以物体为中心(Object-centered),还有一种是以观察者为中心(Viewer-centered)的表达,其中三维物体的可能外观集合是作为一组二维图像来存储的。为了处理数量巨大的视点和外观数据,有必要对视点空间进行采样并将类似的相邻视图组合起来。多视图表示法可以用于多面体的识别以及基于视图的曲面物体的识别。最新的发展是基于视图的三维场景表达,可用于任意视点的自由显示。

根据物体或场景的可能视图的表达,讨论一下观察空间的两个模型:观察球(Viewing sphere)模型和朝向图(Apect graph)表示。通常,考虑的是当三维物体位于原点时三维空间的所有点。若采用透视变化,就需要这个视点表达。一个简化的模型是观察球(Viewing sphere)模型,常用于正投影的情况。这样将物体封闭在单位球内,球面上的一点给出一个观察方向,表面可以稠密地离散化为视图面片。对于大多数物体来说,必须获取大量表示该物体各个方向形态的图像才能实现有效的三维几何信息描述。选择存储一些参考图像,再由它们绘制任意视图,但是光有视图内插并不够,还需要视图外推插补,这就需要知道几何信息,基于视图的方法与三维几何重建相差并不明显。

用多视点图像表示物体的另一种方法是朝向图(Aspect Graph)表示,定义为物体单个视图中独特的拓扑结构(图 3.13,见彩图附录),利用存储的 2D 视图显示 3D 真实世界场景。基于视图图像的场景表达视图以任意观察方向实现一个真实的三维场景,而不使用三维模型。场景用一组二维参考视图来表达,而不是用一个完整的模型。待显示的实际图像被称为虚拟视图,是用参考图像之间的对应点插值来构建,那么新的瓶颈就变成对应点的估计问题,不过这个问题比三维重构来得简单。这种过程的目的是避免重建一致的三维模型。因而,可以处理更为复杂的物体。此外,比起三维模型的绘制来说,可以获得更快的视图存取。

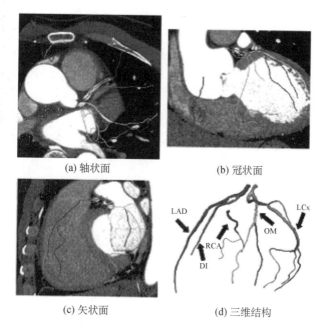

(a) 轴状面　　　　　　　　(b) 冠状面

(c) 矢状面　　　　　　　　(d) 三维结构

图 3.13　真实 MSCT 数据中正交的三个视图中三维血管中轴线模型及其骨架表示

参考文献

[1] 杨冠羽.旋转心血管造影的投影模拟[D].南京:东南大学,2009.

[2] 李海燕.生物医学图像处理及特征提取[M].北京:科学出版社, 2016.

[3] 赵凤.基于模糊聚类的图像分割[M].西安:西安电子科技大学出版社,2015.

[4] 吴遥.基于稀疏表达以及局部线性表达的医学图像分析[D].广州:南方医科大学,2015.

[5] Landesberger T V, Basgier D, Becker M. Comparative local quality assessment of 3d medical image segmentations with focus on statistical shape model-based algorithms[J]. IEEE Transactions on

Visualization and Computer Graphics，2016，22(12)：2537-2549.

[6] Diamant I，Klang E，Amitai M，et al. Task-driven dictionary learning based on mutual information for medical image classification[J]. IEEE Transactions on Biomedical Engineering，2017，64(6)：1380-1392.

[7] Lin L，Yang W，Li C L，et al. Inference with collaborative model for interactive tumor segmentation in medical image sequences[J]. IEEE Transactions on Cybernetics，2016，46(12)：2796-2809.

[8] Anand A，Moon I，Javidi B. Automated disease identification with 3-D optical imaging：a medical diagnostic tool[J]. Proceedings of the IEEE，2017，105(5)：924-946.

[9] Kumar A，Kim J，Lyndon D，et al. An ensemble of fine-tuned convolutional neural networks for medical image classification[J]. IEEE Journal of Biomedical and Health Informatics，2017，21(1)：31-40.

[10] Duan Y，Chang H，Huang W，et al. The L_0 regularized mumford - shah model for bias correction and segmentation of medical images[J]. IEEE Transactions on Image Processing，2015，24(11)：3927-3938.

[11] Yang S，Lin M C. Materialcloning：acquiring elasticity parameters from images for medical applications[J]. IEEE Transactions on Visualization and Computer Graphics，2016，22(9)：2122-2135.

第二部分

领域相关技术与应用

第四章 超声医学图像处理

超声诊断是在现代电子学发展的基础上,将雷达技术与声学原理结合起来应用于临床医学的一种方法。由于超声诊断具有无损伤、非侵入性、灵敏度高、重复性好、适用于鉴别软组织等一系列独特的优点而广泛地被临床医学所接受。利用超声波对病人进行检查和诊断,可以无损伤、无痛苦、无危害地获得体内深部脏器的形态或机能的信息,而且超声波的产生也比较方便,便于制成廉价系统,易于推广。此外,超声波扫描成像能实时提供影像,对人体软组织探测和心血管脏器的血流动力学观察有其独到之处,具有广阔的发展前景。

本章首先介绍医学超声成像的基本原理及超声图像系统组成,然后讨论超声图像处理中两个最常见也是最重要的任务——斑点噪声的去除和超声图像分割。

4.1 超声成像及处理系统概述

超声成像起源于20世纪40年代(A型超声),20世纪50年代出现B型超声仪器。1975年Greenleaf开始用计算机处理超声图像,之后三维超声成像和实时超声显像法受到重视,迅速发展和普及,现在超声成像诊断仪已成为最常用的一种医疗影像诊断设备。

4.1.1 超声波的基本特性

超声波是一种频率超过人类听觉上限的振荡波,一般指频率在 20 kHz 以上的声波。超声波检查提供的信息基本上是图像信息。方法可分为回波法和多普勒法两大类。回波法利用超声波在两种声阻抗不同的物质界面处的反射来检测脏器的构造及其运动。在回波法中,所用的超声波频率是一个重要参数,较高的超声波频率有较高的距离分辨率。距离分辨率是图像的重要指标之一,要提高距离分辨率,就要提高超声波频率,但频率增高,超声波在体内的衰减率增大,结果可观察的深度减小,这是超声波在应用中的一个限制。此外,当物质中有衰减强的空气层时,超声波的应用亦受到限制。在医疗振动超声影像设备中使用的超声波,频率一般在 1~5 MHz,低于 1 MHz 时图像分辨率太低,高于 5 MHz 时超声波在人体内衰减太大,穿透深度不够。相应的距离分辨率为 0.6~3 mm。

4.1.2 超声成像系统的组成

当向人体组织发射超声波时,超声波会被组织界面反射或被微小粒子散射回来,回波的特性变化与超声波通过人体组织时被组织吸收衰减的程度、组织的传播特性,特别是反射界面和散射粒子的特性有关,所以可以利用超声波来传递人体组织特性的信息。超声波成像系统就是通过发射超声波、检测回波、显示人体组织特性的变化,并由记录仪记录下来,供医生作诊断分析使用。一个最基本的超声诊断仪由探头(换能器)、基本电路、显示器以及记录器等部分组成。

超声诊断仪的工作原理为换能器发射垂直波束,超声波到达器官前后界面及人体背部均会产生反射信号。通过接收反射信号,测量反射波到达时间,超声诊断仪就可以知道波速轴线上各个界面点的位置。将波束平移或旋转就可以实现扫描,得到人体横断面的影像。依据波束扫描方法和显示方法不同,超声影像诊断仪可以分为以下几类:A 型显示、B 型显示、M 型显示和多普勒血流显示。

4.1.3 超声图像处理任务与系统简介

超声图像处理的目的和处理方法与其他医学图像处理没有太大的差别,包括改善图像质量的噪声消除,特征部分的增强,各种参数的抽取,三维图像的构成,动态图像的处理和信息抽取等。

现在的超声图像处理装置所用的数字图像一般为(512×512×8)bit。为了医生诊断的方便,一般希望超声图像具有实时性。医生可以随时将所需要的图像进行冻结,以便做进一步的仔细分析。

1. 超声图像分析的内容

1) 形态轮廓

(1) 分析脏器的外形是否正常、大小是否在正常范围,有无形态失常或变形,局部是否有凸起。探查包块,观察其形态是圆形、不规则形还是分叶状等。这有助于鉴别肿块的良恶性。

(2) 分析脏器的边缘是否清晰、完整、光滑。观察包块有无完整的包膜,是否纤细、光滑,分析边界回声的强度有无增加或有无回声带。

2) 内部结构特征

(1) 分析脏器内部回声是否均匀,强度是否为正常脏器的回声。若为肿块,也需观察回声强度、分布的均匀性。

(2) 分析内部管腔结构有无异常,观察脏器管腔结构走行是否正常,有无增粗、变细或管腔内有无异常回声。

(3) 分析局灶性回声的有无及特征,包括形态、大小、边界、内部回声等。

3) 后壁及后方回声

(1) 分析增强效应,声强衰减系数低的囊肿、脓肿,后方回声增强。

(2) 分析后方回声衰减或声影,声强衰减系数高的纤维组织、钙化、气体、结石等,后方形成声影。

(3) 分析侧边声影,囊性包块为内收型,实质性包块为平行型或外散型。

4) 周围回声强度

呈膨胀性生长的实质性占位性病变,周围回声较均匀,血管受挤压移位。浸润性生长时,其周围回声不均或血管中断。

5) 周邻关系

(1) 良性病变对周邻脏器有推挤、附着时,周邻脏器轮廓清晰。炎性病变对周邻脏器有粘连。

(2) 恶性病变对周邻脏器有浸润时,周围血管包绕。

6）量化分析

包括测量病变部位的大小、面积、体积等。

7）功能性检查

脂餐可观察胆囊的收缩功能。饮水可观察胃的排空及收缩蠕动状态。前列腺肥大，可观察膀胱有无残余尿。

8）谱分析

彩色多普勒观察脏器的血流分布及动、静脉频谱图。

2. XRES 超声图像处理系统

XRES 诊断超声图像处理系统是荷兰飞利浦公司的专利产品。该系统可以进行每帧3 500亿次的实时计算，对图像进行分析和处理。它的最大特点是针对各种诊断环境进行优化的自适应图像处理，有效消除超声中常出现的伪像，如斑点和干扰等，并且可以自适应地增强边界和显示范围，清晰地显露组织图形等。

XRES 技术已成功应用在 HDI 5000 SonoCT 超声系统中，通过在超声检查中使用新的计算方法，可使超声图像的质量得到极大的提高和改进，几乎接近磁共振成像（MRI）。将这种技术与 SonoCT 实时复合成像技术配合时，整个图像上的组织结构特征、边界等都会得到极大的增强。SonoCT 实时复合成像技术是采集超声信息的一种方法，利用它可做到实时处理和实时复合来自多个视角的 8 种特殊图像。

图 4.1（b）给出了一个运用 XRES 技术对正常肝部超声图像做自适应图像增强的例子。从图 4.1 可知，常规的非自适应算法虽然能在边界增强[图 4.1（c）]或斑点噪声减小[图 4.1

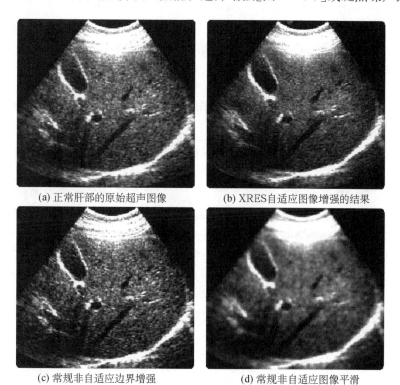

(a) 正常肝部的原始超声图像　　　　(b) XRES自适应图像增强的结果

(c) 常规非自适应边界增强　　　　(d) 常规非自适应图像平滑

图 4.1　正常肝部超声图像的噪声影响和处理效果

(d)]方面得到一些改善,但付出的代价是:前者加强了噪声,后者损失了分辨率。而 XRES 技术能在边界增强和斑点噪声减小两方面同时得到改进。

3. Technos MPX 超声图像系统

美国 Biosound Esaote 公司的 Technos MPX 超声图像系统是一种高性能经济型设计系统(图 1.2),适合于私人诊所、影像中心和小型医院。该系统具有数字波束形成器、方向多普勒、DICOM 网络接口、Windows 操作平台和三维重建与显示等特性。该系统的频宽较大,扫描转换器的频率范围为 2~14 MHz,使得医生对超声图像中病灶的诊断更加准确和快捷。

4.2 超声图像斑点噪声去除

超声波成像技术比其他的医疗成像技术更受欢迎,因为该技术具有非侵入性,易携带,适用范围广,而且不使用电离性放射物质,设备价格也比较低。然而,超声波成像技术的主要缺点是它的图像质量很差,这是由乘性斑点噪声造成的。

在超声图像成像过程中,当连续发射源或非连续发射源发射的超声波投射到粗糙(相对于超声波长尺度)介质表面时,会产生一种结构性与破坏性的回波散射信号,并在图像中出现斑点噪声。一般这种斑点噪声源于组织或器官的不均匀性,特别是因肝与肾等器官的深层组织过小,使具有一定波长的超声波无法分辨时,斑点噪声更加明显。这种斑点噪声不仅降低了图像的质量,使图像处理如分割和边界检测等变得更加复杂,同时增加了诊断过程中区别图像细节的难度。斑点滤波是从超声图像中进行特征抽取、分析与识别的一个预处理过程。目前对超声图像的处理大多是去除这种斑点噪声与增强局部细节。

超声降噪主要有如下两种方法:一是合成法,合成法就是首先在不同时间、不同频率或不同扫描方向得到同一目标的一系列图像,然后将它们融合成一幅复合图像,这种方法是以降低空间分辨能力为代价的;另一种是滤波法,滤波是降噪的常用方法,如维纳(Wiener)滤波、中值滤波。其中维纳滤波主要用于消除加性随机噪声,但由于超声图像中的斑点噪声大多是乘性的,因此维纳滤波的降噪效果并不理想。图 4.2 示出了斑点噪声对图像的影响,以及常规边界增强和噪声去除算法处理的效果。可见这些非自适应处理算法的增强和去噪效果有限。有文献提出了局部自适应滤波方法,它主要是根据图像的局部统计特性来进行滤波处理,虽能较好地抑制噪声,但不能有效保留细小的边界。

对于噪声图像的处理,一般要求在抑制噪声的同时,又能保留或增强图像的局部细节,如在医学超声图像中,异质组织之间的边界常常是人们感兴趣的部分。由于大多数边缘检测方法是基于"边界为图像中像素点的不连续处"的定义,其边缘检测实际上是搜索像素点强度变化区域,因此一般采用微分法实现。然而,在超声图像中,像素强度接近的区域往往出现亮条,因此常见的微分算子,如 Robert、Sobel、Canny 算子均不能有效地检测出边界。

4.2.1 自适应斑点噪声抑制与边界增强

下面介绍一种基于局部统计特性的自适应线边界检测方法(Adaptive Line-Boundary Detector, ALBD),即根据图像局部统计特征来确定"窄条"长度,该方法不仅可以有效地抑制斑点噪声,还可以增强图像边缘与局部细节。

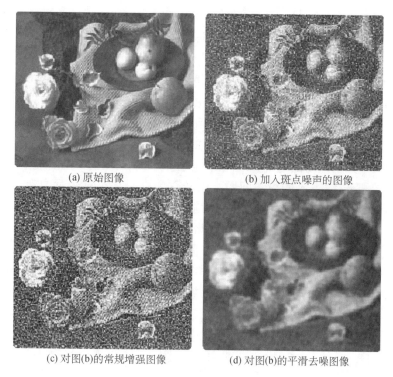

(a) 原始图像　　　　　　　　　(b) 加入斑点噪声的图像

(c) 对图(b)的常规增强图像　　　　　(d) 对图(b)的平滑去噪图像

图 4.2　斑点噪声对图像的影响

1. 斑点噪声特性与统计模型

超声图像的降噪与边缘检测的效果取决于对斑点噪声特性的了解。如前所述,斑点噪声主要源于人体内组织的不均匀性,此外,如探针的类型(采样频率与量化)、成像部位、组织病变区域的不连续性等也是斑点噪声产生的原因。对斑点噪声的研究最早是在激光散射方面,其斑点噪声服从负指数分布。而在合成孔径雷达(SAR)成像系统中,斑点噪声通常被看成是服从 Rayleigh 分布的乘性噪声。SAR 图像的另一噪声模型则认为斑点经过对数变换后,服从加性高斯分布。有研究者对斑点噪声的模型进行了分类,认为斑点噪声的模型主要取决于每个分辨单元的散射数,即散射数密度 SND,它们的空间分布与成像系统的特性密切相关。斑点噪声模型可分为以下 3 种类型:

(1) 成像系统的分辨单元中存在大量理想随机分布的散射点($SND>10$),这种脉冲回波信号是服从 Rayleigh 分布的随机变量,其信噪比(SNR)为常数 1.92;

(2) 组织散射信号是服从 K 分布的非随机信号,如肝实质的小叶,具有连续或特殊的散射数密度($SND<10$),信噪比一般小于 1.92;

(3) 空间不变的连续组织存在于随机的散射区域(如组织表面、血管等),这种回波信号的概率密度函数(PDF)是 Rician 分布函数,信噪比 SNR 大于 1.92。

对斑点噪声统计特性的研究表明,常见的斑点噪声服从 Rayleigh 分布,其均值与标准差成正比,这说明斑点噪声是乘性的,但由于在超声图像成像过程中,对信号进行了对数压缩、低通滤波与插补运算,并改变了原始信号的统计特性,因此其均值不是与标准差成正比,而是与方差成正比。

设 x 为真实信号,n 为与 x 相互独立,且均值为零的噪声,y 为观察信号,则斑点噪声模

型可表示为

$$y = x + \sqrt{x} \cdot n \qquad (4-1)$$

在均匀区域内，$x = m$ 为常数，容易证明 y 的方差 $\sigma^2 = m\sigma_n^2$，其中，σ_n^2 为噪声方差。

2. 自适应线边界检测方法

"窄条"是指长度不同、方向各异的线段，可以用"窄条"来近似某些图像特性，特别是在组织边界部分，由于得到的超声图像是组织层的截面，因此存在直的或轻微弯曲的线段。这种组织边界相对于扫描线与凸起形状之间的空间尺度而言，是比较平滑的。

对于每一像素点，线边界的检测问题可以转化为判断是否有经过像素点的线条存在。即在以该点为中心的邻域内，搜索经过它的线条，以便将线边界检测问题转化成 M-ary 假设试验优化问题。现取 $N \times N$ 的正方形区域，此时线条可以看成是具有一定长度的"窄条"，其尺寸相对于斑点的相关长度虽足够大，但对于所感兴趣的线性特性而言又足够小，许多不同位置与方向的小"窄条"则构成了大尺度的线性特性。图 4.3 显示了 8 种不同方向、长度为 5 的"窄条"。

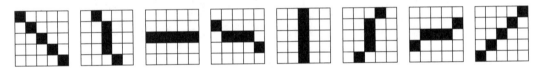

图 4.3　8 种不同方向，长度为 5 的"窄条"

一般用最大概率比函数来解决 M-ary 假设试验优化问题：

$$\Lambda_i(x) = \frac{p(x \mid H_i)}{p(x \mid H_o)} \qquad (4-2)$$

概率比函数 $\Lambda_i(x)$ 为特殊假设 (H_i) 下 x 的概率密度与空假设 (H_o) 下 x 的概率密度之比。对于"窄条"检测问题而言，希望在假设 H_1 到 H_M 之间做出最佳选择，每一个假设对应某一方向的线段存在，空假设 (H_0) 表示不存在通过某一像素点的线段。但如果斑点的统计模型不确定或不准确时，求解概率比函数是不现实的，此时可用一般概率比函数代替，一般概率比函数为最大条件活动假设概率密度函数与最大空假设概率密度函数之比。

$$\Lambda_i(x) = \frac{\max\limits_{\theta} p_i(x \mid \theta)}{\max\limits_{\theta} p_o(x \mid \theta)} \qquad (4-3)$$

其中，$p_i(x \mid \theta)$ 与 $p_o(x \mid \theta)$ 分别为条件活动与空假设概率密度函数，θ 为参数。一般概率比函数的最大优点是其具有处理未知参数的能力。信号模型可描述如下：

$$H_i: x = n + \beta\mu_i \qquad (4-4)$$

$$H_o: x = n \qquad (4-5)$$

其中，n 为高斯随机向量，μ_i 为向量，表示第 i 个方向的"窄条"，β 表示"窄条"的强度，其值大于零。

通过在每一像素点,沿"窄条"方向累计各像素的强度,同时取其最大值方向的强度,可以有效地检测与增强线性边界。

斑点均值与方差成正比,所以在同质区域内,其方差与均值之比为常数。这样就可以利用此特性来判断图像中的同质区域,由于斑点的局部方差与均值之比容易得到,因此通常情况下,如果像素点的方差与均值之比大于斑点的局部方差与均值之比,则相应的像素点应该保留。反之,说明是同质区域,需要进行平滑处理,如自适应斑点抑制滤波(Adaptive Speckle Suppression Filter, ASSF)、自适应加权中值滤波(Adaptive Weighted Median Filter, AWMF)均是利用此特性来对斑点图像进行滤波处理的。

在上述方法中采用的是区域增长法来搜索"窄条",即在区域增长过程中,将每一像素点作为种子,然后分别沿假设的"窄条"方向搜索,如果某一像素点的局部统计特征与种子点相近,则认为它们是同质的,并继续搜索,直至其局部统计值超出一定范围或"窄条"长度超过给定阈值为止。

图 4.4 为应用 ASSF、LBD、ALBD 法对猪的皮下脂肪超声图像进行处理后的结果。为了更精确地比较上述 3 种方法的性能,选择猪皮下脂肪超声图像的 42 行和 21 列进行处理实验,用上述 3 种方法处理后该行(列)的所有像素的灰度值分布情况如图 4.4 所示。

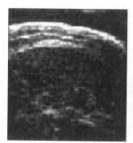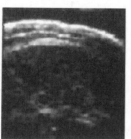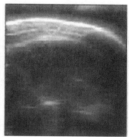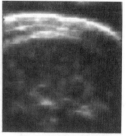

   (a) 原始图像   (b) ASSF方法处理后   (c) LBD方法处理后(9×9) (d) ALBD方法处理后

图 4.4　猪皮下脂肪超声原始图像及用不同方法处理后的图像

4.2.2　贝叶斯多层次斑点去除法

目前常用的斑点消除法是基于时间平均、中值滤波与维纳滤波。近年来,使用小波变换从含噪声数据中恢复信号的方法激起了大家的浓厚兴趣。在数据恢复的过程中选择多层次基分解的主要原因是很多自然信号的统计特性被分解到基级的时候,就会非常简单。更具体地说,基于多层次分解的方法包含 3 个主要步骤:首先,由小波变换对未处理的数据进行分析;其次,对完全根据经验得出的小波系数进行压缩;最后,由处理后的小波系数通过小波反变换组合得到降噪信号。这种方法一般称为小波收缩技术。经过比较,小波收缩技术是这些斑点去除方法中最好的一种。

阈值方法有两个主要缺点:(1)阈值的选择难以确定;(2)具体的信号与噪声的分布可能在不同的层次难以很好地匹配。为了解决这些问题,有学者提出了一种非线性估计器,这种估计器基于正规的贝叶斯理论,在图像去噪方面比经典的线性处理器与简单的阈值估计器要好很多。

现在认识到具有参变量的贝叶斯处理要为信号的先验概率密度函数假设合适的模型。在本节中,介绍一种针对医疗超声波图像的斑点抑制方法。这个处理过程包括两个主要模块:(1)子带表示函数,其利用了小波变换;(2)优先于 Alpha-stable 信号的贝叶斯降噪算法。首先,对原始图像进行对数型变换,将乘性斑点变为加性白噪声。其次,在多层次小波域中对变换后的图像进行分析。通过分析得知,实际超声波图像的子带分解含有大量的非高斯统计数据,这些数据由诸如 Alpha-stable 之类的长尾分布来描述最合适。

1. 超声小波系数的 Alpha-stable 模型

均衡 Alpha-stable(SaS)统计模型的分布的要求来自一些重要的理论和经验。第一,稳定随机变量满足稳定的性质,指出联合稳定变量的线性组合确实是稳定的。使用"稳定"这个词是因为在线性组合中分布情况是不可变(稳定的)。第二,稳定是通过中心极限定理限制其为独立同分布随机变量的和而得到的。实际上,唯一可能的非普通的标准化独立同分布条件的和也是稳定的。另一方面,经验也表明在一些物理和经济系统中,数据也显示出稳定模型的长尾特征。

SaS 分布定义如下:

$$\varphi(\omega) = \exp(j\delta\omega - \gamma \mid \omega \mid^{\alpha}) \tag{4-6}$$

其中 α 是特征指数,$0 < \alpha \leqslant 2$;$\delta(-\infty < \delta < +\infty)$ 是定位参数;$\gamma(\gamma > 0)$ 是分布扩散参数。当 $1 < \alpha \leqslant 2$ 时,δ 为 SaS 分布的平均值;而 $0 < \alpha \leqslant 1$ 时,δ 相应为其中值。γ 决定了在它的 δ 周围分布的扩散情况,与高斯分布中的变量类似。α 是 SaS 分布中最重要的参数,它决定了分布的形状。α 越小,SaS 密度的尾部就拖得越长。高斯处理过程是 $\alpha = 2$ 的稳定处理过程,而柯西处理过程是 $\alpha = 1$ 的结果。实际上,除了高斯和柯西分布以外,没有其他的对一般 SaS 概率分布函数的闭合形式表达。

虽然 SaS 密度函数在初始段近似于高斯密度,但前者的尾部衰减比高斯密度尾部的衰减小一些。令 X 为一个非高斯 SaS 变量,则 $x \rightarrow X$ 为:

$$P(X > x) = c_a x^{-a} \tag{4-7}$$

其中 $c_a = \Gamma(a)(\sin(\pi a/2))/\pi$,$\Gamma(x) = \int_0^\infty t^{x-1} e^{-t} dt$ 是伽马函数,而表述 $h(x) \sim g(x)$ 则是指在 $x \rightarrow +\infty$ 时,$\lim_{x \to \infty} h(x)/g(x) = 1$。因此,尾部概率为非病态的幂概率。值得注意的是,公式(4-7)给出了确切的排列分布的尾部概率,因此,"稳定排列律"这个词就用来区分快衰减高斯律和 $\alpha < 2$ 时的近似排列尾部律。

过去,一些文献指出,在图像的子带表示中,小波系数的直方图比高斯分布的假定有更长的尾部,在零点有更尖锐的峰值模式。已有的研究表明,稳定族在对对数化变换以后的超声波图像进行多层次小波分析的框架中,提供了一种灵活合适的模型化系数工具。

2. 一种去除超声波斑点的贝叶斯处理器

我们的目标是设计一种贝叶斯估计器,能利用 Alpha-stable 信号先验分布来恢复超声波图像中小波系数的信号部分。它是完全基于统计理论的,并不依赖于使用特殊阈值和扩展参数。

信号部分 s 是根据零点参数 SaS 分布建模的,而噪声部分 ξ 则是模型化为均值为 0 的高斯随机变量。我们的目标是找出最小化条件风险的贝叶斯风险估计器,条件风险是 s 的条件分布下平均化的损失。设小波系数为 d,则:

$$\hat{s}(d) = \arg \min_{\hat{s}} \int L[s, \hat{s}(d)] P_{s|d}(s \mid d) \mathrm{d}s \tag{4-8}$$

在二次代价函数的条件下,贝叶斯风险估计器能最小化均方差,则:

$$\hat{s}(d) = \int s P_{s|d}(s \mid d) \mathrm{d}s \tag{4-9}$$

在公式(4-8)中,使用绝对误差 $|s - \hat{s}|$ 作为损失函数。在这种损失函数的条件下,公式(4-8)对所有 $\alpha > 1$ 的 SaS 随机变量均有很好的定义。但是,由于条件密度在 0 点附近是对称的,条件中值和条件均值是一致的。所以,针对误差代价函数的贝叶斯估计器调整为公式(4-9)。

贝叶斯定理给出了基于已测量小波系数 s 的 α 后验概率函数:

$$P_{s|d}(s \mid d) = \frac{P_{d|s}(d \mid s) P_s(s)}{\int P_{d|s}(d \mid s) P_s(s) \mathrm{d}s} \tag{4-10}$$

其中 $P_s(s)$ 是超声波图像小波系数的信号部分的先验概率密度函数,而 $P_d(\cdot)$ 是似然函数。将公式(4-10)代入公式(4-9),得到:

$$\hat{s}(d) = \frac{\int P_{d|s}(d \mid s) P_s(s) s \mathrm{d}s}{\int P_{d|s}(d \mid s) P_s(s) \mathrm{d}s} = \frac{\int P_\xi(d-s) P_s(s) s \mathrm{d}s}{\int P_\xi(d-s) P_s(s) \mathrm{d}s} = \frac{\int P_\xi(\xi) P_s(s) s \mathrm{d}s}{\int P_\xi(\xi) P_s(s) \mathrm{d}s} \tag{4-11}$$

其中 $P_\xi(\xi)$ 是噪声的小波系数的概率密度函数。

为了能从公式(4-11)中构建贝叶斯处理器,首先估计小波系数(d)的信号部分(s)与噪声部分(ξ)的先验分布参数。然后,利用这些参数构造先验概率密度函数 $P_s(s)$ 和 $P_\xi(\xi)$,还有一般的非线性 I/O 关联函数 $\hat{s}(d)$。通过观察公式(4-11)发现,需要一个关于这两个概率密度函数的参数化模型,以使它们和超声波图像进行很好地匹配。并且,必须用一种有效的办法从噪声观察中估计出分布参数。

上面对信号部分使用了一个两参数的 SaS 模型,而对噪声使用的是零均值的高斯模型。并且,信号与噪声是相互独立的。由于不知道一般 SaS 概率密度分布的近似表达式,这里使用一种基于特征函数的方法。具体地说,由于测量出的系数的概率密度函数是信号部分和噪声部分卷积的结果,因此:

$$\Phi_d(\omega) = \Phi_s(\omega) \times \Phi_\xi(\omega) \tag{4-12}$$

其中,$\Phi_s(\omega) \exp(-\gamma_s \mid \omega \mid^{a_s})$,$1 < a \leqslant 2$,且 $\Phi_\xi(\omega) = \exp\left(-\dfrac{\sigma^2}{2} \mid \omega \mid^2\right)$。

由此得到：

$$\{\hat{a}_s, \hat{\gamma}_s, \hat{\sigma}\} = \arg \min_{\hat{a}_s, \hat{\gamma}_s, \hat{\sigma}} \sum_i^n \left[\Phi_d(\omega_i) - \Phi_{de}(\omega_i)\right]^2 \tag{4-13}$$

其中 $\Phi_{de}(\omega)$ 是经验特征函数。

通过公式(4-13)估计 a_s，γ_s，σ。实际中，首先估计噪声 σ 的等级，然后，只对 SaS 参数 a_s，γ_s 进行优化。有文献提出：

$$\hat{\sigma} = \frac{1}{0.674\ 5} MAD(d_{J,k}, 0 \leqslant k < 2^J) \tag{4-14}$$

由此可以很好地估计噪声标准差 σ。其中，算子 MAD 表示中值绝对方差，J 表示最高级的小波分解。

公式(4-11)中描述的贝叶斯处理器一般情况下没有近似表达式，只有在高斯信号和高斯噪声的情况下才有一个近似公式：

$$\hat{s}(d) = \frac{\sigma_s^2}{\sigma_s^2 + \sigma^2} d \tag{4-15}$$

其中，σ_s^2 是高斯信号变量。对于一般的非高斯 SaS 信号情况，我们通过公式(4-11)数值计算贝叶斯处理函数。

对超声波图像测试了上述多层次贝叶斯斑点抑制算法。为了得到斑点图像，通过将原始图像与平均单位随机矩阵相乘来使原始测试图像退化。将一个复杂的高斯随机矩阵进行低通滤波并且抽取滤波后的输出产生空间相关的斑点噪声 $\eta m(x, y)$。通过恰当的设置与高斯噪声相关的核的大小来控制斑点相关长度的大小。一个核的大小为 1 的核与白噪声相对应。另一方面，为了让噪声的相关性逐渐降低到零，不能随意将核设置得很大。在试验中假定了 3 个不同层次的模拟斑点噪声。

把上述方法和别的降噪技术包括中值滤波、同形维纳滤波和运用软/硬阈值的小波衰减降噪进行了比较。这些方法中所涉及的参数都是经过反复试验得到的优化值。特别地，对于中值滤波器，对最低层次的噪声使用 3×3 模糊，而对其他两个层次的噪声使用 5×5 模糊。同形维纳滤波器对最高层次的噪声使用的是 5×5 像素，而对其他两种情况使用 3×3 像素。对于软阈值，选择 $t = 1.5\sigma_d$；对于硬阈值，使 $t = 3\sigma_d$，其中 σ_d 是小波系数的标准方差。以上两种小波衰减阈值都是利用 Daubechies 的 Symmlet8 小波母函数。使用这种小波基降噪的结果受 Pseudo-Gibbs 现象影响较小。并且，为了使这种边效应最小化，将所有基于小波的方法(包括贝叶斯方法)嵌入循环卷绕算法，这包含了在对输入图像循环行列式的转换基础上平均化小波衰减方法的结果。实际上，发现 8 个变换就已经足够，现在使用的最大小波分解数目是 5。

为了量化性能提高的程度，需要对原始图像和降噪后的图像的 3 个量进行计算，有：

$$MSE = \frac{1}{K} \sum_{i=1}^K (\hat{S} - S_i)^2 \tag{4-16}$$

$$S/MSE = 10\lg\left(\sum_{i=1}^{K} S_i^2 \Big/ \sum_{i=1}^{K} (\hat{S} - S_i)^2\right) \qquad (4\text{-}17)$$

$$\beta = \frac{\Gamma(\Delta S - \overline{\Delta S},\ \Delta\hat{S} - \overline{\Delta\hat{S}})}{\sqrt{\Gamma(\Delta S - \overline{\Delta S},\ \Delta S - \overline{\Delta S}) \times \Gamma(\Delta\hat{S} - \overline{\Delta\hat{S}},\ \Delta\hat{S} - \overline{\Delta\hat{S}})}} \qquad (4\text{-}18)$$

在公式(4-16)中，S 是原始图像，$\hat{S}$ 是降噪以后的图像，K 是图像大小。公式(4-17)中 S/MSE 与加性噪声下的典型 SNR 一致。值得注意的是，为了在抑制噪声的同时保持原始图像的边沿，通常 MSE、β 包含了诊断中的有用信息。所以，得到了公式(4-18)，性能参数为 β，其中 ΔS 和 $\Delta\hat{S}$ 是 S 和 $\hat{S}$ 各自的高通滤波形式，是拉普拉斯算子的 3×3 像素的标准近似值。并且有：

$$\Gamma(S_1,\ S_2) = \sum_{i=1}^{K} S_1 \times S_2 \qquad (4\text{-}19)$$

可以看出，相关量 β 必须与边沿保持的优化结构相一致。

表 4.1 给出了各种方法应用于肾脏图像的 MSE、S/MSE 和 β 值。显然，从表中可看出三种基于小波的方法(软阈值、硬阈值和贝叶斯方法)在斑点噪声抑制方面比中值滤波和同形维纳滤波更有效。在 MSE 和 S/MSE 方面，软阈值方法与同形维纳滤波方法性能相当，而软阈值方法处理后图像的视觉质量看上去要更好一些(见图 4.5)。观察 β 值可知，多分辨率技术在边沿保持方面有更好的性能。当然，也可看出贝叶斯方法在这三个量里均表现出了最好的性能。

表 4.1　采用五种降噪方法对肾脏超声图像进行测试的图像质量增强度量

方法	MSE (dB)	S/MSE (dB)	β^*	MSE	S/MSE	β	MSE	S/MSE	β
未滤波	26.052 8	5.61	0.287 2	16.294 5	9.69	0.433 6	7.211 1	16.77	0.735 7
中值滤波	13.700 2	11.19	0.213 8	9.763 0	14.13	0.344 9	6.677 0	17.43	0.570 8
同形维纳滤波	13.838 1	11.10	0.177 6	8.810 3	15.03	0.498 8	6.394 4	17.81	0.628 7
软阈值	13.637 0	11.23	0.336 4	8.924 2	14.91	0.588 0	6.113 3	18.20	0.806 2
硬阈值	13.500 1	11.32	0.316 0	8.640 0	15.20	0.557 6	5.560 8	19.02	0.756 9
贝叶斯降噪	12.739 8	11.82	0.455 9	8.203 7	15.65	0.625 3	4.886 9	20.15	0.824 9

注：* 相关度量 β 的值近似量佳边缘保持性能的归一化表示。

图 4.5 显示了含噪肾脏图像的处理结果，图 4.5(b)是在 S/MSE 值等于 9.69 dB 时的模拟斑点噪声图像。在这个噪声层次上，测试的所有方法都有很好的处理结果。然而，中值滤波和同形维纳滤波损失了大量的信号细节，造成信号图像的模糊，如图 4.5(c)、(d)所示。另一方面，软阈值和硬阈值方法处理过的图像过于尖锐化，如图 4.5(e)、(f)所示。图 4.5(g)

表明贝叶斯方法有效地降低了斑点噪声,并且保留了边沿特征,加强了信号细节,比其他三种方法好得多。

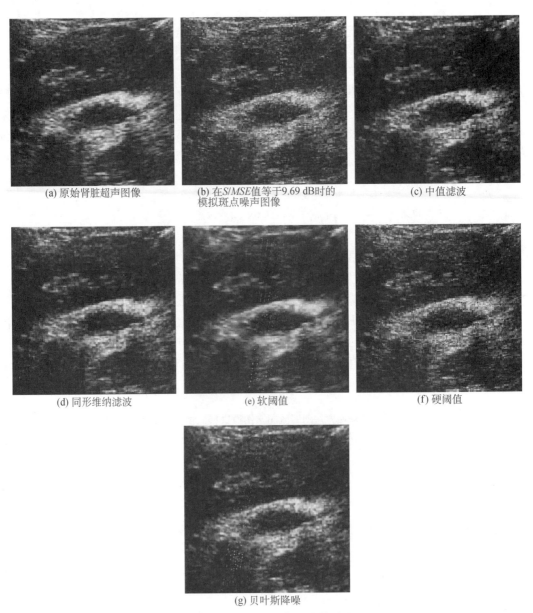

(a) 原始肾脏超声图像

(b) 在 S/MSE 值等于9.69 dB时的模拟斑点噪声图像

(c) 中值滤波

(d) 同形维纳滤波

(e) 软阈值

(f) 硬阈值

(g) 贝叶斯降噪

图 4.5　各种斑点消除方法的结果

确实,MSE、S/MSE 和 β 量是与人类视觉解释之间的联系。一个分析超声波图像的放射线学者并不计算上面的这些量。因此,为了从视觉上研究 SaS 子带系数建模和贝叶斯处理方法的价值,选择了一幅含噪超声波图像,应用上述算法,对降噪后的图像进行视觉评估,试验的结果见图 4.6。图像只显示了对模拟斑点噪声抑制较好的小波方法的结果。虽然在这种情况下定性的评估非常主观,但试验的结果和模拟的结果相一致。看上去贝叶斯处理方法很像一个特征检测器,其保留了斑点数据中能很清楚辨认出的信号特征。

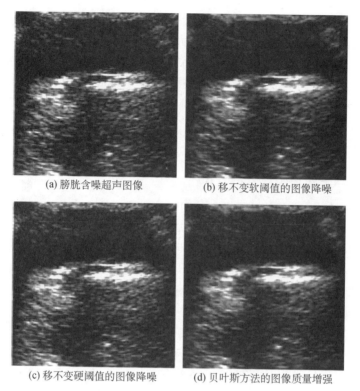

(a) 膀胱含噪超声图像　　　　　(b) 移不变软阈值的图像降噪

(c) 移不变硬阈值的图像降噪　　　(d) 贝叶斯方法的图像质量增强

图 4.6　超声图像降噪试验结果

4.3　超声图像分割

　　图像分割在医学超声图像的定量、定性分析中均扮演着重要的角色,直接影响到后续的图像分析、处理工作。正确的图像分割是临床应用中准确提取诊断信息的保证,也是临床定量分析和计算机辅助操作中进行实时监控、精确定位时至关重要的一环。目前在自动、半自动定量分析方面超声图像难以与 CT、MRI 等成像模式相比,但超声成像具有独特的无损性和实时性且成本低廉,在定量分析、实时监控及治疗规划等方面具有极大的潜力,所以超声图像的分割近年来一直受到广泛的关注。

　　因其本身所具有的复杂性,医学超声图像的分割实际上是一件非常困难的事情,至今仍是医学领域的一大难题。目前,临床应用中的超声成像系统所广泛使用的分割方式是阈值分割法和手动分割法。阈值分割法虽然实现起来非常方便、简单,但是超声图像中不可避免的斑点噪声和纹理使得该方法难以获得满意的效果。虽然纹理特征在许多诊断应用中有着重要的意义,但从图像分割等非纹理处理角度来看,这些纹理却是难以除去的噪声,或因这些纹理的存在而使图像噪声难以很好地去除,为图像的进一步处理、分析带来了困难,从而使传统的分割算法在超声图像上的应用显得无能为力。手动分割法实现起来也较为方便,而且结果也是可以接受的,但是繁重的工作量和冗长的时间往往使医生和病人都难以接受。所以,用计算机实现自动、半自动的超声图像分割是临床应用的理想选择。多年来,研究人员一直致力于这方面的研究,并取得了一定的成果。但是这些方法往往只能对一些特定的应用(如植入式腔内超声)和目标区域与背景区域有着明显灰度差异的超声图像(如血管,羊水中的胎儿等超声图像)有一定的效果,而对大多数超声图像(如软组织中的肿瘤等)则效果不佳,所以难以在临床中加以应用和推广。近年来,随着一些新兴分割技术的出现和发展,医学超声图像分割也得到了迅速的发展,特别是近十年发展起来的变形模型如动态规划法(Dynamic Programming,DP)、主动轮廓模型(Active Contour Model,又称为 Snake)和水平集(Level Set)等技术代表了超声图像分割今后的发展方向,使图像分割由二维分割向三维分割迅速发展。

4.3.1 常用的医学超声图像分割方法

与其他图像分割一样,传统的医学超声图像分割从整体上可分为两大类,即基于边缘检测的分割方法和基于区域生长的分割方法。基于边缘检测的方法首先检出图像中局部特性的不连续性或突变性,再将它们连成边界,这些边界把图像分成不同的区域;基于区域生长的方法是将像素按照某种特征归于不同的区域,而相邻区域具有不同的均匀性。这两类方法互为对偶,相辅相成,在实际应用中往往需要结合起来运用以获得更好的分割效果。

1. 基于边缘检测的分割方法

基于边缘检测的分割方法是通过检测相邻像素特征值的突变性来获得不同区域之间的边缘。边缘点的判定是基于所检测点本身和它的一些邻点,主要包括局部微分算子,如 Roberts 梯度算子、Sobel 梯度算子和 Canny 算子等。当然,针对不同的超声图像,还有其他许多不同的算子、手段来检测这些边缘点。例如,利用非线性小波阈值法对植入式超声图像中的腔内膜-内壁和外膜等形成的边界进行检测,利用非线性 Laplace 滤波器对前列腺超声图像进行自动分割。一个好的边缘检测算子不仅具有微分特性以获得灰度变化信息,还应该能够根据需要进行任何尺度下的边缘检测,因为图像中的灰度是以不同尺度发生变化的。

通过实验发现,边缘检测方法获得的边缘信息往往会因这些信息不够突出而产生间隙,不能形成包围物体的封闭曲线,这就要求根据这些离散的边缘点采用一定的跟踪、连接算法勾勒出有意义的物体边界。另外,边缘检测分割方法对噪声较大的图像还会产生较多的伪边缘,这也为噪声去除提出了较高的要求,这个问题在医学超声图像分割中显得尤为突出。

2. 基于区域生长的分割方法

基于区域生长的分割方法是依据区域内部的均匀性实现图像的分割,主要包括基于分裂和合并的技术及基于随机场的技术。

基于分裂和合并技术的区域生长法主要分为三种,即合并、分裂及合并-分裂相结合。合并的方法是,图像首先被分成许多小的基本区域,然后根据特定的均匀性判据而合并,形成大的区域。分裂的方法是将整幅图像作为原始分割结果,只要当前的分割结果不能保证足够的均匀性,就将其分裂成四个方形区域。合并-分裂相结合的方法是将相邻且具有相似特征的区域合并,而将具有明显不均匀特征的区域进行分裂。这几种方法对图像的质量,特别是同一物体内部的灰度均匀性要求较高,否则很容易出现过度合并和过度分裂。在医学超声图像的分割应用中,很少有人使用这种方法,即使使用也常与其他方法相结合,所以这样的参考文献也较少。

基于随机场技术的图像分割方法是利用空间区域相互作用模型如 Markov 随机场(Markov Random Field,MRF,Gibbs)等对图像进行建模,结合一些概率论知识和模拟退火等优化方法对图像进行分割。这种方法有时易产生误分类,对纹理边界难以分割,所以在超声图像分割中的应用有待进一步研究。

3. 其他分割技术

图像分割是一门具有丰富内涵的学科,多年来众多的研究人员不仅从以上几方面研究图像分割,而且还积极引进其他学科的知识对图像分割进行研究,如建立在积分几何、随机理论、模糊理论和时频分析等基础上的数学形态学法、神经网络法、模糊聚类法、小波变换法等,并取得了一定的研究成果。作为图像分割的一个重要分支,医学超声图像分割的研究几乎涵盖了所有的分割技术,但效果往往难以令人满意,目前也难以在临床应用中加以推广。

4.3.2 变形模型医学超声图像分割

为解决上述传统图像分割技术中存在的问题,近十年来,研究者们对基于变形模型的图像分割算法进行了广泛的研究,并取得了许多令人满意的成果。下面就主动轮廓模型的超声图像分割方法作一些讨论。

主动轮廓线模型,又称 Snake 模型,自 Kass 等人于 1987 年提出以来,已广泛应用于数字图像分析和计算机视觉等领域。主动轮廓线可以表示为定义在 $s \in [0, 1]$ 上的参数曲线及其能量函数。其中 $E_{image}[X(s)]$ 反映了图像的某些本质特征,如边缘等。对于灰度图像 $I(x, y)$,一般采用以下几种外部能量函数:

$$E_{image}[X(s)] = \pm \Delta(G_\sigma(x, y) \cdot I(x, y)) \tag{4-20}$$

或
$$E_{image}[X(s)] = \pm I(x, y) \tag{4-21}$$

或
$$E_{image}[X(s)] = -|\Delta I(x, y)|^2 \tag{4-22}$$

或
$$E_{image}[X(s)] = -|\Delta(G_\sigma(x, y) \cdot I(x, y))|^2 \tag{4-23}$$

其中 $G_\sigma(x, y)$ 为标准差为 σ 的二维高斯函数,Δ 为梯度算子。由上述几种图像能量函数可以看出,图像边缘处的能量最小。主动轮廓线的运动过程就是寻找能量函数最小点的过程,从人工定义的初始位置开始,在能量函数递减的算法的驱使下产生变形,直到到达目标的边缘。简单地讲,主动轮廓线模型就是一条由相应能量函数控制的可变形参数曲线,以能量函数最小化为目标,控制参数曲线变形,具有最小能量的闭合曲线就是目标轮廓。

近年来的大量研究表明,主动轮廓线模型具有良好的提取和跟踪特定区域内目标轮廓的能力,因此非常适用于医学图像如 CT、MRI 和超声图像的处理,以获取特定器官及组织的轮廓。对超声图像而言,由于固有噪声和伪边缘的存在,往往使得主动轮廓线陷入伪边缘而难以获得所希望的目标轮廓线,因此需要人工给出的初始轮廓线距离目标边缘比较近,而且要尽量降低噪声和非目标边缘干扰的影响。下面介绍基于梯度矢量流(Gradient Vector Flow,GVF)主动轮廓线模型,引入边带限制概念,可以去除绝大部分噪声和伪边缘的影响。引入梯度矢量流概念,可以降低初始轮廓线与目标轮廓线的距离要求,以期实现超声及其序列图像的良好分割效果。

(1) GVF 主动轮廓线模型及其对超声图像的分割

主动轮廓线的运动过程就是寻找能量函数最小点的过程,假设主动轮廓线的能量函数在整个图像范围内可微,则必须满足欧拉方程

$$\alpha X'(s) - \beta X''(s) - E_{ext}(X(s)) = 0 \qquad (4\text{-}24)$$

该方程也可看作力平衡方程

$$F_{int} + F_{ext} = 0 \qquad (4\text{-}25)$$

$$F_{int} = \alpha X'(s) - \beta X''(s) \qquad (4\text{-}26)$$

$$F_{ext} = -E_{ext}(X(s)) \qquad (4\text{-}27)$$

内力 F_{int} 控制参数曲线的连续性和光滑性, F_{ext} 则吸引参数曲线不断向目标轮廓线运动。在传统的主动轮廓线模型中 $E_{ext} = E_{image}$, 其作用范围局限于高斯函数平滑后的图像边缘附近, 要求初始轮廓接近于实际的轮廓边缘。

要解决上述问题, 必须引入新的外力定义方式, 扩大外力作用范围, 并加强目标凹陷轮廓边缘的吸引力, GVF 即是这样一种有效的外加强制力。设 $f(x, y) = -\nabla E_{ext}(x, y)$, GVF 被定义为使 ε 最小化的矢量场:

$$V(x, y) = [u(x, y), v(x, y)] \qquad (4\text{-}28)$$

其中 ε 为:

$$\varepsilon = \iint \left[\mu(u_x^2 + u_y^2 + v_x^2 + v_y^2) + |f|^2 |V-f|^2 \right] \mathrm{d}x\mathrm{d}y \qquad (4\text{-}29)$$

从这一变分方程来看, 在 $f(x, y)$ 很强的区域 $f(x, y)$ 占据主导地位, 而在 $f(x, y)$ 较弱的区域, 充分考虑外力的平滑约束, 其结果是在 $f(x, y)$ 作用范围以外对 $f(x, y)$ 进行平滑外推, 在 $f(x, y)$ 较弱的区域对 $f(x, y)$ 进行插值。GVF 的引入很好地解决了以上所述的传统主动轮廓线模型存在的问题。

GVF 主动轮廓线模型虽然解决了传统主动轮廓线模型中的两个关键问题。图 4.7 给出了应用 GVF 主动轮廓线模型对临床中获得的医学超声图像。图 4.7(a)是使用 Medison SA-5500 B 超仪获得的临床胃癌超声图像, 其中标志点为临床医生所标, 可见虽然图像的质量和 CT、MR 图像的质量无法相比, 但是通过医生所作的标志, 还是可以很容易地辨认出胃癌肿瘤所在的区域和边缘。由图 4.7(b)可见, 手工给定的初始轮廓线已经非常接近实际的目标轮廓线。由图 4.7(c)所示的主动轮廓线变形过程不难看出, 虽然初始轮廓线已经非常接近于目标轮廓线, 但是由于伪边缘(左上角)和非目标边缘(右上角)的干扰, 主动轮廓线很难收敛到目标轮廓。从图中还可以看出, 伪边缘和非目标边缘离目标边缘并不是很近, 它们对主动轮廓线的干扰主要产生于计算梯度矢量流场时, 经过多次迭代运算, 伪边缘和非目标

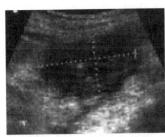
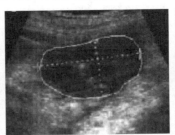
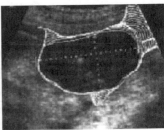

(a) 原始图像　　　　　　　(b) 初始轮廓线　　　　　　　(c) 运动变形过程

图 4.7　GVF 主动轮廓线模型对胃癌 B 超图像的分割

边缘的梯度矢量流场逐渐波及到目标边缘形成的梯度矢量流场,造成相互干扰,从而使主动轮廓线无法收敛到目标边缘。所以要把 GVF 主动轮廓线模型用于超声图像的分割,就必须在实现该模型时引进一些必要的限制条件,减小或去除伪边缘和非目标边缘的干扰。

（2）基于边带限制的 GVF 主动轮廓线算法

边带限制就是将对图像的操作,如边缘的提取、跟踪等,局限在以一参考轮廓线为基准的具有一定带宽的带状区域内进行。虽然在边带内的操作多种多样,但边带的作用却基本相同,即减少操作范围,节省运算时间。从另一种角度来看,边带限制概念的引入就是假设在边带区域之外不存在感兴趣的图像特征,如边缘等。显然,这不仅去除了大量的伪边缘和目标边缘的影响,而且利用了一定的先验知识和图像的全局信息。引入边带限制时基于以下两个假设:

1）手动给出的轮廓线在目标轮廓线附近,以使目标轮廓线能够落在以手动给出的轮廓线为参考而形成的边带区域内。

2）轮廓的位移沿序列纵向无剧烈变化,这样使得对于某个适当的边带宽度,后续图像的目标轮廓线总是落在以前一轮廓线为参考的边带区域内。

在上述 GVF 主动轮廓线模型和边带限制概念的基础上,构建边带限制 GVF 主动轮廓线模型:

1）根据图像本身的特征（此处为边缘）采用合适的图像能量算法计算图像能量,获得相应的边缘映射,使其在感兴趣的图像特征处取得较大的值,而其他地方的值较小。

2）根据参考轮廓线（手动给出的初始轮廓线或序列图像中由相邻图像分割结果传递而来的轮廓线）采用合适的距离变换（DT）算法生成边带,其中带宽的确定和手动给出的初始轮廓线与目标轮廓线的距离,以及序列图像的纵向分辨率有关。

3）根据边带内的边缘映射和梯度矢量流场的离散计算公式

$$u^{(n+1)}(i,j) = u^{(n)}(i,j) + \mu \nabla^2 u^{(n)}(i,j) - [u^{(n)}(i,j) - f_x(i,j)] \cdot [f_x^2(i,j) + f_y^2(i,j)] \tag{4-30}$$

$$v^{(n+1)}(i,j) = v^{(n)}(i,j) + \mu \nabla^2 v^{(n)}(i,j) - [v^{(n)}(i,j) - f_y(i,j)] \cdot [f_x^2(i,j) + f_y^2(i,j)] \tag{4-31}$$

计算出梯度矢量流场,其中

$$\nabla^2 u^{(n)}(i,j) = u^{(n)}(i+1,j) + u^{(n)}(i-1,j) + u^{(n)}(i,j+1) + u^{(n)}(i,j-1) - 4u^{(n)}(i,j) \tag{4-32}$$

$$\nabla^2 v^{(n)}(i,j) = v^{(n)}(i+1,j) + v^{(n)}(i-1,j) + v^{(n)}(i,j+1) + v^{(n)}(i,j-1) - 4v^{(n)}(i,j) \tag{4-33}$$

(i,j) 为图像坐标,$[u(i,j),v(i,j)]$ 为 (i,j) 处的梯度矢量。

4）以上述梯度矢量流场作为图像外力场,采用变分法控制主动轮廓线的运动,直到满足终止条件为止。

用上述基于边带限制的 GVF 主动轮廓线模型对胃癌、肝癌、肝右叶血管瘤的序列 B 超图像的边缘进行了跟踪,超声图像是用 Medison SA-5500 B 超仪在临床中直接获得。实验结果表明,边带限制概念的引入去除了绝大部分噪声和伪边缘的影响;GVF 概念的引入使初始轮廓线与目标轮廓线的距离要求不必那么苛刻。结合两者的优势可对超声及其序列图像的分割取得较好的结果。

从大量的参考文献可以看出,活动边缘检测算法不仅能够保证所检测边缘线的连续性和闭合性,而且比动态规划算法的运算量小得多。另外,该算法在序列图像跟踪分割算法中也有着独到的优势。但是活动边缘检测及其各类"变种"算法仍存在着以下一些问题:(1)要给的初始点较多,且需要在实际目标边缘附近,否则难以搜索到目标边缘;(2)该算法所求得的是局部最优解,而非全局最优解,受伪边缘及噪声的影响较大,容易陷入局部最小解,或产生振荡,从而导致无法收敛到要求的边缘;(3)难以准确提出超声图像的边缘特征信息,即图像能量函数,这也是包括动态规划算法和常规分割算法在内的各种图像分割算法都会遇到的一个非常关键的问题,若解决了这个问题,其他许多问题都能够得到很好地解决。所以图像能量函数一直是医学超声图像分割的重要内容之一。

参考文献

[1] Rabinovich A, Feuer A, Friedman Z. Multi-line transmission combined with minimum variance beamforming in medical ultrasound imaging[J]. IEEE Transactions on Ultrasonics, Ferroelectrics, and Frequency Control, 2015,62(5):814-827.

[2] Giulia M, Stuart S A, Giosue C, et al. The delay multiply and sum beamforming algorithm in ultrasound b-mode medical imaging[J]. IEEE Transactions on Medical Imaging, 2015, 34(4): 940-949.

[3] Chen Z, Basarab A, Kouamé D. Compressive deconvolution in medical ultrasound imaging[J]. IEEE Transactions on Medical Imaging, 2016,35(3):728-737.

[4] Arena C B, Novell A, Sheeran P S, et al. Dual-frequency acoustic droplet vaporization detection for medical imaging[J]. IEEE Transactions on Ultrasonics, Ferroelectrics, and Frequency Control, 2015, 62(9):1623-1633.

[5] Mohades D A, Mohammadzadeh A B. A fast and robust beamspace adaptive beamformer for medical ultrasound imaging[J]. IEEE Transactions on Ultrasonics, Ferroelectrics, and Frequency Control, 2017,64(6):947-958.

[6] Birk M, Kretzek E, Figuli P, et al. High-speed medical imaging in 3D ultrasound computer tomography[J]. IEEE Transactions on Parallel and Distributed Systems, 2016,27(2):455-467.

[7] Szasz T, Basarab A, Kouamé D. Beamforming through regularized inverse problems in ultrasound medical imaging[J]. IEEE Transactions on Ultrasonics, Ferroelectrics, and Frequency Control, 2016, 63(12): 2031-2044.

[8] Um J Y, Kim Y J, Cho S E, et al. A single-chip 32-channel analog beamformer with 4-ns delay resolution and 768-ns maximum delay range for ultrasound medical imaging with a linear array transducer[J]. IEEE Transactions on Biomedical Circuits and Systems, 2015,9(1):138-151.

[9] Chen K, Lee H S, Sodini C G. A column-row-parallel ASIC architecture for 3-D portable medical ultrasonic imaging[J]. IEEE Journal of Solid-State Circuits, 2016,51(3):738-751.

[10] Yang M, Sampson R, Wei S, et al. Separable beamforming for 3-D medical ultrasound imaging[J]. IEEE Transactions on Signal Processing, 2015,63(2): 279-290.

第五章　X 射线图像处理

X 射线图像是当前临床应用最广泛的一种医学图像。如何运用图像处理技术从 X 射线图像中获得更多的信息,是提高诊断技术水平的一个重要方向。

本章首先介绍 X 射线成像技术;其次讨论 X 射线数字减影技术;最后通过人体胸、肺等各部位 X 射线图像处理的应用例子来进一步说明医学图像处理方法。

5.1　医学 X 射线成像技术

X 射线的成像原理是当 X 射线透过人体时,各种脏器与组织对 X 射线的吸收程度不同,因而在接受端将得到不同的射线强度。接收端射线强度的变化,如被记录在底片上,就变成灰度的变化;如通过影像增强管,就变成辉度的变化。

因此 X 射线图像是三维结构的人体在二维空间中成像,所获得的是人体内各层结构重叠后的图像。因此,X 射线图像处理的基本目的是要在图片上把特定的脏器轮廓从周围的结构中分离出来。几十年以来,X 射线技术的发展大都是为了提高 X 射线图像的分辨能力,例如,各种 X 射线照片的处理技术(包括前处理,增强,分割,识别等),X 射线断层摄影技术,X 射线 CT 技术,X 射线减影技术等。此外,也要尽可能减少病人和医生所受到的 X 射线辐射剂量。

X 射线成像技术为以后的图像处理提供原始图像,而原始图像的特性和好坏直接影响以后的处理图像,下面首先对 X 射线成像技术作系统介绍。关于 CT 成像技术,将在后续章节讨论。

5.1.1　X 射线概述

X 射线是德国物理学家伦琴在 1895 年发现的。伦琴在暗室内作阴极射线研究时,偶然发现了一块涂有铂氰化钡的纸板上有荧光发出,通过进一步研究,发现这种射线有很强的穿透性,能穿过肌肉使胶片感光。伦琴将他的发现于 1896 年正式公布,由于不知道这种射线的性质,故将其称之为 X 射线,科学界又称之为伦琴射线。

X 射线是波长很短的电磁波,具有波粒二象性。在传播时,它以光速直线前进,其波长范围为 0.000 6～50 nm。目前 X 射线诊断常用的 X 射线波长范围为 0.008～0.031 nm,比可见光的波长要短得多。X 射线能量相对较大,同时探测器比较灵敏,使得 X 射线的微粒性质在临床实践中表现得十分明显,应用广泛。

5.1.2　X 射线与物质的相互作用

当一束 X 射线通过一种物质时,每个光子都面临三种可能的结局:(1)穿透物体截面而无相互作用;(2)与物质相互作用,并通过积存能量被完全吸收;(3)与物质相互作用,并积存部分能量,使其散射或偏离原始方向。

　　使光子积存能量的相互作用有两种,都是和电子的相互作用。在相互作用的过程中,电子可能失去全部能量,也可能只失去部分能量,剩余的能量被散射掉。如果电子被原子核牢固地束缚着,电子的结合能就比较大,一个光子把它的全部能量传递给原子壳层上的一个电子,于是这个电子在能量的作用下从原子中发散出来,这个过程叫做光电子吸收。因为电子仅离开相当短的距离,就迅速失去能量,从而将能量贮存在周围物体中。在整个过程中,光子的能量分成两部分,一部分用来克服电子的结合能,另一部分转化为电子的动能。如果电子的结合能较小,光子的能量被部分吸收而产生另一个能量较少的光子,这种过程叫康普顿作用。因为光子改变了方向,所以这种作用是一种散射过程,也称康普顿散射。

5.1.3　X射线成像原理和影像特性

　　X射线之所以能使人体在荧屏上或胶片上形成影像,一方面是基于X射线的特性,即其穿透性、荧光效应和摄影效应;另一方面是基于人体组织有密度和厚度的差别。由于存在这种差别,X射线透过人体各种不同组织结构时,被吸收的程度不同,所以到达荧屏或胶片上的X射线量即有差异。这样,在荧屏或X射线片上就形成了明暗对比不同的影像。

　　X射线影像的形成,应具备三个基本条件:(1)X射线应该具有一定的穿透力,这样才能穿透被照射的组织结构;(2)被穿透的组织结构必须存在密度和厚度的差别,这样,在穿透过程中被吸收后剩的X射线量才会是有差别的;(3)这个有差别的剩余X射线仍是不可见的,还必须经过显像这一过程,例如经X射线照片、荧屏显示才能获得具有黑白对比、层次差异的X射线影像。

　　当强度均匀的X射线穿透厚度相等的不同密度组织结构时,由于吸收程度不同,将出现图5.1(a)所示的情况,在X射线照片上或荧屏上显出具有明暗对比、层次差异的X射线影

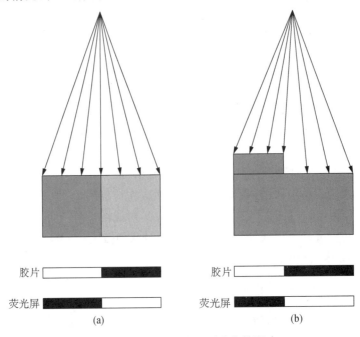

图 5.1　密度、厚度不同对成像的影响

像。如骨组织或钙化灶等高密度组织对 X 射线吸收较多,穿透的 X 射线少,在胶片上呈白影,在荧光屏上产生的荧光少;而低密度组织(如脂肪组织)对 X 射线吸收少,穿透的 X 射线多,在胶片上呈黑影,在荧光屏上则产生较多的荧光。人体组织、器官的形态不同,厚度也不一致。厚的部分吸收 X 射线多,薄的部分吸收 X 射线少,因此可形成图 5.1(b)所示的成像关系。

人体组织结构由不同元素所组成,各种组织单位体积内各元素量的总和不同,因而密度不同。人体组织结构的密度可归纳为 3 类:(1)属于高密度的有骨组织和钙化灶等;(2)中等密度的有软骨、肌肉、神经、实质器官、结缔组织以及体内液体等;(3)低密度的有脂肪以及存在于呼吸道、胃肠道、鼻窦和乳突内的气体等。

在人体结构中,胸部的肋骨密度高,对 X 射线吸收多,照片上呈白影;肺部含气体,密度低,X 射线吸收少,照片上呈黑影。

病理变化也可使人体组织密度发生变化。例如,肺结核病变可在原属低密度的肺组织内产生中等密度的纤维性改变和高密度的钙化灶。在胸片上,表现为肺影的背景上出现代表病变的白影。因此,不同组织密度的病理变化可产生相应的病理 X 射线影像。

人体组织结构和器官形态不同,厚度也不一致。其厚与薄的部分,或分界明确,或逐渐移行。厚的部分吸收 X 射线多,透过的 X 射线少,薄的部分则相反。因此,X 射线投影可表现出图 5.1 所示的不同结果。在 X 射线片和荧屏上显示出的黑白对比和明暗差别以及由黑到白和由明到暗,其界线呈比较分明或逐次移行,都是与它们厚度间的差异相关的。

由此可见,密度和厚度的差别是产生影像对比的基础,是 X 射线成像的基本条件。其中密度与厚度在成像过程中所起的作用要看哪一个占优势。例如,在胸部,肋骨密度高但厚度小,而心脏大血管密度虽低,但厚度大,因而心脏大血管的影像在屏幕上反而比肋骨影像白。同样,胸腔大量积液的密度为中等,但因厚度大,所以其影像也比肋骨影像白。需要指出,人体组织结构的密度与 X 射线照片上的影像密度是两个不同的概念。前者是指人体组织中单位体积内物质的质量,而后者则指 X 射线照片上所示影像的黑白。一般物质密度与其本身的比重成正比,物质的密度高,比重大,吸收的 X 射线量多,影像在照片上呈白影。反之,物质的密度低,比重小,吸收的 X 射线量少,影像在照片上呈黑影。因此照片上的白影与黑影,虽然也与物体的厚度有关,但却可反映物质密度的高低,在术语中,通常用密度的高与低表达影像的白与黑。例如用高密度、中密度和低密度分别表达白影、灰影和黑影,并表达物质密度。人体组织密度发生改变时,则用密度增高或密度减低来表达影像的白影与黑影。

5.1.4　噪声的测量与分析

X 射线底片图像的噪声 ΔD(即指具有统计特性的综合噪声)比较容易测量。在图像中找到已知光密度理应相同的小区域,通过图像处理系统的统计程序,可测出其中光密度的平均值(D)和均方根值,此均方根值就是具有统计特性的(综合)噪声 ΔD。在阶梯样品的图像中均可方便地测出不同平均光密度的(综合)噪声值。表 5.1 列出由闪光-I 系统获得的钨阶梯样品图像(综合)噪声 ΔD,该值由 PDS-1010M 数字化微光密度计和 I^2S-575 图像处理系统测量给出。

表 5.1　X 射线底片图像(综合)噪声 ΔD 实测结果

钨阶梯(cm)	5.94	4.94	3.94	2.94	1.94	1.44	注
照射量 H $(2.58\times10^{-4}\,\text{C/kg})$	0.055	0.104	0.204	0.39	0.72	1.01	测量孔 $(50\,\mu m)^2$ $K=2$ $D_b=0.70$ 平均 ΔD $=0.061$
平均光密度 D'	0.88	0.95	1.12	1.55	2.31	2.78	
净光密度 $(D-D_b)$	0.18	0.25	0.42	0.85	1.61	2.08	
实测(综合)噪声 ΔD 信噪比 $(S/N)_D=(D-D_b)/\Delta D$	0.045 4	0.053 47	0.060 7	0.068 13	0.071 23	0.064 32	

(实验号:ST86717-1,片序 NO.6,CaWO$_4$/Agfa-X/Ta)

根据实测结果("赠感屏/底片"组件为 CaWO$_4$/Agfa-X/Ta),6 个不同光密度(D)的噪声的平均值为 0.061。通过计算此平均值的方根一次测量相对误差为 $\pm15\%$。据此,噪声大致的规律性显示(当 D 不是特别高的情况下)接近某一定值,且与 D 关系不是很密切。从台阶像光密度的剖面线可以大致看出,其起伏(反映噪声)的情况并不随台阶平均 D 值高低有明显的不同。许多实验结果都说明:噪声 ΔD 与光密度值关系不大,在同一底片中接近某一定值,此值与"赠感屏/底片"和显像条件等存在较密切的关系(相同图像、不同"赠感屏/底片"显示不同定值)。

1. 降低噪声的图像处理方法

降低 X 射线透视图像噪声,可提高图像中质量厚度的测试精度,或者在测量精度要求相同的条件下,降低噪声可等效于降低 X 射线源强度。设原图像噪声为 ΔD_0,经过某些处理后噪声降为 $\Delta D_0/M$,要求用透视场的原始照射量 H_0 表达时,可写成下式

$$H_0=\frac{\Delta D_0}{M}\cdot\frac{1}{K}\cdot\frac{1}{\Delta[\mu\rho d]}\exp[\mu\rho d]_{\max}$$

$$\text{或 } H_0=\frac{\Delta D_0}{M}\cdot\frac{1}{K}\cdot(S/N)_0\exp[\mu\rho d]_{\max} \tag{5-1}$$

假定质量厚度测量 $[\mu\rho d]_{\max}$(透视极大值)$=7$,要求 $\dfrac{\Delta[\mu\rho d]}{[\mu\rho d]}=1\%$。在降噪过程中根据不同 M 数、不同 ΔD_0 和不同 K 值("增感屏/底片"的感 X 射线特性常数),可估算出对 H_0 的不同要求,见表 5.2。

表 5.2　根据假定数据估算对 H_0 的要求

M	K	ΔD_0	H_0 $(\times2.58\times10^{-4}\,\text{C/kg})$
10	2	0.06	47
10	1	0.06	94
5	1	0.06	188
5	1	0.03	94

此表说明降低图像噪声的 M 数、改变照相记录"赠感屏/底片"的参数 K 和 ΔD_0 均可影响对 H_0 的要求。在实践中不可忽视这方面的研究工作,因为可等效于改进大型 X 光源的性能。

下面介绍实践中行之有效的几个降低图像噪声方法,其中领域平均法和卷积法以牺牲空间分辨率为代价,而其他方法很少影响图像的空间分辨率。

2. "赠感屏/底片"层叠技术和多张图像平均法

"赠感屏/底片"记录 X 射线透视图像时只能挡截成像 X 射线信息能量的 $0.1\% \sim 1\%$(或更小,与光子能量有关)。因此,可以按照赠感屏/底片/赠感屏/底片的方式多层相间层叠,同时记录多张同一透视物的 X 射线图像。一次照相可用 4、9 或 16 张底片,视图像的价值和必要性决定层叠数量。一般闪光 X 射线照相如果要通过图像处理来提高图像信噪比,至少应选 4 张好的图像。根据统计规律 4 张图像就是 4 次测量值,其相加之后的平均图像比单张图像的信噪比提高 $\sqrt{4}$ 倍。闪光 X 射线照相的图像精密测量首先遇到的关键难题是图像信噪比太低,因此,采用"赠感屏/底片"层叠技术,选多张图像取其平均是提高图像信噪比的有效方法。对一般低频不均匀性噪声,只有将该噪声剔除。但为了辨别是否存在低频噪声,在单次(不能重复的)闪光 X 射线照相中,"赠感屏/底层"层叠的张数至少为 3(最好大于 3)。因为,仅靠 1 或 2 张图像均无法将低频不均匀噪声从这 1 或 2 张图像中正确辨认出来。比较同一透视物的 3 张以上图像,用"选同剔异"的方法,便可从中剔出存在的低频不均匀噪声。通常"选同剔异"的判断有三个方法:人眼观察比较图像的异同;图像相减辨别同异;作直方图,比较直方图的相似性。后两种方法需要在图像数字化后进行。一般有经验人员常常用第一种方法。不要随便选多张图像平均,有时多选一张不如少选一张,因为它可能是"害群之马"(其中有较大的不均匀噪声)。

多张图像平均时坐标配准是一个很重要的问题,需在多张图像中找好(或实现设计好)定位标记,使它们有一个相同的 XY 坐标系,才能作图像的相加、相减和平均处理,配准精度要求比较高,因为将影响平均图像的模糊程度。

多张图像的平均运算中,如果像素值的有效位数超过 8 bit,就不能采用常规图像处理系统的软、硬件运算,否则将影响平均图像的精度。如果多张图像底片的特征参数(K、D_b)值不同,并相差很大时,可先对多张图像进行线性变换预处理,获得 K 和 D_b 值相同的图像。

5.1.5　X射线成像系统

成像系统与原始图像的质量有密切关系,所以下面对 X 射线成像系统,特别是对影响原始图像质量的各种因素作一介绍。

一个 X 射线成像系统从功能上可以分成如下几部分:

(1) X 射线源——产生 X 射线的设备;

(2) 检测器——接收透过病人的 X 射线光子,并转换成便于记录的信号;

(3) 显示——显示病人的 X 射线图像,以供医生观察。

图 5.2 为典型数字 X 射线系统框图。系统由 X 射线源、准直器、影像增强管及其与电视摄像机之间的光学系统、视频信号处理器、CRT 显示组成。在 X 射线源中包括高压发生器(脉冲方式或连续方式工作)及 X 射线管。

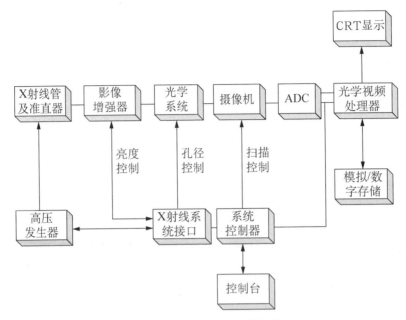

图 5.2　数字 X 射线系统框图

5.2　数字减影技术

数字减影血管造影(Digital Subtraction Angiography, DSA)是 80 年代出现的一项医学影像学新技术,是电子计算机与常规 X 射线血管造影相结合的一种新的检查方法。减影技术的基本内容是把两帧人体同一部位的图像相减,从而得出它们的差异部分。这种技术原先用于血管系统的研究。为了研究血管系统的状态,通常在血管中注入造影剂,然后进行 X 射线照相,得到血管造影图像。但图像中的血管影像会与其他各种组织结构的影像重叠在一起,不利于判别。为此,研究人员提出了减影的方法,即在造影前后对同一部分各照一张相,然后将两张图片相应部分的灰度相减。理论上如果两张图片的拍摄条件完全相同,则处理后的图像将只剩下造影血管,其余组织结构的影像将被全部消除。

从原理上说,减影技术也可以用模拟方法来实现。但是正如后面将看到的,减影处理要得到满意的结果,还需要对图像做许多其他处理。可是模拟图像处理的技术却很复杂且非常不灵活,所以减影技术实际上是在数字计算技术充分发展起来以后,才得到了实际的应用,它的优越性才得到发挥。下面将主要讨论数字减影技术。

5.2.1　数字减影技术的分类和系统组成

1. 减影技术的分类

人体 X 射线图像是人体对 X 射线的吸收图像,是空间信息 (X, Y, Z)、时间变化信息 (T) 以及与 X 射线能量有关的信息 (E) 的函数。这些信息以底片及 CRT 上的深浅或灰度的形式表示出来。通常 X 射线图像中可用下式表示:

$$D(X, Y) = \iiint g(X, Y, Z, T, E)\,\mathrm{d}Z\,\mathrm{d}T\,\mathrm{d}E \tag{5-2}$$

其中 $g(X,Y,Z)$ 表示人体组织的三维结构。

由式(5-2)可见,X射线图像中有多个变量。根据所取变量的不同,可以有不同的两帧图像。例如,取两个不同的 T,则可以得到两幅不同时间的图像;取两个不同的 E,可以得到两幅不同能量的图像等。对不同时间的图像进行减影,就是时间减影技术;对不同能量的图像进行减影,就是能量减影技术;如果取不同的深度,则得到所谓体层图像(Tomography)。表5.3中列出了各种可能的数字减影技术。

表中第一列的一阶、二阶是指减影中所用到的变量数。另外,表中所列的各种方法并不都已达到实用阶段,可以说除常规DSA以外,多数还只处于初步临床试验阶段。

表5.3　减影技术的分类

变　量	时　间(T)	能　量(E)	深　度(Z)
一阶减影	常规DSA 累加取像 匹配滤波 递归滤波	双射线能量减影	体层图
二阶减影Z E T	体层DSA 混合减影技术	三射线能量减影	

2. 数字减影系统的原理及组成

(1) 数字减影的原理

数字减影的工作原理是建立在图像相减的基础之上,将造影剂注入血管前的一帧或几帧图像采集存储下来作为蒙像,并以造影剂注入血管后的图像一帧、一帧地依次相减,除去不变的骨骼和软组织等结构之后,浓度很低的造影剂充盈的血管被突显出来,并可以动态显示出血液流动情况。数字减影设备能清晰地显示病灶,提高疾病发现率与诊断的准确率,降低造影使用量,提高手术安全性,降低手术成本,并具有图像后处理、测量、分析等新功能,正在成为医院放射科必备的设备。其基本原理如图5.3所示。

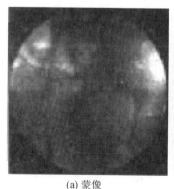
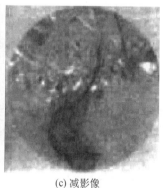

(a) 蒙像　　　　　　　　　　(b) 造影像　　　　　　　　　　(c) 减影像

图5.3　数字减影原理图

（2）数字减影系统构成

在数字减影系统中，X射线球管产生X射线，穿过人体，到达影像增强器，通过电视系统及A/D转换电路形成数字X射线影像，通过计算机系统实现叠加降噪，减影和路径显示，具有图像放大、ROI（感兴趣区域）处理、图像锐化、绘制造影剂浓度曲线、正/负像翻转、电子光圈、心室壁运动分析测量、狭窄率测量等功能，并可通过图像打印机、激光照相机、多幅相机存档。

5.2.2 时间减影技术

时间减影法是目前常规临床应用的主要减影技术。

1. 摄影方法

对于不同的部位和不同的要求，有许多摄影方法。对于活动较少的部位如脑血管、颈动脉、腹部动脉以及四肢动脉等，多用逐幅成像法（Serial Imaging）。

逐幅成像法是在间歇的X射线照射下拍摄蒙像及各时刻的造影原像，再将系列原像按顺序与蒙像相减。有一种逐幅脉冲成像方式（Pulse Image，PI）。X射线在三帧的时间内进行照射。第一帧由于电视机的上升滞后特性，视频信号还没有达到稳定的水平，故不摄影。蒙像和各造影原像都采用两帧图像的叠加，经减影处理后的图像，都在监视器上显示。时间间隔t_1，t_2，t_3以及摄影次数n，要根据摄影部位、造影剂的注入部位以及病人的血流速度等来选择。

另一种逐幅成像方法称为超短脉冲方式（Super Pulse Image，SPI），可以30帧/s的速度，连续观察减影图像。脉冲频率可选择15，10，6帧/s。X射线仅在不到一帧的短时间内进行照射。因为不做帧间叠加，所以因活动而产生的模糊就小。SPI适用于活动特别大的部位，如心脏、胸部大动脉、肺动脉等。但是X射线管的负荷增大，需用大电流、大容量的X射线管以及信噪比高的电视摄像机。

第二种摄像方法称为时间间隔差减影法（Time Interval Difference，TID），它以每秒30帧摄得一系列造影原像，然后每隔一定的帧数将造影原像做反复的减影，计算出一个序列的差值图像。因为每两幅相减的图像在时间上相隔较小，TID能增强高频的变化而降低由于病人活动造成的低频影像，所以它特别适用于心脏检查。从对病人的辐射照射来看，这一方法的效率就比较低。例如，在典型的颈动脉研究中，15次照射只用了两幅图像来得到最后的减影图像。

还有一种成像方法是连续成像法（Continuous Imaging，CI），如果拍摄的是心脏，则可以用到这种方法。因为心脏是搏动的，所以用作蒙像的是在持续一秒钟左右（或更长时间）拍得的具有低噪声的模糊平均图像。注入造影剂后，经一定时间，开始拍摄造影像。摄像期间X射线连续照射，通常摄影时间为20～30 s。把不同时间拍摄的图像（造影原像，30帧/s）与低噪声模糊的蒙像相减，就可以得到像动画片那样的造影效果。因为蒙像中心脏软组织的轮廓是模糊的，所以在减影图像中对活动的伪差就不会那么明显。这种方法适用于活动比较快的部位，如心脏、胸部大动脉、肺动脉等。

TID可以对CI的记录图像进行重新处理得到TID成像，而不必另做专门的摄影。在这个过程中可按得到的图像最能看清变化来选择帧间间隔数。

2. 时间减影法的改进

有四种时间减影法，分别是累加聚像、匹配滤波、递归滤波和动态断层数字减影技术，其中前三种都是对常规时间减影法的改进。常规时间 DSA 与三种改进方法之间的差别一个是在于得到造影原像时所用的 X 射线摄影像的帧数不同;另一个是在于利用不同时间图像时所用的权系数不同。在常规的时间 DSA 虽只用两幅图像来进行减影,但为了得到大的造影剂信号差,以及最小的活动伪差图像,又必须取得多幅图像,以从中选出合适的一幅,典型的是以 1 幅/s 的速率采集 15～20 s,结果大部分的原始图像都无法使用,病人还照射了多余的剂量。在其他三种时间 DSA 方法中,则采用多幅图像加权累加,X 射线的曝光时间都在 1～10 s。积分时间的增加,一方面能增加对比度和降低噪声,另一方面又会使图像模糊,但对于观察相对变化,模糊有时并不重要。

　　图 5.4 表示各种时间 DSA 处理技术的示意。图 5.4(a)所示为静脉注入造影剂(碘)后动脉中某一位置造影剂浓度的典型时间函数。在常规时间 DSA 中,如果在第三秒时(造影剂尚未到达该处时)摄取蒙像,则在第九秒(约为造影剂浓度最大时)摄取造影原像[图 5.4(b)]。可以把蒙像看作加权系数－1,而把造影原像看作加权系数＋1,两者相加就得减影像。其他时间所拍摄的图像(如果也拍摄了的话)都未利用,可以认为加权为 0。

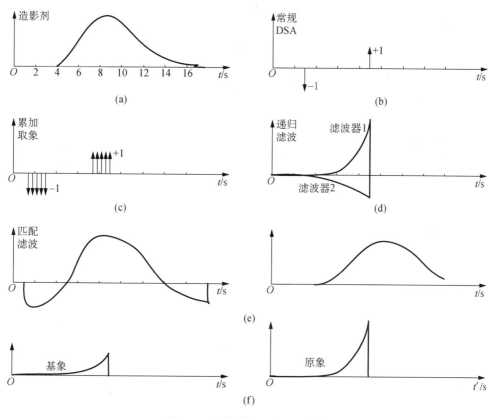

图 5.4　各种时间 DSA 处理技术

（1）累加取像法

图 5.4(c)所示为累加取像法(Integrated Remasking)。蒙像和造影原像都取五帧图像的叠加,各用加权系数－1 和＋1 来表示。最终的减影像是两个累加和的差。累加取像法最适宜用于回朔式的处理,即再把造影过程全部记录下来后,然后将其放回,以找出最适合的

两段进行叠加。蒙像中叠加的帧数和造影原像中叠加的帧数可以不同,但必须使全部加权系数之和为零,以使静态的背景组织结构能相互抵消。

(2) 递归滤波法

图 5.4(e)所示为递归滤波法 DSA。之所以称为"递归",是因为某时刻形成的图像是从电视摄像机取得的现时图像和在此之前若干幅已得图像的某种组合。由于在形成最终结果上病人照射剂量的更多部分都用上了,所以递归滤波的剂量利用率要比常规的 DSA 高。

(3) 匹配滤波法

图 5.4(d)所示为匹配滤波法[图 5.4(d)]。由图可见,各图像的加权系数为一条平滑的曲线,与图 5.4(a)所示的造影剂浓度曲线十分相似,所以称为"匹配"。设在一带有噪声的波形中有一已知形状的信号 $b(t)$,通过时间滤波法希望能改善 $b(t)$ 的可检测性。根据信号处理理论知道,使结果最大信噪比的滤波器,其脉冲响应具有与已知信号成比例(即匹配)的形状。在静脉血管造影成像中,造影剂信号的典型宽度为 5~10 s。此外,在没有活动伪差情况下,DSA 原理上受造影剂信号与背景噪声值之比的限制。所以 DSA 显然适合于匹配滤波技术。

DSA 对微小对比度的观察能力,不仅取决于在减影图像中是否有适当的信噪比,也取决于减影步骤本身。从充满造影剂的图像系列中减去造影前的蒙像,需要消除所有的静态信号。用于 DSA 的匹配滤波技术不仅需要有合适的信噪比,零频率响应也需要为零。

令 $\{I_i\}$ 为一组未减影的电视图像,$\{h_i\}$ 为时域匹配滤波器,因而滤波的结果可以写成

$$S_{MF} = \sum_{i=1}^{N} h_i I_i \tag{5-3}$$

如果其离散傅立叶变换在零频率处为零,则匹配滤波器的直流响应为零:

$$\sum_{i=1}^{N} h_i = 0 \tag{5-4}$$

假设进行滤波的不是未减影的图像,而是减影后的差值图像,每一差值图像都是原像与一共同的蒙像相减的结果。由于在滤波前所有的静态图像分量都已经消除了,式(5-4)的要求就不再有必要了。可以推导出匹配滤波器的方差 σ_{RF} 为

$$\sigma_{MF}^2 = \sigma^2 \sum_{i=1}^{N} h_i^2 + \sigma_M^2 \left(\sum_{i=1}^{N} h_i \right)^2 \tag{5-5}$$

其中 σ_M 及 σ 相应为蒙像及原像中的噪声均方根值。式(5-5)中第一项可看成是通常线形滤波所具有的噪声值,而第二项是针对蒙像。在一组差值图像中,蒙像的噪声虽然是随机的,但在所有的差值图像中形成了一种固定的模式。为了消除这种模式,滤波器的直流响应必需为零,因而式(5-4)仍然有效。

由于造影剂的动态过程对各病人都是不同的,任何事先假设的造影剂信号通常与实际观察到的都是不匹配的。实际上,可以先把未减影的电视图像或简单的差值图像存储起来,在操作完毕后,就可从任一系列估计出来造影剂曲线。

由于造影剂信号[即图 5.4(d)的上部曲线]总是非负值的,而式(5-4)要求某些滤波器

值必须为负值,因而信号和滤波器不会真正匹配。作为一种近似,一旦从图像系列求得造影剂曲线以后,从造影剂曲线各点减去曲线的均值所形成的滤波器就满足了式(5-4)。

下面讨论匹配滤波器的信噪比。在所有的计算中,造影剂通过系列图像中某一点的过程用时间 t 的 γ 函数建模:

$$b(t) = At^B \mathrm{e}^{-Ct} \tag{5-6}$$

其中 A、B、C 为拟合参数。在几十例病例的研究中,这一函数显示对被测数具有很好的匹配。在一特定(也仍是典型的)函数中使 $B = 4.0$, $C = 0.9$ s 以及选择 A 使得 b(t) 的峰值为 1,造影剂曲线表明在峰值一半时的全宽约为 6 s。

设将一滤波器 h 用于有 N 幅差值图像(含有已知造影剂信号 b_i)的时间系列。这里 b_i 相当于 $b(t)$ 的离散样本[式(5-6)]。设曝光是连续的,因而 i 为电视图像的序号。于是输出信号由下式给出:

$$S_{MF} = \sum_{i=1}^{N} h_i b_i \tag{5-7}$$

滤波器输出的噪声方差由式(5-5)给出,并考虑到式(5-6),简化成

$$\sigma_{MF}^2 = \sigma^2 \sum_{i=1}^{N} h_i^2 \tag{5-8}$$

其中 σ^2 为一帧电视图像中的均方根噪声。由式(5-7)和式(5-8)取 S_{MF} 和 σ_{MF} 之比,可以得出任意滤波器 $\{h_i\}$ 时匹配滤波法的信噪比表达式。对一特定的滤波器(造影剂曲线减去均值),信噪比可以进一步简化为

$$SNR_{MF} = \sqrt{2N} b_{rms}/\sigma_D \tag{5-9}$$

其中 b_{rms} 定义为在所用的 N 幅造影函数偏离其均值的均方根值,σ_D 是滤波器输入的一幅图像的均方根噪声($\sigma_D = \sigma\sqrt{2}$)。匹配滤波对两幅图像(各有噪声 σ)的简单减影的信噪比改善可以通过式(5-9)除以 σ_D 求得

$$SNRI = \sqrt{2N} b_{rms}/\sigma_D^2 \tag{5-10}$$

对于式(5-6)和式(5-7)的造影剂曲线以及 $N = 400$(约 13 s),可得 $SNRI = 10$,或者说比常规使用的递归滤波方法高 35%。

也可以把匹配滤波和常规数字减影相比。常规数字减影中 X 射线照射集中在短的脉冲中(典型为 1 帧/s)。如果将这一照射量均匀和连续分布在 30 帧/s 中,在单幅造影峰值与无造影剂像的信噪比将比标准常规数字减影所得的小一个 $\sqrt{30}$ 的因子。由于匹配滤波对单幅的信噪比有因子 10 的改善,因此比常规数字减影有 $10/\sqrt{30}$ 或 1.83 的信噪比改善是可以实现的。由式(5-11)亦可直接得出这一结果,如取 $N = 13$,即在 1 幅/s 时为 13 s。当成像时间超过 13 s,则匹配滤波法比常规数字减影的优点更大。

从上面的讨论中可以看出,用匹配滤波时,可以得到比递归滤波更高的信噪比。在比较递归滤波和匹配滤波的实现时将会发现,在匹配滤波中每一幅图像都乘一个权系数,这个权系数是根据造影剂的时间变化计算出来的。把加权后的图像叠加成一幅单一的输出图像,

也就是说得到一幅输出图像需要一个系列的输入图像。而在递归滤波中产生一幅输出图像，只需要一幅输入图像和一幅时移前的输出图像。因此，实现递归滤波只要保存一或两幅图像的存储器，而实现匹配滤波则要有能保存所有加权运算的图像存储器。如果造影剂在整个图像的各个部分是同时进入和离开的，则就只需要存储一幅图像就够了，因为全图各部分权系数都是相同的；但实际上造影剂到达图像各部分的时相是不同的，因此希望对每一位置滤波器的权系数能任意移动其时相。当原始图像系列没有进行存储或没有足够的存储器存储系列图像时，要使权系数做时相移动的唯一方法就是反复注射造影剂。如果有足够的存储器，则这种对病人增加造影剂注射和 X 射线照射量的方法就不必要了。当有充分的经验时，可以根据以往的经验来预测权系数的相对时相，在大多数场合中就可以不做反复的注射。

由于匹配滤波的噪声抑制以及由造影剂到达的不同步造成的问题。在原图中待处理区取在一条血管上，然后读入图像系列，并对每幅图像的待处理区计算出平均密度。对所有图像计算出待处理区中的平均值，并将这些值的平均值从每幅图像值中减去，以形成一组权函数。匹配滤波图像就是将每幅图像与相应的权系数相乘并最后叠加得到。它比简单减影图像在信噪比上有明显的提高。也可以看到外周血管由于造影剂到达的时相不同，因此就不像中央血管看得那么清楚[在中央血管区(待处理区)造影剂是同时到达的]。只要将权系数做简单的时移，外周血管就变得更清楚了，因造影剂到达外周血管较迟。这样通过牺牲一些临近中央的血管对比度可以得到外周血管良好的对比度，并且比简单的减影图像有明显的改善。

可以通过改变权系数的时移做出一系列的匹配滤波图像。这个系列图像在不同的位置有最好的清晰度，将这个系列图像中每个相同位置的像素最大值构成一幅增强的图像。选取最大值基本上属于非线性技术。看来其他的非线性技术(如：阈值处理，把噪声与血管分离开来，以及将噪声取为零)都能改善最终图像的信噪比。

匹配滤波是回溯式的。在回放所记录图像的过程中，把传感器放在要研究的动脉处，测出该处的造影剂浓度曲线，然后计算出滤波器的权系数，进行减影处理。在回溯式处理中还可以有目的地挑选参与处理的图像，以将一些不理想的图像排除在外。

递归滤波法不是回溯式的，即滤波器的时间常数是事先选择好的。对于一阶递归滤波器，滤波器的输出只与输入的一帧图像及前一帧输出图像有关，因此可以做实时处理。由于要求滤波器的频率特性与造影剂浓度时间函数的频率特性相匹配，而后者又因病人而异，所以滤波器时间常数不易选好。

4) 动态断层数字减影技术

动态断层数字减影技术可以说是数字减影中应用带通递归滤波的延伸。简单地说，这一方法采用有两个存储器的数字递归滤波。在连续 X 射线照射下对电视输入进行实时处理(25 帧/s)。用这个装置每 1/25 s 形成一幅新的减影图像，进行对比度加强后加以显示。增强并滤波后的图像系列记录在录像带上，并可以用此装置进行再滤波，以进一步抑制运动伪差及图像噪声。这一过程所依据的原理为时间滤波。

背景生理结构、呼吸、心脏搏动、病人的活动以及造影剂通过血管等，都可以用其变化的时间来表征。例如，静态的背景生理结构是没有时间变化的；呼吸的变化是一种几秒钟的周期事件；心脏搏动是一秒钟或几秒钟的周期事件；造影剂的通过从出现到达到峰值为 4~6 s

（静脉注入的典型值）；而病人的活动可以有各种不同的时间。

在下面所讨论的时间滤波例子中滤波器对4～6 s变化周期的事件（即对造影剂变化）有最高的灵敏度。对变化更慢的或更快的图像其灵敏度降低。图5.5为一典型滤波器的响应。图中亦示出了通过滤波器两次（级联）的响应。图5.5的横轴是用时间频率来表示，图像中的频率可以有空间频率和时间频率。这里是时间频率，下面简称频率，它与时间变化周期有倒数关系。滤波器响应的一个重要特性为其在零频率时有零响应。背景生理结构零频率，它的零响应意味着被消

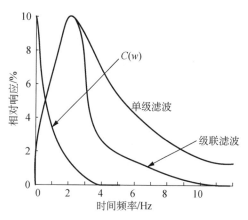

图 5.5　典型滤波器的响应

除。图5.5中响应的峰值相当于造影剂通过的频率，在每秒一次的地方响应为3%。

5.2.3　能量减影技术

能量减影DSA有几种方法。一种方法是利用X射线图像能量在K吸收前后造影剂吸收系数有大幅度变化的性质，例如碘的K吸收缘在33.17 keV处。

1. K吸收缘法

K吸收缘法的原理如图5.6所示。在图上示有三条吸收系数随能量而变的曲线，分别为碘组织、骨组织和软组织的吸收系数曲线。用碘的K吸收缘较高一点和较低一点能量拍摄两幅图像，对于骨组织和软组织而言，这两幅图像基本上是一样的，因为它们的吸收系数曲线是连续变化的。对于充满造影剂的血管，则两幅图像有较大的区别。对两幅图像作减影处理就可以得到血管的减影像。

这个方法的特点在于两幅图像几乎是同时拍摄的，所以软组织的活动就不会对减影结果产生影响。

K吸收缘法的困难在于很难获得有足够能量的单色X射线，用目前的X射线管还难于实现。当然，最理想的是用同步辐射来产生这种X

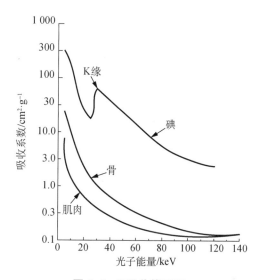

图 5.6　K吸收缘原理

射线，但装置过于昂贵和庞大。因此K吸收缘法在相当的一段时间内还不可能用于临床。

在前面所述能量减影中讨论了不同材料（即骨组织和软组织）的衰减系数对能量的依赖性。下面给出另一种能量减影的概念，它是基于所谓的"蒙像分解"，并可用彩色照相与能量减影X射线技术相类比。在能量减影与彩色电视之间有惊人的相似性。

黑白照相是建立一种在黑与白之间变化的图像的方法。图像是代表实际物体的，而实际物体很可能不是由灰度而是由大量的色彩变化所组成。此外先讨论图像是如何形成的。

光作为一种像 X 射线一样的电磁辐射形式,是以离散的光子束到达物体表面的。这些光子有波一样的性质,包括波长和能量,高能量的光子有较短的波长。对于那些具有可见光谱波长(或能量)的光子,一定范围的波长有一定的可见色彩。能量较低、波长较长的光子具有红色光谱;能量较高、波长较短的具有蓝色光谱。X 射线与光的光子一样,只是 X 射线的能量高得多而且是人眼不可见的。通常一定能量的 X 射线并不带有色彩。

现在回到照相术来看,用白光照明一个有很宽光能谱(色彩)的物体,打到底片上的光子具有能量(波长)和强度(正比于光子数和每一光子能量的乘积)。如果在照相机中放的是黑白底片,将曝光后的底片显影后,底片的光密度将与光的强度有关,但实际的色彩(波长)信息将丢失。

这种情况与标准的 X 射线成像是完全相似的。标准的 X 射线源产生一个宽谱的 X 射线能量,类似于白光。常规的 X 射线技术(包括最新的 CT)采用的监测器,如底片,都只记录 X 射线光子的强度而不记录其能量,因而底片上产生的光密度是与 X 射线光子打到检测器上的强度相应的。

彩色照相技术的发展提供了一种新的检测器(彩色底片),它不仅能记录光线光子的强度,而且其能量(色彩)亦在底片中得到反映,其结果是图像能体现被照物体的强度及色彩。彩色照相的首要目的是提供物体更真实的表现。彩色底片是一种对能量敏感的检测器,它以预知的方式响应入射幅度的能量。

对能量敏感的检测器在核医学中已有广泛的应用。像 γ 照相机不仅可以提供在检测器特定点上光子的数量信息,也可以提供这些光子的能量分布信息。但这些器件在 X 射线图像的临床中没有得到应用。假设有可用于 X 射线图像的能量敏感检测器,就能得到透过病人的辐射的强度及能量分布图像。如果所用的 X 射线有均匀的谱(通常不是如此,但暂时是可以接受的假设),那么关于强度及能量分布的信息将提供有关物体额外的信息。

假设 X 射线也和光线一样,带有各种颜色,每一个波长的 X 射线有一种颜色,低能 X 射线具有红色,高能的具有蓝色等。那么,这种彩色 X 射线图像将和彩色照相相类似。之所以不采用这种 X 射线图像的显示方式,其根本原因是彩色并不是 X 射线的属性,因而对 X 射线谱的各部分指定各种彩色是人为的和任意的。另一个原因是高质量的彩色显示器价格高。

所以,为了实现能量 X 射线的好处,采用材料基素分解的方法。这种方法可能对 X 射线图像更为有用。仍用彩色图像来做模拟,但现在是以彩色电视而不是彩色照相来类比。

X 射线图像是把一个三维物体压缩在二维中的投影。我们的目的是要尽可能地推测出物体的组成(在一组 X 射线测量的基础上),因而最佳的 X 射线图像将是这样的图像:对图像的每一点我们可以推测出原始物体的组成,例如在每一点上知道有多少骨头、软组织、脂肪以及碘。事实上,在能量选择 X 射线图像的基础上,采用称为基素分解的方法是有可能到达这个目的的。

任何颜色都可以由三种基色组合出来。例如,某特定的粉红色可以由适量的红、黄、蓝混合产生。这三种基本颜色就形成一组基素。任何颜色都可以由三种基色或基素的线性组合来得到。虽然任何三种具有彼此不同波长的颜色都可用作基色,不过基色的选择也有实际的考虑。颜色的选择应包含实际成像中可能碰到的尽量宽的颜色范围,因而常选红与蓝作为三基色中的两色。

　　彩色电视就是利用这一基素组的概念。彩色电视摄像机记录进入其中的光线光子,并将其分解成适当的三基素(电视用红、绿、蓝作为基色)。电视发送机将三基色编码成射频信号发送出去。电视接收机接收了三基色编码信号,分别激励屏幕上的红、绿、蓝三基元,重新复合出原来的颜色。

　　在能量选择X射线图像中,大部分场合只需要两个基素。在说明X射线图像的蒙像时,要与彩色成像区别开来,因为我们的目的不是要得到人体的"X射线色彩",而是要把人体分解成它的组成分量,所以将光学成像中的色彩与X射线成像中的材料(软组织、骨或脂肪等)相类比。

　　X射线成像中的两基素是什么? 基素是两种有不同构成(原子序)的材料。用一个实际例子来说明。假设一个装有物体的盒子,由未知厚度的盐水和氯化钙组成。在不能测量物体厚度的情况下(因为不能打开盒子),如何确定其中有多少盐水和多少氯化钙。一种方法如下:用两个单能量X射线的放射源,如60 keV和100 keV,测出未知物的衰减。用同一放射源对两个已知水及氯化钙组成的试样进行测量。因为钙的原子序号比水大得多,所以对60 keV和100 keV射线的衰减,钙要比水大得多。因此,如果测量表明在60 keV和100 keV之间衰减差很大,则可以认为它是有大量的钙,反之,如果衰减没有什么变化,则它应接近于都是水。用纯盐水和氯化钙的试样作标定,可以确定盒中未知物体的实际厚度。

　　在大部分场合中需要用X射线来识别未知物的两种材料,所以只要做两次X射线衰减的测量,或者是用两种不同能量的X射线,或者用能量选择检测器将入射光子的两个能带分开。采用双能量X射线图像能把物体分解成两种材料,或者说,能从原图像中把一种材料减去。具体应用中,材料特性以及选择性对减影都是密切相关的。

　　为什么只用两种材料而不是三种、四种或更多种? 答案在于对X射线与原子之间相互作用的物理细节的理解。在诊断用成像的能量范围内,对所有体内自然材料而言(要有足够的能量才能成像),X射线的衰减过程有两种:康普顿散射及光电吸收。当材料的原子序号改变或X射线的能量改变时,两种过程的每一种都有不同的性质。结果是由于有两个独立的过程,所以需要有也只需要有两个独立的基素。如果用一种有K缘的材料(如碘或钡),同时如果X射线的能量是在K缘附近(对碘为33 keV),则必须有第三种基素以考虑到这种现象。在很高的能量时(典型为300 keV),会有其他的物理过程存在,这就可能要求有更为复杂的基素组。但对于大部分应用所需要的就是两种基素材料。

　　2. 双能量减影法

　　双能量减影法用来把不同吸收系数的组织分开,例如把骨组织或软组织从X射线图像中除去,从而得到仅有软组织或仅有骨组织的图像。

　　此方法的原理如下。如照射物体由软组织和骨组织两部分组成,通过被照射物体后的X射线剂量 I 为

$$I = I_0 \exp(-\mu_B t_B - \mu_T t_T) \tag{5-11}$$

其中, I_0 为入射X射线量; μ_B, μ_T 相应为骨组织及软组织的X射线吸收系数,其值随X射线的能量而变; t_B, t_T 分别为骨组织及软组织的厚度。

X射线传感器将接受到的X射线转换成电信号,并通过对数变换电路后,得到图像 S 为

$$S = \log KI = -\mu_B t_B - \mu_T t_T + C \tag{5-12}$$

图像中包含了骨组织 t_B 和软组织 t_T 两部分。对于有两个变量的图像[式(5-12)]，至少要有两幅图像，才有可能消除其中的一个变量。为此，用两种能量的 X 射线来获得两幅图像，一幅为低能 X 射线的图像 S_L，一幅为高能 X 射线的图像 S_H：

$$S_L = -\mu_{BL} t_B - \mu_{TL} t_T + C_L \tag{5-13}$$

$$S_H = -\mu_{BH} t_B - \mu_{TH} t_T + C_H \tag{5-14}$$

对两幅图像分别加权系数 K_L 和 K_H 进行减影，得到减影图像

$$S_{SUB} = (K_L \mu_{BL} - K_H \mu_{BH}) t_B + (K_L \mu_{TL} - K_H \mu_{TH}) t_T + K_H C_H - K_L C_L \tag{5-15}$$

由式(5-15)可知，要得到骨组织的图像 S_B（消除软组织），就要令第二项等于零，即

$$K_H / K_L = \mu_{TL} / \mu_{TH} \tag{5-16}$$

得

$$S_B = [\mu_{BL} - (\mu_{TL} \mu_{BH}) / \mu_{TH}] t_B + (\mu_{TL} / \mu_{TH}) C_H - C_L \tag{5-17}$$

其中取 $K_L = 1$。

类似地，要得到软组织的图像 S_T（消除骨组织），令式(5-16)的第一项等于零，即

$$K_H / K_L = \mu_{BL} / \mu_{BH} \tag{5-18}$$

$$S_T = [\mu_{TL} - (\mu_{BL} \mu_{TH}) / \mu_{BH}] t_T + (\mu_{BL} / \mu_{BH}) C_H - C_L \tag{5-19}$$

其中取 $K_L = 1$。

在上面的讨论中，是将 X 射线看作单色的，实际上 X 射线具有连续的频谱 $f(E)$。因此，吸收系数要按下面的式子来计算。例如，当 X 射线管的电压为 60 kV 和 120 kV 时，

$$\mu_{BL} = \int_0^{60} f_{60}(E) \mu_B(E) \mathrm{d}E / \overline{f_{60}} \tag{5-20}$$

$$\mu_{TL} = \int_0^{60} f_{60}(E) \mu_T(E) \mathrm{d}E / \overline{f_{60}} \tag{5-21}$$

$$\mu_{BH} = \int_0^{120} f_{120}(E) \mu_B(E) \mathrm{d}E / \overline{f_{120}} \tag{5-22}$$

$$\mu_{TH} = \int_0^{120} f_{120}(E) \mu_T(E) \mathrm{d}E / \overline{f_{120}} \tag{5-23}$$

其中

$$\overline{f_{60}} = \int_0^{60} f(E) \mathrm{d}E \tag{5-24}$$

$$\overline{f_{120}} = \int_0^{120} f(E) \mathrm{d}E \tag{5-25}$$

3. 改进的双能量减影算法

X 射线双能量减影算法是利用人体骨骼和软组织对于相同强度的 X 射线具有不同吸收系数的性质,对 X 射线机在高低两种管电压条件下曝光所获取的图像进行运算,分别得到软组织和骨骼图像的算法。它能从同时含有骨骼和软组织的图像中选择骨骼或软组织进行观察,看到被遮挡着的信息,因而有着广阔的应用前景。但是传统的双能量减影算法是基于双光子剂量学的,通常由放射性同位素来产生 γ 射线。这种方法产生的 γ 射线源具有单色性好,强度稳定且易于控制等优点,因而算法的理论与实践较为吻合。然而,X 射线机产生的是广谱 X 射线,且工作具有一定的不稳定性,同时由于各种噪音的影响,用传统算法减影的结果会导致图像噪音有所增加。而基于统计滤波的方法虽然可以在一定程度上提高图像的信噪比,却常常会对图像的纹理产生影响。虽然采用更高灵敏度的 X 射线探测器可以显著地提高减影后图像的信噪比,但这样不仅提高了 X 射线成像设备的成本,也影响了算法的适用范围。下面介绍一种基于多参考点的双能量减影改进算法。

在 X 射线直接数字化成像系统中,图像的灰度值与 X 射线探测器接收到的 X 射线强度近似成正比,因而在对图像的实际计算中,可以采用图像像素的灰度值作为 X 射线的强度进行运算。在实际 X 射线机的曝光过程中,入射 X 射线量 I_{h0} 和 I_{l0},骨骼及软组织的 X 射线吸收系数 μ_{BH}、μ_{TH}、μ_{BL}、μ_{TL} 是未知的。当 X 射线机管电压一定时,μ_{BH}、μ_{TH}、μ_{BL}、μ_{TL} 基本不变,只与组成该物质的等效原子序数有关。等效原子序数相近的物质对 X 射线的吸收系数相近,因此人们常用与软组织有着相近原子序数的有机玻璃和与骨骼有着相近原子序数的铝来模拟人体软组织和骨骼。

经过实验发现,X 射线机在同一参量下进行曝光时所产生的 X 射线强度具有一定的离散性,很难准确估计 I_{h0} 和 I_{l0}。表 5.4 是 ArcovisHF 高频 X 射线机在 64 kV/56 mA/0.3 s 条件下进行 10 次曝光所得到图像相同区域内的平均灰度值以及实测的管电压和剂量值。

表 5.4　ArcoviHF 高频 X 射线机曝光时各参量的实测值

	序号										极差率 (%)
	1	2	3	4	5	6	7	8	9	10	
管电压/kV	64.0	63.8	64.0	64.1	63.8	63.9	63.9	64.0	63.8	64.0	0.47
剂量/μGy	499.7	486.2	466.9	468.2	490.3	512.3	508.8	484.4	495.4	485.5	9.72
灰度值	721.7	705.2	650.8	662.3	674.1	764.8	745.3	695.2	691.6	702.7	17.52

注 1. 极差率 ＝ [(最大值 － 最小值)/ 最小值]×100%

由表 5.4 可知,X 射线机各次曝光过程中,管电压与设定值基本一致,因而各物质对 X 射线的吸收系数基本不变。虽然在广谱条件下各物质对 X 射线的吸收系数与单色条件下的吸收系数略有不同,但仍然可以通过实验等方法进行估计。而剂量的离散性比较大,其极差可达 10% 左右,因此 I_{h0} 和 I_{l0} 的实际值很难准确估计。虽然将在相同条件下多次曝光所得到的图像进行平均可以减小估计误差,但当拍照体是人体时,为了减小射线对人体造成的伤害,不宜采用此方法。因此,在临床中实际的 I_{h0} 和 I_{l0} 与估计的 I_{h0} 和 I_{l0} 之间的偏差是造成双能量图像减影误差增加的重要因素之一。采用人工方法从图中找到仅含有软组织或骨骼

的部分来确定 I_{h0} 和 I_{l0},虽然可以提高估计的准确度,却因难以实现计算机自动处理,因而从另一个角度限制了双能量算法的应用。

改进算法是不直接依赖于入射 X 射线强度的基于多参考点的双能量减影算法。该算法选取图像中的若干个像素点作为参考点,在对这些参考点进行平滑处理后分别求解双能量方程以产生多幅具有相同纹理的减影图像,将这些图像进行平均后得到保留着动态信息的骨骼和软组织图像。该算法将减影和滤波过程同时进行,提高了结果图像的质量。由于不需要对入射 X 射线强度进行估计,从而有利于实现算法的计算机自动处理。选用多参考点以及对所选用的参考点进行平滑处理可以有效地降低结果图像中的噪音。

从有机玻璃块-铝块实验和人体实验的结果可知,在相同曝光条件下,该算法所减影出的骨骼和软组织图像质量优于传统算法在对 30 位患者进行双能量的临床减影实验中的结果。该算法表现出较强的稳定性和可重复性,其减影结果基本上达到了为诊断提供参考依据的目的。算法的减影方程中未知数由原来的四个减少为两个,方便了人们对吸收系数比进行微调,这些改进将更有利于 X 射线双能量算法的推广应用。图 5.7 为利用传统算法与多点算法对 60 kV 和 110 kV 条件下获得的人体胸部 X 射线投影图像的减影结果。从图中可以看到,由于多点算法在减影过程中同时进行了滤波处理,所减影出的骨骼和软组织图像质量优于传统算法的减影结果。

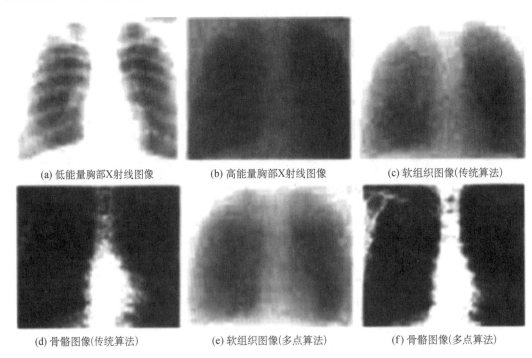

(a) 低能量胸部X射线图像　　(b) 高能量胸部X射线图像　　(c) 软组织图像(传统算法)

(d) 骨骼图像(传统算法)　　(e) 软组织图像(多点算法)　　(f) 骨骼图像(多点算法)

图 5.7　使用不同能量的人体胸部 X 射线减影结果

双能量减影方法还被用于骨质疏松症的诊断,即用双能 X 光子吸收法(DEXA)进行骨密度的测量。20 世纪 90 年代我国研制出第一台双能 X 射线骨密度仪,其图像采集和硬件处理系统采用 DSP 微处理芯片、MCS96 和 PC 机相结合,紧密耦合 MIMD 多微处理机结构。实时图像操作由 TMS320C30 高速 DSP 芯片完成,实时数据采集和控制由 MSC96 完成,PC

机实现各种图像后处理、医学处理和人机交互等软件功能,上、下位微机之间的高速图像数据传输由以太网卡和 TCP/IP 协议实现。

5.3　胸、肺 X 射线图像处理

在现阶段,医学影像分析是诊断肺疾病的重要手段之一,常用的医学影像有胸片、CT 片(包括高分辨率 CT)等。近年来研究表明,磁共振对肺部疾病的诊断也有一定意义,其冠状位和矢状位成像对肺内肿块性病变的定位和定性诊断都有一定帮助,特别是门控技术和快速成像技术的应用,克服了心跳和呼吸运动造成的伪影,提高了图像质量,但目前磁共振还未被认为是常规肺部检查方法之一。

5.3.1　肺病常用影像诊断方法

普通胸片在放射科中应用历史最为悠久,它有较高的空间分辨率,而且方法较简便,成本也低,所以迄今仍是应用其他影像学检查手段的前提。但是,胸片存在着两大局限:它的密度分辨率较低且图像由许多正常和异常肺部结构前后重叠而成,前者使人们很难分辨肺内微细结构和异常表现,后者使人们有时难以确定胸片上的表现究竟是正常还是异常,即使确定是异常表现后,也难完全肯定异常发生在肺的哪部分解剖结构上。胸片的这种局限在弥漫性肺病(Diffusing Lung Disease,DLD)的诊断上表现得尤为突出。由于(1)DLD特别容易侵及肺的周围部分,胸片通常呈现出不同形态的广泛复杂的阴影;(2)胸片的放射发现与病理发现之间缺乏固定的关联;(3)缺少客观的定义术语,不同放射科医生在描述病灶的多样性时描述方法各异,就使得胸片评价弥漫性疾病成为诊断放射学中最难的课题之一。

自 CT 被用于临床诊断后,由于它具有更高的密度分辨率,也可以消除重叠结构的断层作用,人们很快就认识到 CT 技术是一种评价肺部病变的重要手段。早期的胸部 CT 扫描时间较长,当用层厚为 1 cm 扫描时,仍取得较胸片为多的信息。但当时所用 CT 机的分辨能力较低,不能提供足够的解剖细节,以便能正确评价正常和异常的肺解剖,故当时大多仅用于检出肺结节和对肺与胸膜病变的鉴别上,在评价肺部病变特别是间质病变上仍受到限制。

高分辨率 CT(High Resolution CT,HRCT)的出现打破了这种限制,革命性地改进了人们在活体上检出和特征化弥漫性肺病的能力。HRCT 技术由 Zerhouni 于 1985 年首先提出,并由 Mayo 进行了完善。它包括两个主要内容:即薄的扫描层厚和用高空间频率算法重建(骨重建)。其中,使用薄的扫描层厚是提高空间分辨率的基础,它明显地减轻了部分溶积效应的影响,从而显著提高了 CT 显示细微结构的能力。而骨重建算法与常规 CT 使用的低空间频率(软组织)算法相比,重建所得的图像的空间分辨率增加,密度分辨率减低。充气的肺具有良好的天然对比度,无需通过低空间分辨率来提高影像的对比,因此适用于骨重建算法。实验证明,骨重建比标准重建算法能更多显示小血管、小支气管及小叶间隔等细微结构,所以获得的肺解剖细节堪与人体标本媲美。HRCT 可以优化地显示肺的微细结构,从而得以在肺小叶水平上认识肺。作为常规 CT 的有效补充(而非替代),它已成为当今活体肺部无创性成像技术中最敏感的工具。

临床放射科医生读片的过程是一个异常复杂的过程。通过对图片上相应特征进行评估,与已有的先验知识进行比较,并参考手头上的其他诊断数据,综合得出结论。该过程的主观性决定了不同医生对同一幅图像诊断上的差异;而且患者的增多以及临床对医学影像依赖性的增加大大加重了放射医生的工作量。为了提供客观、一致的诊断结果,减轻医生负担,发展一种用机器来解译医学图像的方法成为必要。另一方面,信息处理、图像分析等相关技术的发展为计算机对医学影像进行辅助定量分析提供了可能。

5.3.2 胸片的定量分析

早在 20 世纪 70 年代人们就尝试利用电脑来对胸片进行分析。R.Sutton 等以间质性肺纤维化患者的胸片为研究对象,提出了基于胸片密度分布统计性质的纹理测度,并在中频段对肺纹理的傅氏功率谱进行了测定。Kruger 等利用基于点与点之间密度差异的统计纹理分析与光学傅立叶谱分析法对煤工尘肺进行了分类。Hall 等则研究了如何通过预处理使得纹理特征参数更易提取,这些预处理方法包括灰度均衡、空间滤波、对比增强、减影等。

由于胸片应用的普遍性,现在仍有不少学者在进行与胸片定量分析相关的工作。芝加哥大学放射学系 Kurt Rossmann 实验室的一个小组研究了用计算机纹理分析方法自动检测间质性肺疾病(Interstitial Lung Disease,ILD)的技术。一般而言,由于 X 射线在肺门区和肺外带穿过的组织不尽相同,造成了胸片上前者比后者的光密度要高。为此研究组成员使用了一种基于最小平方的二维表面拟和技术(2D Surface Fitting)来估计选定的 ROI 的背景,并用相应的二阶多项式来进行背景校正,所得结果通过二维傅立叶变换获得肺纹理功率谱。由于一些残留的没有被校正的背景,使得功率谱包含大量的低频分量,而由于放射斑点和噪声存在,使得功率谱中也包含一些很高频率的分量,为了抑制这些分量,增强与肺纹理相关的中频分量,研究人员采用了一个具有人眼视觉系统响应函数的滤波器对功率谱进行滤波,并用经过上述处理的肺纹理功率谱的均方根与一阶矩来衡量肺纹理的幅度和粗糙度,发现对于正常和患不同间质性疾病的肺,以上两类参数明显不一样,并据此进行了分类。但是以上 ROI 的选择都是手工交互进行的,这就无法满足临床医生的需要。Chen 等对此做出了改进,采用了一种叫做梯度加权边缘定向直方图(Gradient-Weighted Edge Orientation Histogram)的局部边缘梯度分析方法标识那些含锐利边缘的 ROI,从而达到 ROI 完全自动选择的目的。同样是利用胸片检测 ILD,杜克大学的 R.Voracek 等使用灰度共生矩阵,测得由肋间周边区提取的 ROI 的各向同性的纹理参数,利用分别含 15 与 7 个节点的双隐层前馈网络作分类器,采用 L-M 规则训练,获得了良好的结果,敏感性达 90%,特异性 84%,ROC 曲线下面积为 0.85。

5.3.3 肺病普查中的 X 射线图像处理

胸部 X 射线图像被看作是诊断和治疗肺部和心脏疾病的最有用的手段之一,所以需要医生和放射科人员来判读的照片数量极大。例如,1968 年日本在对肺结核做普查时,胸部 X 射线照片估计有 6×10^7 张以上。这是需要开发机器判读的主要理由。现在用计算机来分析 X 射线图像处理有多种研究,并已取得了有意义的结果。

胸片普查的图像处理系统一般具有如下功能:采样、量化以及图像压缩;识别肺域的外部和内部边缘以及心脏的边缘;识别数据采集的边界以及肺尖区和横膈膜的边界;检测肺中的异常阴影。

系统的主要目标是从普查拍摄的胸片中检测出肺中的异常。在此结果的基础上把每一张片子分为正常和异常。实现上述目标最重要的是要检测出肺癌和肺结核中常见的一种小的圆形阴影。因而系统着重检测这类圆形阴影。

下面将对上述每一个子任务中的图像处理细节进行讨论。在此之前,先说明在系统中多次采用的线性滤波器的一般形式。它称为两阶差分桥式滤波器,并用 $SD_2[K, L; I, J]$ 来表示。SD_2 是两个滤波器的级联:

$$SD_2[K, L; I, J] = D_2[I, J] \cdot S[K, L] \tag{5-26}$$

其中,$S[K, L]$ 是平滑滤波器,令 $F = f_{ij}$ 和 $G = g_{ij}$ 分别表示滤波器的输入、输出图像,$S[K, L]$ 表示为

$$g_{ij} = \frac{1}{KL} \sum_{k=1}^{K} \sum_{l=1}^{L} f_{i-[K/2]+k-1, j-[L/2]+l-1} \tag{5-27}$$

$D_2(I, J)$ 是二阶差分滤波器,表示为

$$g_{ij} = f_{i+I, j+J} - 2f_{ij} + f_{i-I, j-J} \tag{5-28}$$

1. 肺区的边缘识别

这个阶段系统的任务是找出 3 种肺区的边缘:外侧肺区的边界,心脏的边界,还有内侧肺区的边缘。其中心脏的边界由桥式滤波器抽取,它不是心脏的精确边界,如需要更精确的心脏边界,要用其他方法。检测这些边界的方法如下,是相当简单的。

在 $SD_2[2.5, 2.5; 0.8, 0.8]$ 输出中取出大于定阈值 T_1 的点。将抽取的点连成线,并选出长于肺区线段中足够大于阈值 T_2 的分量。所得到4 个分量,分别用 C_1, C_2, C_3, C_4 表示。在每一列中,求出 C_1 和 C_3 中最右面的点以及 C_2 和 C_4 中最左面的点。令它们的序列号为 $j_{i1}, j_{i2}, j_{i3},$ j_{i4},其中 i 为行号。然后,在 $j_{i1} - j_{i2}, j_{i3} - j_{i4}$ 段内求出将其分为 $1:2$ 的点,相应用 j_{i5} 和 j_{i6} 来表示。这些点的组表示同一区域的边界。

这些边界指定如下:

$\{j_{i1}\}$ 和 $\{j_{i4}\}$ 为肺区外侧的边界;

$\{j_{i2}\}$ 和 $\{j_{i3}\}$ 为用桥式滤波器检出的心脏边界;

$\{j_{i5}\}$ 和 $\{j_{i6}\}$ 为肺区内侧的边界。

其中 $\{x_i\}$ 是指一组行号为 i 的值 $x_1,$ $x_2, \cdots$,像素的数目是一定的,虽然在图5.8上没有明显表示出来。

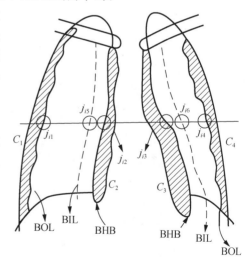

图 5.8　肺区边缘识别

2. 识别背部肋骨的方法

通过实验结果知道,大部分异常阴影的误识别或图片的误分类都是由于不完整识别肋

骨图像所致。改进后的识别过程如下。

(1) 用一线性滤波器对给定的整幅数字图像进行处理(滤波);

(2) 从所得的图像用一阈值处理抽出连接成分(肋骨的粗估计);

(3) 用二阶曲线拟合所抽出的连接成分以抽出肋骨的边界(曲线拟合);

(4) 根据规定的规则修正所得结果中不完整的部分(修正)。

这些步骤说明如下:

(1) 滤波

首先,将一给定的输入图像分成 3 个子图像 A,B 和 C,如图 5.9 所示。然后把 3 种桥式滤波器 $SD_2 = [2.5, 2.5; 3, 3]$, $SD_2 = [2.5, 2.5; 4, 0]$ 及 $SD_2 = [2.5, 2.5; 3, -3]$ 分别作用于子图像 A,B 和 C。这些滤波器的设计与肋骨图像的形状匹配。

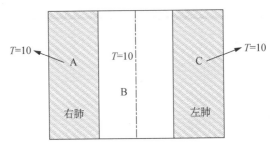

图 5.9　输入图像划分为子图像

(2) 粗估计

上述线性滤波器的输出用一预定的阈值变换成二值图像,如图 5.10 所示。阴影部分必须删除,因为仅希望识别背部肋骨。利用在上节中所识别的外肺区边界和心脏边界之间的部分删除非背部肋骨。处理后的图像中含有若干连接的分段,分别与背部的肋骨相对应(图 5.11)。

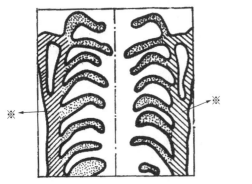

图 5.10　阈值处理后的二值图像

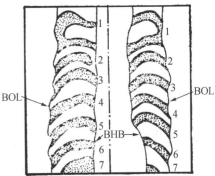

图 5.11　背部肋骨的识别

然后采用一标号过程对各分段加以标号。由于两肺中的最高分段与锁骨以及肺尖区中的肋骨图像相当,它们在后继的处理中将被略去。用类似的方式将最底下的分段(往往是最底下的第二分段)略去,因为它们处在横膈膜的位置,或处在横膈膜下的胃中有气泡的位置。

（3）曲线拟合

由上述得到的分段的边界，将由一、二阶函数按均方误差的准则来逼近。一种典型情况是每一边界约只有 2/3 用于曲线拟合，因为这一部分对检测异常阴影最为重要。从而对每一肋骨图像的上下边界都得到一个二阶函数 $y=a_i(x-x_0)^2+b_i$，其中常数 x_0 固定于 $(1/3)JE$（JE 为输入图像的宽度）。因此所有的边界都由一个含两参数的组 (a_i^L, b_i^L) 及 (a_i^U, b_i^U) 来描述，其中 i 为某肋骨的序号，U 和 L 代表上下边界。这一步骤大大简化了后面的处理。

（4）参数修正

对参数组 $\{(a_i^U, b_i^U), (a_i^U, b_i^U); i=1, 2, \cdots\}$ 进行检查，并在必要时根据从肋骨图像的平均性质得出的规则加以修正。这参数组作为输出传送给下一个子任务，并在检测异常阴影时的第二步中用到。

3. 肺中异常阴影的检测

临床中所要处理的图像(X射线胸片)有很复杂的结构。在这一节中，我们首先列举使异常阴影识别困难的各种因素，然后说明用来克服它们的方法所包含的原理。

（1）异常阴影的性质

1）异常阴影的尺寸通常是很小的（与整个图片的尺寸相比）。例如，要在 70 mm 底片上检测 1 mm 直径的圆形阴影。异常阴影的内部和外部的灰度值差，在许多场合下也是极小的（通常为背景灰度值的 7%～10%）。

2）异常阴影的形状、大小和位置变化很大，阴影的边缘难以精确识别，因此基于边缘检测的方法不能很有效地工作。

3）在整个图像上，特别是在水平方向，在灰度值上会有较大的变动（在后续部分中就是灰度基准值的变化）。因此假设被检测的阴影具有均匀灰度值的背景不总是符合实际。

4）存在一些比异常阴影更明显的图形，如心脏的阴影和肋骨图像。更糟的是，这些图形（包括异常阴影在内）有可能部分地互相重叠。

（2）识别异常阴影方法所包含的原理

抽取异常阴影所用方法的原理如下。

1）对上面所述的第一、第二个问题，因为识别的主要目标首先是检测出异常，而不是如医生那样判定阴影的大小、形状和位置，所以将识别过程分成两步。在第一步中，通过一简单的线性滤波和阈值处理（粗估计）检出图像的一些子区域作为可能异常区。在第二步中，用更复杂的算法来检验这些子区域，并将它们分成正常和异常。这样划分识别过程，使得能以足够的精度细致地检测阴影，而不会过多降低系统的效率。

2）考虑以上第三方面的问题，粗估计的滤波器设计应在水平方向对灰度基准值的变动不敏感。在每一子区域中，这一变动被均衡以后，才可以做可疑区的检查。

3）考虑以上第二方面的问题，在抽取异常阴影之前，要识别肋骨图像及心脏阴影的信息。肋骨图像和心脏阴影决定了一给定图像的总体结构，在可疑区的检查中会得到有效的利用。

（3）肺中异常阴影的识别过程（Ⅰ）——粗估计

在一给定图像中可疑面积的粗估计如下。

1）首先，对整个输入图像 G 用桥式滤波器 $SD_2[2.5, 2.5; 0, 6]$ 处理。此滤波器对具有较低灰度值的小面积中央(及其邻近)及在有较低灰度值的大面积的边缘附近,给出较大的值。

2) 上述滤波器输出中大于阈值 T_3 的点所组成的连接段被抽出并加以标号。在由外肺区、心脏边界、肺尖区的边界以及横膈膜边界所包围的面积中(这一面积称为主肺区)所含的连接段面积如大于一阈值 T_4,则为可疑区,并将在下一步中仔细检查。

(4) 肺中异常阴影的识别过程(Ⅱ)——可疑区的细查

在一张 X 射线胸片中抽出许多可疑区。这组可疑区中既包含由肺及心脏疾病所产生的异常阴影,也有正常的图像如肋骨及血管的一部分。在这一步识别中将采用各种方法对每个可疑区进行仔细检查,以排除正常图像,找出真正的异常阴影。这里检查所用的原理是,如果一个可疑区不属于肋骨或血管图像的任何部分,就认为是异常的。在这一步处理中,有关外肺区边界、心脏边界、内肺区边界、肺尖区边界和横膈膜边界以及肋骨图像的边界信息都会得到最充分的利用。

在每一可疑区进行仔细考察时主要有下面 3 种检查:

1) 位置检查:检查在图像的特定子区域(如主肺区)中是否有可疑区,并检查这个可疑区是否位于其他的图像上(如在肋骨图像之上);

2) 面积检查:检查一个可疑区的面积是否大于预定的阈值 T_4;

3) 密度检查:检查规定桥式滤波器在一个可疑区邻近的输出。

对每一个可疑区的检查分为以下几个步骤:

1) 位置检查:选出在主肺区中的可疑区,以后的检查只对这些可疑区进行。将与内肺区边界相交的可疑区或在肺内区中的可疑区当作是血管的一部分,并从异常阴影的对象中排除。

2) 可疑区的划分:将每一可疑区划分为四部分,分别是在背部肋骨上,在前胸肋骨上,既在背部肋骨上又在胸部肋骨上(即在肋骨的交叉部分)以及其余部分。

3) 面积检查:面积小于一给定阈值的可疑区被略去,因为它的信息已不可靠。

4) 将上述检查后留下的任一肺域中的可疑区确定为异常,因为它们出现在不应有阴影的地方。

5) 密度检查Ⅰ:沿背部肋骨方向做桥式滤波。在背部肋骨上的可疑区可能是肋骨图像的一部分,它会由于滤波器 $SD_2[2.5,2.5;0,6]$ 与肋骨图像的方向特性不一致而被抽取出来。为检查这一部分可疑区,将桥式滤波器 $SD_2[2.5,2.5;0,6]$ 用于在可疑区邻近的给定图片的子区域,其中Ⅰ选 $I/6$,以与背部肋骨上可疑区中央有关肋骨图像的方向重合(肋骨图像的方向可通过与肋骨图像边界拟合的二阶函数的系数求出),上述滤波器输出大于预定阈值 T_6 的点将构成闭合的连接线。如果抽取的连接线有大于阈值 T_5 的面积,则背部肋骨上的可疑区就被归入异常。

6) 密度检查Ⅱ:沿胸部肋骨的方向进行桥式滤波。过程和步骤 5)相同,只是用胸部肋骨代替背部。

7) 密度检查Ⅲ:肋骨交叉部分的可疑区是两肋骨图像的交叉。首先对可疑区的邻近区沿胸部肋骨方向用桥式滤波,将输出值与适当选择的沿背部肋骨方向排列的点进行比较。如果它们的差值大于某一给定的阈值,则这个可疑区就归入异常类。实际上,所用的检查比较简单,即计算 $f=(f_5-2f_1+f_3)-(f_4-2f_2+f_6)$,其中 f_i 为点 x_i 的灰度值。如果 f 大

于某一给定的阈值 T_f，则可疑区归入异常类。大部分出现在外肺区邻近（即在肺的外周区中）的可疑区（交叉），由于那里的灰度基值在水平方向上的变动很大，所以，这一密度检查想要成功，就要消除基值变动。

在上述过程中，任何一步中如果找到一处异常，则相应的可疑区就被认为是一个异常阴影。这个过程用于图片中所有找到的可疑区。只要找到一个异常阴影，该底片就归入异常类。

参考文献

［1］张政，童玉云，王家平，等. 3D-DSA 与 3D-256 层螺旋 CTA 在颅内动脉瘤检查中对比研究［J］. 生物医学工程与临床，2014(2)：150-154.

［2］Mohammadi S M, Helfroush M S, Kazemi K. Novel shape-texture feature extraction for medical x-ray image classification［J］. International Journal of Innovative Computing, Information and Control, 2012, 8(1)：658-676.

［3］Pouya D B, Bahadorzaden M. Enhancement in medical image processing for breast calcifications and tumor detection［J］. Research Journal of Applied Sciences, Engineering and Technology, 2012, 4(12)：1696-1700.

［4］Aydin A, Ibrikçi T, Akçali I D, et al. A hybrid image processing system for X-ray images of an external fixator［J］. Computer Methods in Biomechanics and Biomedical Engineering, 2012, 15(7)：753-759.

［5］Sundarapandian M, Kalpathi R, Manason V. DSA image registration using non-uniform MRF model and pivotal control points［J］. Computerized Medical Imaging and Graphics, 2013, 37(4)：323-336.

［6］Mitrović U, Špiclin Z, Likar B, et al. Evaluation of 3D-2D registration methods for registration of 3D-DSA and 2D-DSA cerebral images［C］. Hake Buena Vista, USA. SPIE Medical Imaging, 2013.

［7］Philipsen R H, Maduskar P, Hogeweg L, et al. Localized energy-based normalization of medical images：application to chest radiography［J］. IEEE Transactions on Medical Imaging, 2015, 34(9)：1965-1975.

［8］Zhao C M, Kanicki J. Task-based modeling of a 5k ultra-high-resolution medical imaging system for digital breast tomosynthesis［J］. IEEE Transactions on Medical Imaging, 2017, 36(9)：1820-1831.

［9］Arnab S M, Kabir M Z. Impact of lubberts effect on amorphous selenium indirect conversion avalanche detector for medical X-Ray imaging［J］. IEEE Transactions on Radiation and Plasma Medical Sciences, 2017, 1(3)：221-228.

［10］Choi M, Wang J, Cheng W C, et al. Effect of veiling glare on detectability in high-dynamic-range medical images［J］. Journal of Display Technology, 2014, 10(5)：420-428.

第六章　显微医学图像处理

人眼观测客观事物的极限空间分辨率是 3×10^{-4} m,因此人们就无法观察到与宏观物质世界一样丰富多彩的微观物质世界。随着科学技术的发展,人类的研究进入了微观物质世界。为了了解和研究微观物质世界领域,人们必须借助于显微成像技术把微观物质的形态结构放大几十倍甚至几十万倍,这样人眼就能够直接观察微观物质世界的结构特点或者以数字图像、相片的方式将其保存下来。

17 世纪中期,Robert Hooke 发明了第一台光学显微镜,它的出现为人类提供了一个观察微观世界的窗口。生物学家把显微镜作为一种主要工具来研究生物器官、组织和细胞,由此对生物学、遗传学、微生物学、病理学及医学的发展起了极大的推进作用。

随着研究的深入及相关技术的发展,一般的光学显微图像已经不再能够满足研究的需要,对获取的显微图像进行必要的处理成为提高图像信息量的一个重要途径。一般来说,图像处理有两种对象:模拟对象和数字对象。模拟对象即连续显微图像,该图像在空间、亮度和色彩上都是连续的。相比图像的模拟处理,基于计算机的数字化显微图像处理有抗干扰能力强、处理方式灵活、处理精度高和再现性好等优点。

近年来,对数字化显微图像进行处理和分析的技术已发展成为一个专门的学科:显微图像处理技术。显微技术愈是深入发展,图像处理技术就愈发重要。随着光电检测、计算机和图像处理等技术的发展,数字显微图像处理技术日渐成熟,能够排除各种主观因素的影响,获得定量的测量数据,更客观地揭示生命活动的规律,因此自 20 世纪 90 年代起,逐渐成为国际发展热点。

本章将介绍显微技术的概念和应用范围、显微图像处理系统、癌细胞识别、染色体分类技术等。

6.1　显微技术

显微技术(Microscopy)是利用光学系统或电子光学系统设备,观察肉眼所不能分辨的微小物体形态结构及其特性的技术。

显微镜是显微技术的主要工具,根据光源不同,可分为光学显微镜和电子显微镜两大类。前者以可见光(紫外线显微镜以紫外光)为光源,后者则以电子束为光源。近年来,人们一直致力于显微成像的研究,致力于物体与背景对比度的提高,致力于显微镜分辨率的提高。先后研制出复式显微镜、暗场显微镜、相差显微镜、干涉显微镜、荧光显微镜、激光扫描共聚焦显微镜等光学显微镜和透射电子显微镜、场发射电子显微镜、扫描电子显微镜以及八十年代发展起来的一系列扫描探针显微镜等电子显微镜。虽然显微镜的类型和用途各异,但所有的显微成像技术都是通过样品和不同类型射线(电磁波)按照不同的方式(反射或透射)相互作用来获取信息进行放大成像的。

与光学显微镜相比,电子显微镜用电子束代替了可见光,用电磁透镜代替了光学透镜并使用荧光屏将肉眼不可见的电子束成像。1926 年汉斯·布什研制了第一台磁力电子透镜。1934 年恩斯特·鲁斯卡和马克斯·克诺尔在柏林成功制造了第一台实用透视电子显微镜,为此获得诺贝尔物理学奖。进入 20 世纪 90 年代电脑越来越多地用来分析电子显微图像,同时电脑也可以用来控制越来越复杂的透镜系统,其操作越来越简单。

6.2　显微图像处理和分析系统

显微图像处理和分析系统是随着时代与科学技术的发展而产生的跨学科产物。它不仅能通过各种成像系统获得图像的几何数据、光密度、灰度等信息,还可运用该系统进一步处理,通过数字的形式把标本中的各类信息精确地表达出来。

显微图像处理和分析系统主要包括显微镜、计算机、图像采集装置、图像处理与分析软件等关键部件。在显微图像处理和分析中,整个系统最重要的工作就是要保证得到的电子图像能精确地反映光学图像,这个过程由图像采集装置、显像管和图像处理来完成。图像采集装置主要包括电荷耦合器件(Charge-coupled Device, CCD)摄像机、图像采集卡以及数码摄像机。CCD 摄像机和图像采集卡需一同使用。CCD 摄像机采集显微镜形成的模拟显微图像,即模拟信号,图像采集卡有模/数转换功能。经图像采集卡将这些模拟图像转换为数字图像,即数字信号,以便计算机对其进行处理与分析。数码摄像机集 CCD摄像机和图像采集卡两者功能于一身,其输出的是显微镜视场的数字图像,可直接用于处理与分析。

显微图像处理和分析主要分为以下几个程序:切片样品制作、图像采集、图像预处理、特征参数抽取、统计分析和结果输出。显微图像分析系统和处理程序示意图如图 6.1 所示。

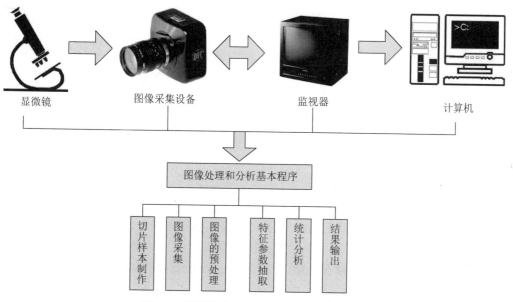

图 6.1　显微图像分析系统和处理程序示意图

在显微图像处理和分析系统中图像采集装置、计算机是最为重要的两个部分,计算机的重要性在于如何通过一定算法对显微图像进行处理和分析,属于软件范畴,将在显微图像分析和处理算法部分详细论述,本节重点介绍图像采集装置。目前,显微图像采集装置主要分为两个系统:数码显微镜系统和激光扫描共聚焦显微镜系统。

6.2.1　数码显微镜系统

数码显微镜系统是由普通光学显微镜、图像输入部分、计算机及相应的控制处理软件构成。图像输入部分有两种情况:第一种是使用图像采集卡,CCD 相机通过视频传输线(复合视频线或 S-Video 端子)与主机相连;第二种是不使用图像采集卡,而是采用带有通用串行总线(Universal Serial Bus,USB)接口的 CCD 相机直接与主机相连。随着 USB 技术的发展与成熟,及众多硬件厂商对 USB 技术的支持,现在的摄像头或者数码相机大都采用 USB 接口与主机相连。

6.2.2　激光扫描共聚焦显微镜系统

激光扫描共聚焦显微镜(Laser Scanning Confocal Microscope,LSCM)是在荧光显微镜成像基础上加装了激光扫描装置,使用短波长激光(比如 488 nm 的氩离子激光)聚焦到染有荧光材料的检测样品上,激发出长波长(红、绿、蓝等)的荧光,再利用计算机进行实时图像采集,从而获得细胞和组织内部细微结构的荧光图像。

传统的光学显微镜使用的是场光源,标本上每一点的图像都会受到邻近点的衍射光或散射光的干扰。激光扫描共聚焦显微镜利用激光扫描束经照明针孔形成点光源对标本内焦平面上的每一点进行扫描。标本上的被照射点在探测针孔处成像,由探测针孔后的光电倍增管(Photo-multiplier Tube,PMT)或冷电荷耦合器件逐点或逐线接收,迅速在计算机屏幕上形成荧光图像。照明针孔与探针孔相对于物镜焦平面是共轭的,焦平面上的点同时聚焦于照明针孔和发射针孔,焦平面以外的点不会在探测针孔处成像,这也是"共聚焦"的由来。这样得到的共聚焦图像是标本的光学横断面,克服了普通显微镜图像模糊的缺点。

另外,在显微镜的载物台上加装微位移器,可使载物台步进移动,则细胞或组织各个横断面的图像都能清楚地显示,实现了"光学切片"的目的。在检测器处加装 CCD,通过视频线连接到计算机构成了激光共聚焦扫描显微镜系统的透射通道。一般来说,共聚焦系统要求的传输速度快,故通过模/数转换卡来传输图像数据,一次传送一行图像数据,然后在计算机里将图像数据累积起来,最终组织成断层图像。

6.3　显微图像的处理和分析

使用显微图像分析系统处理显微图像时,使用者实际操作很少,几乎完全是通过鼠标来操纵复杂的运行过程,计算机软件可按实际需要行使其功能。显微图像处理的基本过程包括切片样品制作、图像采集、图像预处理、特征参数抽取、统计分析和结果输出。

6.3.1 切片样品制作

显微图像分析系统所用的切片与常规组织学切片的制作方法及要求基本相同,可根据研究者的目的选择适当切片类型。

扫描电镜的样品制备比较简单。干燥的样品仅需在表面进行金属涂膜使样品表面导电即可观察,生物材料一般需要固定、脱水、干燥和涂膜等步骤。此外,还可对所观察的对象进行各种手术,这种在显微镜下操作的技术称为显微操作。

6.3.2 图像采集

通过显微镜将切片放大,成像在摄像器材上,完成光电转换,经 A/D 转换为数字信号输入计算机。其中摄像器材可采用电荷耦合器件照相机、带有视像管(Vidicon)的视频摄像机和扫描仪(Scanners)等。这些器件均称为数字化器,都能将(模拟)电信号转化为数字(离散)的形式。

在图像采集的过程中,需要注意以下两点:首先,由于专门针对显微细胞图像,其目标较小,图像采集卡分辨率应该尽可能高,否则,会导致细胞边缘模糊,不利于后期分割处理。其次,显微镜光源的亮度对摄像机摄取病理图像的质量有明显的影响,显微镜光源过亮或太暗时摄取的图像因对比度差、图像不清晰,计算机难以对测试目标进行准确分割,直接影响测量精度。所以调整好合适的显微镜光源的亮度对获取高质量的图像,提高图像测量精度具有重要意义。

6.3.3 图像预处理

在数字化显微图像系统中,由于图像数字化,以及显微镜、摄像器材等都会存在系统噪声干扰,原始图像由于受到噪声干扰会变得模糊且难以获取关键的特征信息。因此必须进行除噪处理。显微镜光源亮度不均匀、显微镜光学系统中光束切割、拦截等光学因素、CCD 器件光敏面不均匀灵敏度分布等,都会造成数字化显微图像灰度不均匀(中间亮四周较暗或反之),这会直接导致图像区域过饱和或边缘图像模糊,可以通过背景校正或边缘检测算子进行平滑滤波和边缘检测,将上述影响加以限制或消除。

总体而言,显微图像预处理可以分为三个步骤:图像滤波、图像增强和图像分割。详情请见第二章和第三章相关内容。

6.3.4 特征参数抽取

特征提取是对细胞的定量描述。特征提取和选用是否足以反映细胞类别间的差异,直接影响到分类系统的识别率。形态学特征参数是对细胞形状、大小、轮廓等规则程度的定量描述。光密度特征参数是由于不同类的细胞对光的吸收程度不同,反映在细胞图像的直方图上就对应不同的模式,如灰度偏向、峰谷数多少、峰值大小等。纹理特征因包含着细胞组织表面结构排列的重要信息,而在识别中起重要作用,与其他类特征相比,纹理特征能更好地反映细胞图像的宏观与微观结构性质。特征的选取要在细胞学家的指导下进行,才能有效地提取最能代表细胞特征的参数以区分不同种类的细胞。再根据已得的特征参数,做出病理判断,或者通过建立人工神经网络等模型对不同的细胞做出分类统计。

6.3.5　统计分析和结果输出

依据所得的数据类型,选择正确的统计分析方法进行分析。最后选择合适的输出方式将分析结果呈现出来。

在对显微图像处理和分析系统及分析技术做了一般性介绍后,下面将针对不同应用对象做详细介绍。

6.4　癌细胞识别

恶性肿瘤目前占人类各种死因的第一位,每年全世界约有 700 万人死于癌症。癌症患者在确诊后,75%左右已属于晚期,失去了手术的最佳机会,所以,准确的早期诊断和治疗已经成为迫切需要解决的问题。

目前,病理专家主要是通过显微镜,利用目视方法来定性地分析癌细胞显微图像,运用经验知识对人们的健康状况做出诊断,这种方法在临床病理学上一直占有重要的地位。但是,这种方法的弊端有:(1)带有一定的个人主观性;(2)时间消耗长;(3)图像模糊、噪声污染;(4)对比度不强、边界不清;(5)长期阅片引起视觉疲劳等。这些弊端都会影响诊断的准确性。

随着计算机技术的快速发展以及图像图形处理技术的日趋成熟,计算机图像处理与分析技术在临床诊断和治疗中起着越来越重要的作用。开发新的图像分析系统(Image Analysis System,IAS),使用计算机自动处理显微细胞图像,对其进行定量分析,可以减少主观干扰,提高分析的准确性,也可以大大减少病理专家的工作负担,对于辅助医生在癌症等疾病的诊断上做出快速准确的判断具有重要的意义。

6.4.1　癌细胞图像的采集

胃腺癌细胞图像分析系统的硬件系统以市场上主流配置微机为主机,配以高倍显微镜、摄像头、彩色图像采集卡。首先用摄像头获取胃腺癌组织切片的图像,然后由彩色图像采集卡采集摄像头中的图片,并将采集到的图片存放在计算机中进行分析处理。

6.4.2　特殊的分割算法

将获得的癌细胞图像滤波去噪,并且增强对比度后,对其进行癌细胞的图像分割。在对胃腺癌免疫组化细胞图像的研究中,将图像中的癌细胞区域分割出来并提取出感兴趣目标,这些区域一般是对应细胞图像中特定的、具有独特性质的区域。

现有的分割算法很多,总的来说对灰度图像的分割可分为基于边界的分割和基于区域的分割,如第三章所述。本节将介绍一些特殊的分割算法。

图 6.2 是胃腺癌免疫组化彩色图像。观察图 6.2(见彩图附录)可以发现,阳性细胞和阴性细胞在 RGB 三个颜色空间都有交叉区,并且对于不同的免疫组化显色反应强度在图像中阳性细胞和阴性细胞颜色的深浅也不同,分割较为困难。因而单纯从某个颜色空间来分割阳性细胞和阴性细胞几乎不可能。另外在实际细胞图像中,由于切片、涂片和细胞本身的原因,经常会出现多个细胞重叠在一起形成一个较大的融合区域,这种现象在图像处理中称为

聚堆。胃腺癌免疫组化彩色图像中也存在部分细胞重叠在一起的现象,如果不能有效地把重叠在一起的细胞分离成单个细胞,将直接影响细胞计数和各种参数的测量结果。

从这些图像我们可以看出,免疫组化彩色图像共同的特点是:阳性细胞大致呈棕褐色或棕黄色,阴性细胞呈蓝色,背景接近白色。

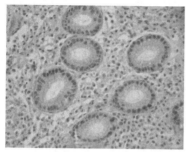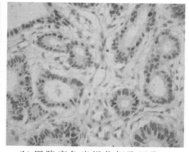

(a) 胃腺癌免疫组化细胞图像一　　　(b) 胃腺癌免疫组化细胞图像二

图 6.2　胃腺癌免疫组化细胞图像

采集多幅胃腺癌免疫组化彩色图像,将这些图像从色度识别的角度考虑,分析不同区域在 RGB 三色空间的颜色值,获得阳性细胞和阴性细胞在 RGB 三色空间中的分布概况,寻找阳性细胞和阴性细胞的 RGB 分布差异。

理论上,棕褐色或棕黄色的 R 分量值大于 B 分量值,蓝色或紫色的 B 分量值大于 R 分量值,因而阳性细胞图像每一个像素的 $R > B$,阴性细胞图像每一个像素的 $B > R$。根据上述的结论,介绍针对胃腺癌免疫组化细胞的图像色度识别准则:

(1) 正向扫描整幅图像,将每个像素的 R 分量减去 B 分量,根据其差值将像素分为两大类:$(R-B) \geqslant 20$ 类和 $(R-B) < -20$ 类;

(2) 在 $(R-B) \geqslant 20$ 类中,凡是 $(R-B) \geqslant 20$ 的像素令其保留原先的颜色值,而 $(R-B) < 20$ 的像素则令其为黑色,这样得出的图 6.3(a)除去了阴性细胞,突显阳性细胞区;

(3) 在 $(R-B) < -20$ 类中,凡是 $(R-B) < -20$ 的像素令其保留原先的颜色值,而 $(R-B) \geqslant -20$ 的像素则令其为黑色,这样得出的图 6.3(b)除去了阳性细胞,突显阴性细胞区。

依据上述色度识别准则对免疫组化彩色图像处理后,可自动将阳性细胞和阴性细胞粗分割开来,并从原始的彩色图像中获得分割后的结果,如图 6.3 所示(见彩图附录)。

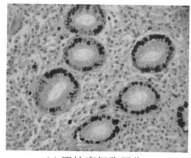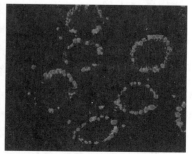

(a) 原始癌细胞图像　　　　　　(b) 对应的癌细胞分割结果

图 6.3　癌细胞图像和其对应的图像分割结果

6.4.3　基于 BP 神经网络的胃腺癌细胞识别

获得了胃腺癌细胞的图像特征后,使用这些特征参数对胃腺癌细胞进行识别处理是十分重要的。利用 BP 神经网络方法可以实现胃腺癌细胞的分类功能。

BP(Back Propagation)神经网络是基于误差逆向传播算法的多层前馈神经网络,由 D. E. Rumelhart 和 J. L. McCelland 及其研究小组在 1986 年研究并设计出来的,已经成为目前应用最为广泛的神经网络算法。

BP 神经网络算法是一种常用的神经网络,分为三层结构,包含输入层、输出层以及处于输入输出层之间的隐含层。每层至少有一个以上节点(也称神经元),与层对应地输入节点、隐节点和输出节点。隐含层中的节点不直接与外界连接,但其状态影响输入输出之间的关系。输入节点、隐节点、输出节点之间的关系通过网络系数(权重和阈值)来反映。训练前,先通过一定方法赋予网络初始权重和阈值,然后利用训练样本对网络进行训练,使网络输出满足期望需求。训练成熟后的神经网络即可投入实际应用,可用于分类、预测等决策支持。

6.5　染色体核型分类

作为遗传载体的染色体,其数目、形态的恒定是维持生物体遗传性相对稳定的必要条件,故对染色体数目、形态的研究是临床科室常规检测手段之一。染色体核型分析是染色体遗传分析技术的经典方法,是科学研究和临床辅助诊断的重要手段之一,是分析染色体易位、缺失,诊断各种遗传病变的关键指标。

染色体分析的目的就是要确定细胞或个体的染色体组成,尤其是要将其与正常结构间的差异,以及生理或临床疾病关联起来。观察细胞分裂中期染色体的核型是一个很缓慢和繁重的过程:首先,培养样本组织的细胞,使用培养物进行切片及染色;然后在准备好的显微切片上寻找适合观察的细胞,并用摄像头以数字形式捕获,研究人员人工按染色体的形态和带型将单个染色体分离,再将它们粘贴到一个模板以生成最后的核型图;最后通过分析核型图来检查是否可能存在遗传疾病。以上操作较为烦琐,需要对细节十分注意,还需要由经过严格培训的人员来操作,这些都是染色体分析未能在临床中被广泛应用的原因。所以将染色体分析方法转化为计算机算法进行自动处理,以达到染色体分析的自动化,这会大大提高工作效率,减轻医护人员的负担,对工作人员的经验要求也不是过分苛刻。

6.5.1　染色体分析技术现状

只有在细胞分裂期加以适当染色的染色体才能通过显微镜观察到,它们是独立的个体,大致有 3 μm 长。适合用于分析的染色体是处于分裂中期状态下的染色体,在样本显微切片上仅有一小部分细胞处于分裂中期。传统的核型分析系统先对染色体进行计数,然后再逐个进行识别,检测是否有大小或带型的异常。染色体自动分析系统的目的是生成染色体核型图(染色体以某一指定模式排列的图像)而没有操作者的干预。然而,由于该分析的最终结果是以医学观点对个体遗传的陈述,所以需要严格由参加过培训的操作人员在计算机的协助下做出临床诊断。另外,一些技术上的难题,如分离交叉的染色体和定位着丝粒都使人工干预成为必要的一部分。由于以上原因,所有经济可取的自动染色体核型分析系统,实际上都是半自动化的,需要人工干预来完成一些任务。

近年来国内开发出了很多染色体自动分析软件,也引进了国外不同厂家的染色体自动分析系统。国内的染色体图像分析系统有北京中科恒业公司的通用医学图像处理系统、徐州中裕电子应用技术有限公司的染色体核型配对分析系统等。国际上有哥伦比亚密苏里大学病理实验室癌症研究中心研制的自动核型分析系统、法国 IMSTAR 公司所研制开发的商用染色体自动核型分析系统等。国外一些现有的自动化染色体分析系统还有 Matascan、Cyto-K 等。以上这些系统大都是半自动化或趋于全自动化,需要人工干预完成任务。

6.5.2　人体染色体图像预处理

人体染色体图像预处理由原始图像的获得、中值滤波、灰度变换、图像分割几个模块构成。中值滤波的主要目的是除去噪声,避免图像噪声对染色体识别的不良影响;灰度变换用来改善图像的灰度分布;图像分割将染色体从背景中分离出来,从而确定图像的目标区域,获得染色体的轮廓信息。

1. 人体染色体原始图像的获取与存储

通过显微镜,首先对人体细胞的染色体切片进行观察、筛选,以获得理想的染色体图像。所谓理想,是指视野范围内,染色体组完整(46 条),无杂质或极少杂质,染色体之间相互交叉重叠较少,染色体带型清晰。从目镜中获得这样一幅图像后,就可以利用摄像头获得一幅能够处理和长期保存的人体染色体图像。在某些情况下,一个视野范围内很难获得一幅包含完整染色体的图像,这就需要对染色体图像进行拼接,通过两幅或者更多幅图像拼接成一幅完整的染色体。

2. 人体染色体图像滤波

染色体图像的产生、传输和记录过程中,由于成像系统的不完善,图像介质等诸因素的影响,导致染色体图像不可避免带有一些噪声,这些噪声对图像识别很不利。在图像的预处理过程中,针对图像及噪声的特点,应采用适当的方法进行去噪处理。中值滤波是一种非线性处理技术,可以克服线性滤波器所带来的图像细节模糊,而且对脉冲干扰及图像扫描噪声最为有效,在实际运算中不需要图像的统计特性,这也带来不少方便。因而,采用中值滤波来实现染色体图像去噪处理是比较合适的。

3. 图像的灰度变换

人体染色体图像在成像过程中,由于光照、摄像及光学系统等不存在均匀性会造成图像的灰度分布集中于某一局部(对比度小),使图像模糊不清。另外,图像中染色体亮带与暗带之间的差异较大,而亮带与背景之间的差异较小,这种灰度分布不利于图像分割。为此,需要进行灰度变换来提高图像对比度,同时改善图像的灰度分布。对于人体染色体图像而言,采用线性灰度变换就可以达到图像增强的效果。

4. 人体染色体图像的分割

染色体前景图像上存在带纹的明暗相间,这是边缘提取的难点所在,需要借助于特殊的边缘提取方法。

染色体图像经过去噪后,背景已变为纯白色(灰度值为 255),同时染色体前景(包括个别噪声)灰度一定小于 255。根据这个规律,边缘检测可以按下述步骤进行:

(1) 扫描整幅图像,记录发现的首个灰度不为 255 的像素,作为该条染色体的起始点,记作(x, y),并令其灰度为零(边缘)。

(2) 从起始点(x, y)按图 6.4 所示顺序查询周围八个邻接点,其中必然会有一个点是边界上的点(孤立的点状噪声除外),寻找其中既不是背景(灰度不为 255)又不是边缘(灰度不为零)的像素,认为是下一个边界点(暂设为 A),并令其灰度值为零,作为查询下一像素的起点,停止对(x, y)邻接点的查询。到底应该从 A 的哪个邻接点开始搜索下一个边界点所需时间最少,又能正确找到边界应该遵循以下规律,按图 6.4 找到的新边界点 A 与前一个搜索点比较,有四种情况:

1) 若纵坐标相同,横坐标大于 1,则从图中位置 5 开始顺时针查询;
2) 若横坐标相同,纵坐标大于 1,则从图中位置 7 开始顺时针查询;
3) 若纵坐标相同,横坐标小于 1,则从图中位置 1 开始顺时针查询;
4) 若横坐标相同,纵坐标小于 1,则从图中位置 3 开始顺时针查询。

(3) 依次查询直至重新回到起始点,此时该条染色体寻找完毕。

5	6	7
4	$(x, y)/A$	0
3	2	1

图 6.4 边缘查询顺序

5. 人体染色体图像特征提取

常用的人体染色体图像特征包括长度、面积、着丝粒指标(Centromere Index,染色体短臂长度与染色体长度的比值)、带型(Banding Pattern)等。Lerner 专门对人类染色体图像特征进行了研究,结果表明:在首先选定长度和着丝粒指标作为特征的前提下,只要再选部分沿染色体中轴线的带型就可以获得较好的分类结果。因此,选用染色体长度,着丝粒指标和带型作为度量特征。

在这些特征中,沿染色体中轴线的原始带型维数与染色体长度有关,染色体长,其原始带型维数就相对较高,而即便是同一细胞内的同一对染色体,长度上也会有一定的差异。这种特征数量上的不一致对染色体的进一步处理带来了不便。因此,需要采取措施将染色体带型进行标准化,使其在数量上具有统一性,从而提高可比性。

人体染色体特征提取过程分为:从经过图像处理的人体染色体图像中提取染色体中轴,然后通过染色体的中轴等指标确定染色体长度、着丝粒指标和原始的带型。接下来,对原始的带型进行一系列特征处理,得到压缩后的最能反映染色体实质的带型和长度、着丝粒指标一起送入分类器学习和分类。

6. 人体染色体特征的不变性分析

由于在人体染色体图像的获得过程中,染色体的位置、方向、几何尺度以及形态都不能预先确定,具有非常强的随机性,因此,要求系统对染色体的识别具有几何不变性(平移不变性、旋转不变性和伸缩不变性),即染色体位置的平移、染色体方向的旋转、成像尺度的不同都不影响对染色体的识别。另外,染色体在图像中的形态也有很大差异,因此染色体形态的变化(弯曲)也不能影响对染色体的识别。系统是通过提取人体染色体的不变特征来实现这些几何不变性的。一般常用的人体染色体的不变特征为按序号表达的染色体长度、着丝粒指标和染色体带型。

7. 人类染色体图像分类

上面已经讨论了对染色体的长度、着丝粒、带型的测量，染色体的各种分类参数基本测量完成，最后的工作就是使用常见的几何分类方法对染色体进行分类。

参考文献

［1］Chaudhari N M, Pawar B V. Microscope image processing：an overview[J]. International Journal of Computer Applications，2015，124(12):23-28.

［2］Qu L, Long F, Peng H. 3-D Registration of biological images and models：Registration of microscopic images and its uses in segmentation and annotation[J]. IEEE Signal Processing Magazine，2015，32(1):70-77.

［3］Haub P, Meckel T. A model-based survey of color deconvolution in diagnostic brightfield microscopy：error estimation and spectral consideration[J]. Scientific Reports，2015，5(1):12096.

［4］Mualla F, Schöll S, Sommerfeldt B, et al. Automatic cell detection in bright-field microscope images using sift, random forests, and hierarchical clustering[J]. IEEE Transactions on Medical Imaging，2013，32(12):2274-2286.

［5］王勇.人体外周血细胞显微图像自动分割算法研究[D].武汉：华中科技大学,2014.

［6］陈景杨.红外显微图像超分辨重建算法研究[D].北京：北京理工大学,2015.

［7］Coelho L P, Kangas J D, Naik A W. Determining the subcellular location of new proteins from microscope images using local features[J]. Bioinformatics，2013，29(18):2343-2349.

［8］马锐.人工神经网络原理[M].北京：机械工业出版社,2014.

［9］陶源,王佳飞,杜俊龙,等.基于卷积神经网络的细胞识别[J].中国医学物理学杂志,2017,34(1):53-57.

［10］陆莹,牛蕊,王伟,等.基于小波变换的图像边缘提取算法[J].测绘与空间地理信息,2015,38(3):21-23.

第七章 核医学图像处理

核医学是一项利用开放型放射性核素来诊断和治疗疾病的技术,虽历史不长,但发展迅速,如今已广泛应用于医学各个领域。核医学图像与其他用作诊断的医学图像相比有很多优点。首先,由于在检查过程中可以选择与特定脏器生理作用有关联的放射性药物,因而可以实现对不同脏器的图像观察和分析研究,即选择性造影;其次,由于放射性药物有不同的寿命,因而有可能对放射性物质在体内的活动进行长时间观察,从而测定体内各脏器的摄取、排泄、循环以及代谢等机能,即动态机能测定,这些都是其他医学图像所不具有的。由于核医学图像具有的"选择性造影能力"和"动态机能测定能力",虽然伴随着一系列的缺点,但在临床中还是得到了广泛的应用。

核医学影像通过探测放射性核素衰变时的辐射能量进行成像。放射性核素的衰变是随机的,其发生有统计涨落。这一特点决定了它的影像分辨率远不如 CT 和 MRI。另外,很多核医学影像的放射性药物都参与功能和代谢分布,成像时表现出很强的功能特征,但缺乏明显的解剖参照。这一特点容易使已习惯了从解剖学思维诊断疾病的医生们产生困惑。近年来由于计算机网络技术的发展,人们采用图像融合技术把核医学影像与 CT 或 MRI 影像对位叠加,相互弥补,取得良好的效果。

核医学中的动态图像是指在一定时间间隔内获得的反映脏器内核素分布的序列图像,和 CT、MR 图像不同的是,核医学是将放射性核素引入人体内,通过人体对放射性核素的代谢过程来获得脏器的生化代谢、功能状态和结构信息。想要真实反映脏器的功能和结构,就要进行动态显像,因为只有动态观察脏器的功能和结构变化,才能反映脏器的本质。核医学图像的生成过程不同于一般图像,它是采用特殊的探测装置在人体外探测体内放射性核素分布而形成的图像,常用于反映器官组织的形态与变化。由于其信噪比明显低于其他医学图像(X-ray, CT 及 MRI),且图像粗糙,分辨率低,因此需要采用特殊的增强处理方法才能进行观察。可见,核医学图像处理比其他医学图像的处理更为重要。此外,由于核医学图像的统计特性不同于一般图像,它不仅反映器官组织的自然相关性,还包含同位素射线闪烁的统计规律,因此须针对核医学图像的生成过程,通过研究其统计特性来寻求一种与之相适应的数字图像处理方法,以改善核医学图像的视觉效果,找出肉眼不能分辨的图像信息,进而提高诊断的正确性。

本章将介绍核医学影像技术和设备,核医学图像的特点和处理方法。

7.1 核医学影像技术和设备

核医学是由临床核医学、放射药物学和核探测设备三部分组成,利用放射性核技术进行诊断和治疗疾病的学科。由于放射性核素具有标记和示踪作用,因此,核医学又在基础研究领域得到普遍的应用,并随着放射性药物和计算机技术的发展而发展。核医学是一门体现高科技的边缘科学,具有明显的现代医学特征。它可以定量无损地研究人体组织器官(心、脑、肺、肾、胃、甲状腺等)的功能情况,以及代谢物质或药物在人体内的分布和变化。核医学由于其灵敏性、特异性和示踪性,在基础科研领域有助于人们深入研究生物体内各种极复杂的理化过程。生物体细胞内的各种理化代谢过程构成了生命的物质基础,揭开这些奥秘对研究疾病的病因,特别对心脑疾病和癌症的研究有很大帮助。核医学这些不可替代的作用和功能,确立了它在临床医学和基础医学中的重要地位,并成为现代医学的分支。

核医学影像与 X 射线、超声和磁共振成像不同,后者主要以物体密度变化为参数(磁共振还以弛豫时间为参数),形成解剖形态的图像,这样的图像因为直观而易于被人们接受。核医学影像是以放射性核素(药物)在体内的分布作为成像依据,反映人体代谢、组织功能和结构形态。不同的放射性核素标记药物针对不同疾病、不同的组织器官、不同的病变,具有很强的特异性。因此,核医学影像可以用于对人体疾病和组织功能改变的早期诊断。例如,全身骨显像对肿瘤骨转移的诊断比 X 射线影像提前 3 个月左右。核医学影像在冠心病和心肌梗死的早期诊断中,至今仍处于领先地位。几乎人体所有组织器官都可以做核医学影像检查,尤其在诊断心、脑、肿瘤三大高发、疑难疾病中核医学更具有优势。据报道,在美国 300 张床位规模的医疗机构,必须具备核医学影像检查的能力。我国卫健委规定大型医院必须有核医学影像设备才有评定三级甲等医院的资格。

7.1.1　核医学显像及其与相关影像技术的联系

核医学既是一门影像学科,又不完全是影像学科室,因为除了脏器或组织显像以外,核医学还包括有实验核医学技术和放射性核素治疗学。但是,核医学显像技术仍是核医学的重要内容,也是医学影像技术的重要组成部分。

1. 核医学影像发展的制约因素

核医学影像的发展同其他技术一样,有高速发展时期,也有曲折徘徊阶段,相比之下,核医学显像技术的发展道路要比放射学和超声学曲折得多。影响核医学成像技术发展的因素是多方面的,其一是任何脏器或组织的显像,都需要有特殊的显像剂,即放射性药物,因此放射性核素及其标记化合物的来源及研制就成为制约核医学显像技术发展的重要因素,同时也增加了显像成本,某些脏器或组织由于缺乏具有选择性摄取或浓聚的药物则不能进行显像,又限制其应用范围;其二是核医学显像的成像信息来源于引入病人体内的放射性药物所发射的 γ 射线,而放射性药物的使用剂量是有限的,因而,其成像的信息量也非常有限,从而大大限制了显像技术对病灶的分辨率和探测敏感性,而且影像的清晰度还取决于脏器或组织自身的功能、血流或代谢状态,使之与其他影像学技术相比存在较大差距,不易被临床医师所接受。然而,随着显像仪器的不断改进以及新的短半衰期显像药物的研制,核医学显像方法及应用范围也在不断发展,核素显像曾经的某些缺点如今正在成为其独特之处。

2. 核医学影像的特点

有人会说,既然 CT、MRI 或超声显像的分辨率可以达到 1～2 mm,可以极其清晰地显示出细微的解剖学甚至病理学变化,而核医学的单光子发射式计算机断层(SPECT)的分辨率仅为 10 mm 左右,即使当今最昂贵的正电子发射式断层(PET)的分辨率也只能达到 4～5mm,既然核医学存在这些固有的致命缺点,为什么还要使用核医学显像呢? 要回答这个问题,首先必须清楚临床医师对影像学的要求。临床医师之所以要申请做影像学检查,其目的不外乎四个方面,一是要明确人体脏器或组织是否有病变;二是要了解病变的性质;三是要了解该病变对脏器功能及预后的影响;四是判断疾病治疗后的疗效。为了达到这些目的,单凭解剖学上的高分辨率是不够的,还必须根据脏器或组织的功能、血流及代谢变化来分析判断。而核医学的影像是一种典型的"功能影像",虽然也能显示解剖学结构的变化,但远远比不上其他几种影像技术。然而核医学显像能够在生理情况下,安全、简便、无创伤地显示脏器或组织的功能、血流及某些物质的代谢变化,这是其他影像技术不能比拟的。尽管超声和血管造影等影像技术有时也能测定脏器的功能,但其测量方法仍然是建立在解剖形态学的基础上。例如超声测定心室的射血分数值,是根据心室收缩末期与舒张末期心室容积大小的变化来计算的,而 ECT 则不同,它是根据心室血液容量的变化与放射性计数高低呈正比关系的原理进行测量的,因此反映的是实际排出血液量的多少,与心室的解剖学结构本身关系不大,故不易受心室几何形态变化的影响。再则,当一个正常人做肾脏检查时,ECT 显像可以清晰地显示出双肾的形态及其功能变化,但是如果是一名肾功能衰竭的患者,ECT 显像甚至看不见肾脏位于何处,这就是功能影像的特征。如果临床医师了解这一特点后,就再不会去苛求影像分辨率差的不足,因为此时分辨率的高低已无关紧要,而了解其肾脏功能受损的程度才是重要的。

3. 核医学显像与其他影像的主要区别

核医学显像与 CT、MRI 等显像的区别可以用一个例子说明,当一个病人刚刚死亡后,如果再给他做头部 CT 或 MRI 检查,仍然可以清晰的显示大脑影像,甚至看不出患者已经死亡。但是,此时若应用 ECT 做脑血流灌注显像或葡萄糖代谢显像,则无论如何也看不到大脑的影像,因为此时大脑已经停止了工作,脑细胞已失去了摄取显像剂的功能,这可以说明两类不同显像方法的本质区别所在,即 ECT 显像必须依赖于细胞功能的完整性。

7.1.2 核医学影像设备的临床应用

1. PET/CT 的优越性

PET/CT 具有高度的敏感性和准确性。虽然 PET 对组织的病变非常敏感,但由于它无法提供准确的解剖位置信息,因此无法取代传统的影像方法,特别是在颈、腹部、盆腔等部位,有时要了解较小的肿瘤在哪里可能会非常困难,而 CT 则能提供严格的解剖位置信息。将高性能的 CT 扫描机与高性能的 PET 扫描机相结合,也即 PET/CT 或 CT/PET,解剖学成像和组织成像的精确融合能方便地检测出细小的病变组织,并能提供精确的解剖定位。CT 图像显示肿瘤在哪里,而 PET 图像则显示肿瘤的活动性,可以帮助对图像进行分期。PET/CT 不仅使外科医生知道病变位于何处,同时也可使放射治疗的物理师更好地制订治疗计划,精确定位并进行跟踪检查。PET/CT 大大减少了 PET 产生的虚假定位的可能性,有利于 PET 的准确判断,也能使医生发现 CT 扫描中所忽略的东西。PET/CT 被称为 PET 图像的整体定位系统,它的优势归根到底在于了解异常活动性,便于进行更好的治疗,密切地监测治疗的有效性和更精确地跟踪病情发展。

PET/CT 可以缩短病人检查的时间。同样的条件,PET 需要 55 min,而 PET/CT 扫描可能只要 35 min。这样,设备每天检查的人数就可以增加,设备的经济效益也就相应提高了。对一个虚弱的病人而言,长时间不动地配合检查是件很困难的事,缩短扫描时间意味着减少不自主运动的可能性,检查过程越舒服,时间越短,则所获得的数据质量越高,图像质量也越好。

PET/CT 是分子水平的成像。随着科学技术的高速发展,医学影像设备也在日新月异地发展,CT、MR 等设备的分辨率得以大大提高,目前可以说已经达到解剖学成像的极限。科学家们试图探索器官组织分子水平的 PET 成像,一旦弄清了健康和患病情况下的分子活动图像,就能在组织出现任何解剖异常之前通过分子活动呈现出来,并且利用不同的示踪剂成像不同的代谢途径或受体数量。PET/CT 不仅提供组织的分子活动信息,而且给出精确的解剖定位,医生们不再需要切下组织做病理检查就能对肿瘤组织准确分级。PET/CT 除了可以在肿瘤学中区分良性和恶性肿瘤损害、分级和评估治疗反映以外,还可以在神经病学中评估癫痫与痴呆,在心脏病学中评估心脏活力。这样,在病人出现症状或征兆之前就可以在分子水平发现遗传倾向并加以治疗,从而使疾病控制在萌芽状态,这才是真正的预防医学。

目前,PET/CT 正在形成一种双赢的局面,一方面为医生提供更多的信息,使肿瘤的诊断更早更准确,以便制订好的治疗计划,消除不必要的外科手术,同时疾病的早发现早治疗使康复率大大地提高;另一方面缩短检查时间,增加检查的舒适性,减少了病人的痛苦。总之,PET 和 CT 是极富潜力的结合,具有很强的生命力,是核医学影像发展的希望。

2. 临床应用

核医学影像设备应用于临床已有半个世纪了,这里主要介绍近几年快速发展的正电子成像设备,尤其是最具代表性的设备——PET 和 PET/CT 在临床的应用。

(1) 肿瘤的早期诊断

现代医学观念认为,疾病从本质上是一个量变到质变的过程:基因表达异常→代谢异常→功能失调→结构改变→临床表现。出现临床症状、体征、形态结构改变,无论如何"早期"分辨,实际上都已到了疾病发展过程的晚期阶段。唯有 PET 可以在疾病的功能、代谢改变方面早期发现异常,一般比临床诊断提前数月、乃至数年,尤其是在肿瘤小病灶的探测和鉴别诊断方面表现出了独特的优势,因为肿瘤对正电子药物 18FDG 有很强的代谢作用,恶性肿瘤组织摄取 FDG 远远高于正常组织和良性肿瘤,因此正电子成像设备显示肿瘤对 FDG 代谢的改变远比 X 射线、CT 和 MR 显示组织密度的改变要早,探测灵敏度更高,有利于肿瘤小病灶的早期检测。

同时,PET 还在肿瘤恶变程度判断、恶性肿瘤分期、寻找转移癌原发灶、肿瘤治疗计划制订、治疗效果判断等方面显示出其无可替代的本领。

(2) 神经系统疾病检查

由于正电子核素标记的药物直接参与中枢神经系统代谢,因此该类设备成为神经系统疾病诊断和研究必不可少的武器。它对脑肿瘤、脑血管疾病、脑退行性病变、癫痫、老年性痴呆等方面的研究有独特作用。例如癫痫病灶的定位,大约有 50% 以上的病人用脑电图(EEG)、CT、MR 检查难以发现病灶,而用 PET 行 $^{18}F-FDG$ 药物显像表明,癫痫发作期病灶部位糖代谢增高,发作间期代谢减低,依据此特征可以明确界定病灶范围,此时利用先进的 PET/CT 所提供的功能/解剖图像,可以确保手术切除癫痫病灶成功。

(3) 冠心病的诊断

临床研究表明,急性心肌梗死后梗死区心肌细胞有可能仍然存活而处于顿抑或冬眠状态,如及时恢复充足的血流供应就可以挽救这些细胞从而提高心脏功能。PET 的 ^{13}N-氨心肌血流灌注显像和 ^{18}F-FDG 心肌代谢显像联合检查可以准确判断存活心肌。经大量临床病例验证,PET 显像的这一功能可为心肌血运重建术的实施提供极有价值的信息,已被认为是最可靠的判断方法,称之为"金标准"。如果使用 PET/CT 对冠心病进行诊断,则一次检查即可获得心肌细胞的存活性信息,确定冠状动脉的病变位置,而单独使用 PET 则不可能同时实现两方面的检查。

7.2 核医学图像的处理

核医学图像的空间分辨率低、信噪比低以及对比度低,使得在利用核医学图像做诊断时,医生的主观介入较多,往往造成解释上的差异。因此,引入自动图像处理技术和识别技术,对核医学图像来讲尤为重要。

在核医学图像的数字处理技术领域,国内外已进行了大量的研究。研究结果表明,将现代图像数字处理技术不加修正地应用于核医学图像,并没有从根本上改变核医学图像的质量。一些根据核医学图像的特点提出的滤波算法,使核医学图像质量有所提高,但分辨率改善不明显。有研究者用 SVD 分解技术对核医学图像进行复原,但由于 SVD 分解技术至今没有快速算法,所以该算法很难实时处理核医学图像。

核医学图像的生成过程是将载有放射性同位素的药物(单克隆抗体,又称生物导弹)注射到静脉中,随着血液循环,可在数秒钟内遍布全身。由于这种药物对特定脏器(又称靶器官)具有特异性吸附作用,在体内吸附这种药物的脏器大量闪烁 γ-射线,而没有特异性吸附作用的病变部位,没有 γ-射线闪烁,而形成冷区病灶。用光电倍增管探头收集这些射线,经量化处理后输入计算机,形成核医学图像,进行医疗分析和诊断。因此,核医学图像一方面反映了脏器组织的自然相关性,另一方面反映了同位素闪烁 γ-射线的统计规律。又由于核医学图像是收集 γ-射线所得,其图像呈颗粒状。

7.2.1 核医学图像的平滑对比度拉伸

在大多数情况下,利用现代图像处理技术,能使空间退化图像(模糊或受噪声污染)得到一定程度的恢复,然而对于核医学图像,在放射性很强的情况下,冷区病灶被噪声淹没,因此很难检测到。由于噪声的存在使得这类冷区病灶从视角上分辨不清,但在这个隐藏的冷区病灶内,相邻像素之间存在很大的相关性,而叠加在这个冷区上的噪声分量相关性则很弱。利用这一特点,对核医学图像进行平滑的同时,再进行对比度增强,实践证明可以得到较好的处理效果,对直径为 15 mm 的冷区病灶模型处理后病灶清晰可辨。

设有一幅核医学图像,噪声为加性白噪声

$$G(i,j) = F(i,j) + N(i,j) \quad N(i,j) \sim (0, \sigma_n^2(i,j)) \tag{7-1}$$

其中,$G(i,j)$、$F(i,j)$、$N(i,j)$ 分别为像素(i,j)的灰度值、原始(未受污染)灰度值、噪声值。对图像在局部邻域 $V_{i,j}$ 内进行平滑处理后得到

$$\bar{F}(i,j) = \bar{G}(i,j) - \bar{N}(i,j) = \bar{G}(i,j) \tag{7-2}$$

其中 $\bar{G}(i,j)=\dfrac{1}{N}\sum\limits_{(k,l)}G(k,l)$，$(k,l)\in V_{ij}$，$N$ 为邻域 V_{ij} 内像素数。

以 V_{ij} 为中心的环形区域 U_{ij} 内像素的灰度平均值为 $\bar{g}(i,j)$

$$\bar{g}(i.j)=\frac{1}{M}\sum_{(k,l)}G(k,l),\quad (k,l)\in U_{ij} \tag{7-3}$$

其中 M 为环形域 U_{ij} 内像素数。

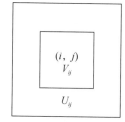

图 7.1　核医学图像像素 (i,j)，邻域 $\boldsymbol{V}_{i,j}$ 及环域 $\boldsymbol{U}_{i,j}$

定义像素的局部对比度 $C(i,j)$：

$$C(i,j)=|\bar{g}(i,j)-\bar{G}(i,j)|/|\bar{g}(i,j)+\bar{G}(i,j)| \tag{7-4}$$

选择适当的变换函数 $S(C(i,j))$，对局部对比度 $C(i,j)$ 进行拉伸处理，以提高图像的视觉效果。对公式(7-2)得到的图像进行对比度拉伸处理，处理后的图像为：

$$\hat{F}(i,j)=S[C(i,j)]\cdot\bar{F}(i,j)=S[C(i,j)]\cdot\bar{G}(i,j) \tag{7-5}$$

变换函数必须满足下列三个条件：

（1）变换后局部对比度值 $S[C(i,j)]$ 限定在 $0\sim1$。

（2）在低对比度区域（$0\sim0.1$），变换函数能提供 $40°\sim50°$ 的倾角，以保证在处理过程中尽可能地不增强由于量化引起的噪声。

（3）在中对比度区域（$0.1\sim0.8$），变换函数能提供较大的倾角，以拉伸局部对比度而达到增强的目的。

在实际实验中，对比度拉伸函数采用下列几种函数：

（1）$S[C(i,j)]=1-\exp[-K\cdot C(i,j)]$

（2）$S[C(i,j)]=\ln[1+K\cdot C(i,j)]$

（3）$S[C(i,j)]=\mathrm{Sqrt}\{[(C(i,j)/K)]\}$

（4）$S[C(i,j)]=\tanh[K\cdot C(i,j)]$

这里 K 的取值应满足前面的三个条件，一般取 $1.5\sim2.5$。

7.2.2　动态自适应平滑增强算法

现有的图像增强处理方法在用于核医学图像的处理时，并没有从根本上改善图像的质量，其原因是核医学图像具有 γ 图像的统计特性而区别于普通图像。下面针对噪声干扰大，且灰度差小的动态核医学图像提出一种自适应平滑增强处理算法，能较好地解决这类核医学图像的增强处理问题，有一定的实用价值。

1. 噪声滤波和对比度增强

动态核医学图像和静态核医学图像相比，不仅信噪比更低，而且图像对比度低，这就需要同时做抑制噪声和增强对比度的处理。对图像进行平滑可抑制噪声，动态图像平滑是指对动态图像中每一帧图像进行单独平滑，其平滑因子取决于图像信噪比值，也就是说取决于每个像素的实际计数值。图像平滑常用空域平均法，假设图像是由许多灰度衡定的像素组成，其相邻像素有很高的空间相关性，且高频噪声是随机地叠加在图像上，其均值应为 0，则可通过设定邻域内的各像素灰度均值代表原来像素的灰度值来实现图像的平滑，而核医学

脏器图像的各像素间恰恰存在着必然的相关性,这是对核医学图像进行平滑处理的基础。邻域平均法表达式为

$$g(i,j) = \frac{1}{M \times N} \left\{ \sum_{i=1}^{M} \sum_{j=1}^{N} f(i,j) \right\} \tag{7-6}$$

式中,M、N 为所取图像局部范围,$f(i,j)$ 为原始图像灰度值,$g(i,j)$ 为平滑后图像灰度值。但这种平滑算法不能直接用于核医学图像,因为它在滤除噪声的同时,也模糊了图像的边缘。所谓图像增强技术就是将原始图像经过一定变换来提高图像的对比度,可分为局部对比度增强和整幅增强两类。其中整幅增强具有代表性的方法是直方图变换法,它虽能调节整幅图像灰度的动态范围,但由于会损失图像细节,因此核医学图像的增强应采用局部对比度增强算法,局部对比度增强可增强图像的内部细节。

2. 自适应对比度增强平滑算法

定义局部中心像素 $f(i,j)$ 的局部对比度为

$$T(m) = \frac{|X_1 - X_2|}{|X_1 + X_2|} \tag{7-7}$$

这里,m 是区域模板尺寸,X_1 是以 (i,j) 为中心的邻域 V_{ij} 内像素的平均灰度值,X_2 是以 V_{ij} 为中心的环型区域 U_{ij} 内像素的平均灰度值。邻域 V_{ij} 与 U_{ij} 的关系如图 7.1 所示。

根据这一定义,有 $0 \leqslant T(m) \leqslant 1$,为了增大局部对比度,要选择适当的变换函数 φ 来对局部对比度 $T(m)$ 进行局部增强处理:

$$T'(m) = \varphi \cdot T(m) \tag{7-8}$$

$T'(m)$ 为增强后的局部对比度。

由局部对比度定义式(7-7)可得下式

$$X_1 = \begin{cases} X_2 \times \dfrac{1 + T(m)}{1 - T(m)} & X_1 \geqslant X_2 \\[3mm] X_2 \times \dfrac{1 - T(m)}{1 + T(m)} & X_1 < X_2 \end{cases} \tag{7-9}$$

令增强后新的中心像素灰度值 $g(i,j)$ 等于中心像素的邻域 V_{ij} 内像素的平均灰度值 X_1,这就是一般的平滑运算,同时可利用变换函数 φ 来增强对比度 $T(m)$,$T'(m) > T(m)$,这样得到新的中心像素灰度值为

$$g(i,j) = X_1' = \begin{cases} X_2 \times \dfrac{1 + T'(m)}{1 - T'(m)} & X_1 \geqslant X_2 \\[3mm] X_2 \times \dfrac{1 - T'(m)}{1 + T'(m)} & X_1 < X_2 \end{cases} \tag{7-10}$$

这样既平滑了噪声,又增强了局部对比度。当 $X_1 \geqslant X_2$ 时,则可认为中心邻域 V_{ij} 内有含放射核素组织的像素点,这时由于 $\dfrac{1 + T'(m)}{1 - T'(m)} > \dfrac{1 + T(m)}{1 - T(m)}$,因此处理后图像上,对应于含

有放射性核素组织的像素点,其灰度变亮;同理,当 $X_1 < X_2$ 时,则认为中心邻域 V_{ij} 内没有对应于含放射性核素组织的像素点,这时由于 $\dfrac{1+T'(m)}{1-T'(m)} < \dfrac{1+T(m)}{1-T(m)}$,因此,处理后图像上没有对应于含放射性核素组织的像素点,其灰度变暗。从总体上看,处理后的图像灰度向两个方向分离,这样就增强了图像的对比度。由于中心像素灰度值取的是邻域平均值,因此同时也滤除了噪声。此外,将 $X_1 \geqslant X_2$ 和 $X_1 < X_2$ 时的灰度值 $g(i,j)$ 相减,可得到对应于含放射性核素组织的像素点与背景像素的灰度差

$$\Delta g(i,j) = X_2 \times \frac{4T'(m)}{1-T'^2(m)} \tag{7-11}$$

由于对比度的定义与邻域的尺寸 m 有关,因此应选择最优的尺寸来计算邻域对比度。这里选择最佳邻域尺寸的原则是使 $\Delta g(i,j)$ 最大,这样可使局部中对应于含放射核素组织的像素点与背景图像的灰度差达到最大。但选择邻域尺寸要考虑以下两方面问题,一是如何选择变换函数 φ 来增强对比度,二是如何选择邻域尺寸 m,在对比度 T 经增强变换后,能使 $\Delta g(i,j)$ 达到最大值。这两方面问题若统筹考虑,则实现起来比较困难,因此在实际应用中是分别处理的。φ 的选择应满足以下 3 点:

(1) 变换后,局部对比度值限定在 $0 \sim 1$。

(2) 在低对比度部分($0 \sim 0.1$)和高对比部分($0.6 \sim 1$),变换函数能提供 $40° \sim 50°$ 的倾角,以保证在处理过程中,尽可能地使这些部分不增强或少增强,因为这部分图像主要是背景图像和一些人眼不易看到的噪声。

(3) 在中对比度区($0.1 \sim 0.6$)变换函数能提供较大的倾角,可通过拉伸局部对比度来达到增强的目的。

经过大量实验,对于动态核医学图像可采用如下变换函数

$$\varphi = 1 - e^{-KT} \quad K = 1.1 \sim 2.5 \tag{7-12}$$

来增强图像的局部对比度,其结果既增强了图像的对比度,又提高了图像的视觉效果。

因为对比度 $T(m)$ 的值随邻域尺寸 m 的变化而变化,如果选择使 $T(m)$ 达到第 1 个极大值时点的邻域尺寸 $mopt$ 作为最佳邻域尺寸,也就是选取使 $T(m)$ 达到极大值的最小 m 值,则这时 $T(m)$ 有极大值,不仅 $T'(m)$ 比较大,而且图像上对应于含放射核素组织的像素点与背景像素的灰度差也比较大。

3. 应用实例

图 7.2 是用 γ 相机计算机图像处理系统采集的连续 7 幅肾动态吸收与排泄过程图像,该图像噪声很大,难以分辨病变情况。图 7.3 是按照上述方法对图像进行处理的结果,由图 7.3 可以明显地观察到左肾略大、皮质功能较正常、肾盂略扩大、有尿残留等现象,同时可观察到右肾极为肿大,肾皮质功能严重受损,只有上极和下极有少量功能组织残留,仅占正常肾功能组织的 10%。这些现象符合"左肾小结石引起肾盂尿残留,但皮质功能正常;右肾严重肾盂积水,使肾皮质萎缩,残留肾功能 $<10\%$"的肾病病症。

上述专用于核医学图像处理的自适应平滑增强方法,对于灰度较低、噪声干扰较大的动态核医学图像的增强处理是一种行之有效的方法,因为它在自适应平滑噪声的同时,还能进

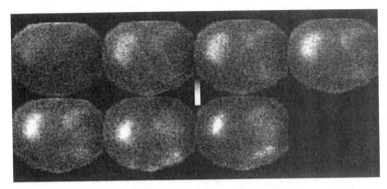

图 7.2　肾动态吸收与排泄过程原始图像

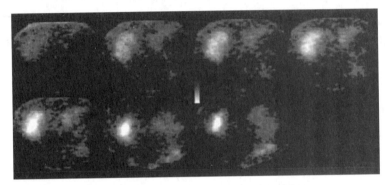

图 7.3　处理后的肾动态吸收与排泄过程图像

行灰度拉伸。而对于静态核医学图像,因为采集到的图像噪声干扰较大,灰度值较高,所以只要依据 γ 图像的统计特性,采用自适应平滑滤波法即可。

7.2.3　模糊聚类以心肌显像预测心肌缺血程度

1. 临床图像的质量分析

由于左右心房、心室在生理构造上互相重叠,即使正常人的图像,在左心室与右心室、左心室与左心房之间也看不到完整、清晰的边界线(低计数的暗带)。临床上经常因为探头对位不准确,病人心律不齐,采集计数不足等原因,使得拍摄的图像质量较差。研究医院的 25 个病例可以发现,有些由于拍摄时视野过大,造成心脏尺寸比较小,在图像的右下角出现高计数的肝脏,导致整幅图像的重心在肝脏区域;有些由于过度采集,图像中肺部计数很高,在心脏和本底之间形成大面积的过渡区;还有些图像中,心房区的像素值比心室区域还要高。由于受检者都是心脏病患者,图像质量不好的病例很多。

分割左心室的困难在于心脏的各房室之间没有明显的低计数区,不少图像中,左心室与左心房、左心室与右心室是连成一片的,强烈的统计噪声使得医生难以准确判断左心室的范围。上述方法的思路都是希望把图像中的左心室和别的房室之间的连接去掉,从而能够将其分割出来。由于受制于图像本身的质量以及病人状况的复杂性,在左心室分割时很可能把右心室和左心房的部分区域包括进来。

本节算法采取了与上述方法不同的思路:为了扩大适用范围(例如心室收缩无力的病

人),不使用功能图像,直接对原始图像进行操作;不进行边缘增强,也不设法消除左、右心室之间的连接,而是采用区域生长的方法。

2. 区域同步生长算法的主要步骤

尽管临床采集的图像质量优劣不同,存在各种各样的问题,但是它们都有一些共同的特征:(1)心脏都位于图像的中心附近,左、右心室的相对位置不会因视野的调整以及图像质量而改变。(2)虽然左、右心室的边界很不明显,但是它们的中心区计数值比边缘区域要高许多。(3)左、右心室分界线上的像素是左、右心室区域的共同点。

利用这些特征,可以先找出左、右心室的中心,再同步地扩大左、右心室区域,记录下两区域相遇时的边界形状,从而达到提取左心室轮廓的目的。区域同步生长算法包含3个主要步骤:

(1)第1步是确定左、右心室的中心。在图像中心部分找到最大像素值,取一个很高的阈值(例如85%~90%),计数值高于此阈值的像素会组成一些离散的区域。根据这些区域的位置,判断出左心室和右心室的中心位置。如果没有得到一个以上的离散区域,就逐步降低阈值,直到找到左、右心室的中心区域为止。

(2)第2步是区域同步生长。逐渐降低阈值比例,同步地扩大左、右心室中心区的范围,直到发现第1个两区相遇的边界点。这时的等高线确定了左心室与右心室及左心室与左心房之间的边界线。这里采用典型的区域生长算法,要保证左、右区域使用相同的阈值,同步增大。

(3)第3步是确定左心室与肺区的边界(位于左心室的右下方,其外侧是低计数的本底区)。继续降低阈值,以边界点为标志,控制左心室区向右下方增长,达到设定的本底阈值时停止增长,这时就形成了最终的左心室轮廓。

3. 寻找左、右心室的中心区域的算法

区域同步生长算法与其他算法的不同之处在于:它不依靠梯度算子增强左心室的边缘,以便寻找它的边界,而是从左、右心室的中心区域开始,控制它们同步扩大,依次找到它们的相遇点,构成左心室与其他部分的分界线。区域同步生长算法不要求左心室与周围组织之间有明显的计数差别,也不像边缘增强算法那样对噪声敏感。

该方法利用左心室面积最大,计数值特别高,并且左、右心室处于同一水平线上的特点,来确定左、右心室的中心。具体的算法是:

(1)如果在高阈值下找到的区域只有1个,则降低阈值,重新开始找起。

(2)假设找到的区域只有2个,它们的几何中心的坐标分别是(X_1,Y_1)和(X_2,Y_2)。如果它们是左、右心室,必然满足$|X_1-X_2|>|Y_1-Y_2|$,这是因为左、右心室的水平距离大于垂直距离;否则降低阈值,重新寻找。

(3)假如找到的区域多于2个,先找到像素个数最多的一个区域,假定它在左心室中,它的几何中心在(X,Y)处。然后寻找其他中心区,如果某个几何中心是(X_1,Y_1)的区域,满足$|X_1-X|>|Y_1-Y|$且$||X_1-X|-|Y_1-Y||$最大的条件,则认为它就是右心室。$|X_1-X|>|Y_1-Y|$的条件保证它与左心室基本在同一水平位置而且水平距离大于垂直距离,$||X_1-X|-|Y_1-Y||$最大的条件则是筛选出水平距离与垂直距离差距最大的一个。如果像素个数最多的一个区域是在右心室中,上述条件将会找到在左心室的一个区域。

对25个病例进行左心室分割实验,其中有的图像肺部计数很高,在心脏和本底之间形成大面积的过渡区;有的图像出现高计数的肝脏,而心脏尺寸则比较小;有的图像由于采集时像素溢出,造成心房区的像素值比心室区域高;有的图像采集计数不足,信号噪声比极差。图 7.4 是用区域同步生长算法对几组门控心血池图像进行左心室的分割结果。

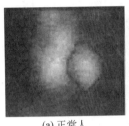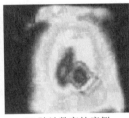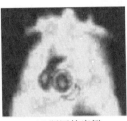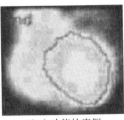

(a) 正常人   (b) 肺计数高的病例   (c) 肝区的病例   (d) 心功能的病例

图 7.4　区域同步生长算法识别出的 LV 边界(其右下方是本底 ROI)

传统的左心室边界的识别算法都是设法把左、右心室之间的连接去除,有调查指出,其成功率为 80%～90%,对于左、右心室之间没有明显低计数区的图像,这些算法往往失效。但是左、右心室是相邻的,存在共同的边界,使用递减的相同阈值,使左、右心室区域同步生长,总能记录到左、右心室相遇的边界点,因此区域同步生长算法适用范围广,健壮性好。这种算法的优越性还在于容易移植到三维的图像分割上去。因为三维图像具有和二维图像一样的相对位置特点以及计数值的特点,只需要把运算空间从二维扩展到三维即可。

7.2.4　核医学图像融合

图像融合(Image Registration)是指不同图像之间的空间配准或结合。这些图像来自相同或不同成像方式,经过一定的变换处理,使它们之间的空间位置、空间坐标达到匹配。图像融合利用各种成像方式的特点,为不同的影像提供互补信息,增加图像信息量,以期对临床诊断和治疗的定位、观察提供有效的方法。

1. 图像融合方式

在核医学中,图像融合包括:(1)核医学图像与其他核医学图像的融合;(2)核医学图像与其他成像方式图像的融合;(3)核医学图像与由标准解剖图谱导出的图像的融合。相同成像方式的图像融合称为同类方式融合,不同成像方式的图像融合称为交互方式融合。同类方式融合主要应用在 SPECT、PET 或平面成像中,以观察同一器官或感兴趣区的计数变化,例如 201Tl 心肌断层显像,通过图像融合匹配对应的运动和静息图像进行分析。在临床核医学中广泛应用的是交互方式融合。由于核医学成像属于功能成像,具有相对低的空间分辨率和图像计数的统计涨落等特征,核医学图像上的解剖和结构定位是困难的。利用解剖成像方式如 CT、MRI 或数字化的解剖图谱为其提供与之匹配的解剖信息,有效地弥补了核医学图像在这方面的欠缺。例如,MRI 对软组织具有良好的对比度,且不增加病人的额外照射,较多地用于 SPECT 或 PET 的图像融合;CT 能够描述 X 光子的线性衰减系数,对确定骨和软组织轮廓有较高分辨能力,常用于计算剂量分布。

2. 图像融合的转换与定位

图像融合的关键是图像的空间匹配,匹配处理包括图像的转换和定位。在二维图像融合中,首先要在两组图像的一系列切面中(例如 PET 和 MRI 两组横断切面)确定出对应的层面,即找出配对的层面,然后对这些层面各对应点进行转换,将第一个图像的层面映射(map)到第二个图像的对应层面上。在三维图像融合中,同样要进行图像转换和定位处理。

(1)转换

图像融合中的转换包括平移、转动、转换、定标、反射等处理,对图像的空间坐标、刻度等参数进行变换,使图像之间匹配。有三种常用的转换算法:1)刚性转换(Rigid Transformation),包括平移、转动、反射和线性定标操作,用于几何结构没有空间变形的图像转换;2)仿射转换(Affine Transformation),包括均匀和非均匀定标和附加于刚性转换中的剪切;3)多项式转换(Polynomial Transformation),用于消除由于不同采集参数引起的空间变形和几何结构变化,这种技术常称为弯曲或变形(Warping),在交互方式图像融合中具有重要作用。在图像融合实践中,上述几种算法经常联合使用。除了一些简单的转换,例如移动、缩放、矩阵变换等可以人工操作外,转换一般都由计算机自动完成。计算过程中,可以进行一些人为的修正,提高结果的准确性。

(2)定位

图像融合定位方法大致可归为两类:1)使用外部定位装置或定位标志;2)使用人体或器官固有的体表标志或特征。使用外部定位装置的方法,患者需要佩戴专门设计的模型,而使用人体固有标志的方法,定位由计算机自动完成。

7.3　正电子发射断层成像技术

7.3.1　概述

X射线摄影技术和X射线计算机断层成像等技术只能反映人体解剖结构,无法诊断出早中期癌症等新陈代谢类疾病。和X射线计算机断层成像(CT)等技术相比,正电子发射断层成像技术(PET)所提供的生理和病理信息可以达到细胞和分子水平。其检查灵敏度高且可从分子水平上显示机体及病灶组织细胞的代谢、功能和血流等状况,这点对于癌症等新陈代谢类疾病的早期发现有着重大的意义。

7.3.2　物理原理

正电子发射断层成像所用到的正电子放射性同位素(也称示踪剂),具有一些非常独特的物理性质,也正是这些性质使得PET成为一种独特的成像工具。^{18}F-FDG短寿命正电子核素是常用的PET示踪药物,它是组成有机体组织的基本成分并能参与代谢过程,其他示踪剂及其物理特性参数如表7.1所示。

表7.1　常用示踪剂物理特性参数

核素名称	^{11}C	^{13}N	^{15}O	^{18}F	^{82}Sr
最大能量(MeV)	0.959	1.197	1.738	0.633	3.148
半衰期(min)	20.3	10.0	2.0	109.7	1.3
最大射程(mm)	4.98	5.35	8.22	2.39	15.61

放射性同位素在进入人体之后,参与人体内的新陈代谢活动,发生 β^+ 衰变产生正电子。正电子极易与周围的电子进行合并,发生湮灭放射出一对 511 keV 光子,这对光子是一对方向相反且沿直线飞出的 γ 光子。光子所表现出的这种同时性以及(接近理想的)共线性使得我们有可能通过捕获这样一对光子来侦测出正电子湮灭事件的发生。PET 扫描仪利用光子探测器采集这些光子数据,转化为投影数据进行断层重建。光子传播的直线路径通常称为符合线(Line of Response,LOR),通过该线两端的光子探测器(如闪烁晶体)可以记录到达的光子。同时性可以通过专门的检测电路采用电子准直技术进行判别。符合检测电路事实上开启了一个时间极短的时间窗口,当一对光子同时落入该时间窗时,则可以认为这对光子产生于同一湮灭事件,构成了一次符合。同理,这对探测器可以对符合线上的所有光子对进行检测,累加并加以保存,这一累积结果称为投影,它是表征核素在被测物体内部分布的一个重要的物理量。事实上,当考虑所有事件发生于某一物体内部时,可以采用大量探测器对,围绕物体在不同方向上进行检测以捕获特定观测区域内产生的所有光子,然后根据获取的投影数据所提供的信息,设计有效的算法,定量估计出事件发生的空间位置,这样近似可以得到核素在物体内部活动的二维分布图甚至三维分布体。这就是 PET 成像的目的所在。

然而,实际情况远非如此简单。空间定位的精度主要受制于伴随湮灭过程的两个重要物理特征:

(1)光子传播并非完全共线,其偏差大约在 $\pm 0.25°$ 之内。这就使得一对光子有可能不能被同一对探测器所检测到。

(2)正电子射程的不确定性。正电子一旦产生并不是立即衰变,而需要运动一段距离后才开始湮灭。该射程值取决于正电子的初始动能或者核素的种类。典型的射程值一般在 2～3 mm,可以用半高全宽(Full Width at Half Maximum,FWHM,即动能衰减为一半时正电子所运动的距离,也即一般的 3 dB 宽度)来衡量,该值也同时表征了 PET 成像所能达到的物理分辨率的上限。

另外探测过程中存在的差错、偶然因素等同样也是不可避免的。例如受探测器灵敏度(也称"死时间",即在此期间探测器不接受任何检测)的影响,很可能使得部分真实符合事件未能被检测到。由于康普顿散射的原因致使部分光子在传播途中发生大的偏离,这样使得光子有可能被另外一对探测器检测到,造成错误符合,见图 7.5(b)。随机符合类似于散射符合,不同的是此时探测器检测到的一对光子来自于不同的湮灭事件,见图 7.5(c)。由于这

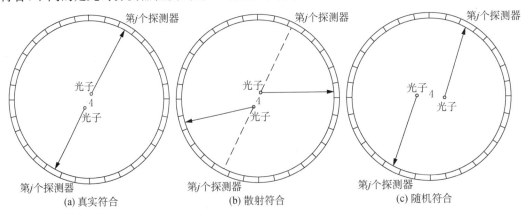

(a) 真实符合　　　　　　　(b) 散射符合　　　　　　　(c) 随机符合

图 7.5　光子检测过程中的真实符合和错误符合

些因素的存在,原始投影数据在经使用之前一般需要进行合理的校正,以提高数据的可靠性。

7.3.3 成像系统

正电子这些独特的物理特性促发了人们对 PET 成像系统的开发。目前 PET 系统的主要部件包括机架、环形探测器、符合电路、检查床及工作站等,图 7.6(见彩图附录)给出了PET 系统的示意图。探测系统是整个正电子发射显像系统中的主要部分,它采用的块状探测结构有利于消除散射、提高计数率。许多块结构组成一个环,再由数十个环构成整个探测器。每个块结构由大约 36 个锗酸铋小晶体组成,晶体之后又带有 2 对光电倍增管。锗酸铋晶体将高能光子转换为可见光,光电倍增管将光信号转换成电信号,电信号再被转换成时间脉冲信号。探头层间符合线路对每个探头信号的时间耦合性进行检验判定,排除其他来源射线的干扰,经运算给出正电子的位置。计算机采用散射、偶然符合信号校正及光子飞行时间计算等技术,完成图像重建。

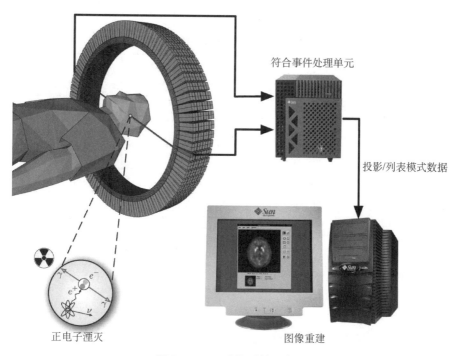

图 7.6　PET 成像系统示意图

1. 成像系统的发展历程

实际上 PET 成像系统的开发自上世纪 50 年代就已经开始了。美国华盛顿大学以及美国加州大学洛杉矶分校的两个研究小组分别开发了世界上最早的两个 PET 成像系统:PETT(Positron Emission Transaxial Tomography)I-III 系列和 CRTAPC(Circular Ring Transaxial Positron Camera)。PETT 的设计采用六边形探测器阵列,并通过横向平移和旋转的方式进行数据的采集。而 CRTAPC 采用环形探测器阵列,其结构简单,不涉及横向的平移。

在此之后 PET 成像系统发展迅速,并派生出一系列其他新的采样结构,包括平面、多边形以及球面等。目前环形扫描系统逐渐成为主流,其原因在于该系统具有均匀的采样结构和相对较高的高灵敏度,以及可以提供足够高的角度方向采样率。一些著名的医疗器械公司,例如 GE(General Electric)和 Siemens 等均已拥有自己的环形 PET 系统。

值得注意的是,PET 系统的空间分辨率决定于探测器的分布间隔以及探测器尺寸。大多数正电子探测器由光电倍增管和一个闪烁晶体组成。早期的晶体制作大多采用碘化钠作为主要原料,因而探测效率相对较低,现在正逐步被高效的锗酸铋、硅酸镥和硅酸钇晶体所替代。很多现代高分辨率 PET 系统均使用锗酸铋晶体,一些系统已将探测器间距缩短为 4~5 mm,有望达到最高物理分辨率。最近,人们又发现了两种新的探测器晶体材料:氟化铯和氟化钡,它们的定时特性更胜于锗酸铋,硅酸镥和硅酸钇。这两种新的晶体材料可以提供相当高的时间分辨率,甚至可以检测出光子对到达各自探测器的时间差(飞行时间差)。理想情况下,利用这一时间差可以推算出湮灭事件发生的空间位置。目前该材料已经用于一些 PET 系统中,并配以相应的 TOF(Time of Flight)算法,结合飞行时间信息提高重建质量。表 7.2 列举了一些现代临床上常用的(多)环形 PET 系统的性能参数。

表 7.2 代表性环形 PET 系统的部分性能参数

特征参数	C-PET (Philips-ADAC)	ECAT ACCEL (CTI-Siemens)	ADVANCE/ADVANCE Nxi (General Electric)
环数	单环	32	18
环直径	900	824	927
晶体材料	碘化钠	硅酸镥	锗酸铋
光电倍增管数目	288	576	672
采集方式	全 3D	2D/3D	2D/3D
横向视野(mm)	576	585	550
轴向视野(mm)	256	162	152
成像平面数目	64/123	47	35
散射比例(%)	25	16(2D)/36(3D)	10(2D)/35(3D)

2. 各种校正的意义和常用方法

正如前面章节内容所述,原始投影数据在经使用之前一般需要进行合理的校正,以提高数据的可靠性。常用的数据校正方法主要包括:探测器灵敏度校正,同位素时间衰变校正,"死时间"校正,偶然符合校正,散射符合校正,衰减校正,几何校正及其他校正等。

(1)探测器效率的归一化:PET 中有成千上万个探测单元,受其各自几何位置和性能差异的影响,例如晶体条发光效率、晶体条与光电倍增管的耦合、晶体条对符合线的张角不同等,使其探测效率不尽一致。其校正方法是利用均匀分布的放射源,测量每个测量单元的计数响应。这些因子以文件方式存于计算机,在对病人进行 PET 测量时,将测量值乘以相应归一化因子就实现了探测器效率校正。

(2)同位素时间衰变校正:正电子类核素的寿命都非常短,放射性衰变会使药物的强度随指数规律逐渐降低。特别是对于动态采集、全身扫描、门控采集和定量研究则必须考虑该项校正。根据指数衰变规律,注射时放射性强度为 A_0、衰变系数为 λ 的药物经过时间 t_1 采集到某一帧的时候,放射性强度下降到 $A(t)=A_0 \mathrm{e}_1^{-\lambda t}$。据此,不难通过采集时刻的计数率求出注射时刻的药物强度,把 $\mathrm{e}_1^{-\lambda t}$ 作为刻度因子乘以该帧各个像素的计数值,就能将图像归一到注射时刻的情况。

(3)"死时间"校正:系统的"死时间"是指系统处理每个事件所需的时间,它取决于探测器与电子学的时间特性以及数据处理器的速度、随机缓存器的性能等诸多因素。如果在后一个湮灭事件发生之前不能及时处理完前一个事件,这两个事件就会丢失,这就是"死时间"损失。PET 出厂前都要进行"死时间"损失测量,根据测量结果画出计数率——药物强度曲线。在强度低的时候,计数率随药物强度正比增加,呈直线上升,当药物强度增加到某一限度后,曲线逐渐弯曲。这条曲线与直线的距离就是丢失的计数率,可以据此计算与记录校正参数,以便进行死时间校正。

(4)偶然符合校正:偶然符合校正是指两个或两个以上没有关联的光子同时被探测到而造成的符合计数,也叫随机符合。它与活度的平方成反比,会增加图像的噪声,影响图像的对比度。偶然符合校正的硬件方法是使用延迟符合电路。只要延迟时间大于两倍的符合电路时间窗宽度,就能保证该符合电路输出中没有真的湮灭符合事件,而只有偶然符合计数,然后再从总计数中将偶然符合计数减去。

(5)散射符合校正:散射符合影响图像的对比度。散射校正有多种硬件与软件的校正方法,如双能量窗法、三能量窗法、卷积扣除法、人工神经网络法、Monte Carlo 模拟法等。

(6)衰减校正:衰减校正是针对体内肌肉和骨骼等对光子的吸收衰减而进行的校正,从而得到真实的放射性药物分布图。在 PET 中,某一条符合线上的符合计数 A 表示如下:

$$\delta_c = \delta_0 \mathrm{e}^{-\oint \mu(x)\mathrm{d}x} = \delta_0 \cdot \tau \tag{7-13}$$

该公式表明,某条符合线上的衰减因子 τ 与源点的位置无关,即只要沿同一路径传播,不论湮灭点在哪里,测得的符合强度都相等。

(7)几何校正:几何校正是通过线性插值计算或其他插值运算等分坐标位置上的计数值,得到等物理间距的新的正弦图。迭代法图像重建可通过修正其系数矩阵而直接对原始正弦图进行重建,避免了线性插值计算,可提高重建精度。

7.3.4 图像重建算法

如前文所述,我们所感兴趣的是如何从观测数据中重建出 PET 图像。图像质量的优劣不仅仅依赖于仪器的精密性和先进性,在很大程度上也取决于重建算法的性能。PET 图像重建问题本身是一个较为复杂的问题,它与 CT 重建一样,属于一类不适定求逆问题,然而它的求解远比 CT 复杂,其主要原因在于观测数据的随机性(即上文中提及的不确定性以及系统"死时间"、探测器效率、散射和随机符合等)。目前 PET 图像重建算法主要分为三大类:解析法、代数重建法和统计迭代法。

1. 解析法

早期的 PET 重建算法受 CT 的影响,主要采用解析方法。事实上,由前文可知,在理想情况下,某一符合线所获取的投影数据可以用一个积分加以描述。以二维情况为例(参考图

7.7),我们可以得到

$$g(s,\theta)=\iint_D f(x,y)\delta(x\cos\theta+y\sin\theta-s)\mathrm{d}x\mathrm{d}y \qquad (7-14)$$

其中 $f(x,y)$ 是一幅未知图像，$g(s,\theta)$ 是位于 θ 方向上距离原点 s 处的投影，上式即为经典的 Radon 变换公式。三维 Radon 变换公式只需要将上式进行拓展即可获得。

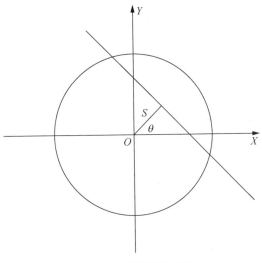

重建算法研究的目标就是如何从投影数据 $g(s,\theta)$ 中还原出图像 $f(x,y)$。通过研究可以发现，沿投影路径的反方向，把所得投影的数值反投回投影路径上的各像素中去就可以重建出图像，这就是直接反投影方法。但是直接反投影算法会使重建图像的边缘产生严重的失锐伪影，不符合临床应用的要求。此时可以利用滤波反投影方法（Filtered Back-projection method，FBP）和卷积反投影方法（Convolved Back-projection method，CBP）来消除失锐伪影，这两种方法是把获得的投影函数做卷积处理，即人为设计一种滤波函数，用它对所得投影函数进行修正，而后用这些经修正过的投影函数进行重建，就可以达到消除伪影的目的。上述两种算法的优

图 7.7　投影数据的采集

点在于运算速度快，计算复杂度相对较低，基于这些优点，解析法在早期被广泛用于临床，至今反投影算法已经成为 CT 和 PET 行业的标准算法之一。

解析法常用到的是变换域思想，即借助 Radon 变换将重建问题转化为其他变换域上的问题，这些变换域包括频域、小波域和基于矩的变换域。其中频域是最常用的变换域，上面提到的滤波反投影方法和卷积反投影方法就是基于频域的解析方法。

2. 代数重建法

迭代法又可分代数重建法（Algebraic Reconstruction Technique，ART）和统计迭代法，两者最大的区别在于求解的模型（或目标）不同。代数重建法最早由 Herman 提出，该方法依据 Radon 变换公式建立的关系精心构造一组线性方程，通过迭代进行求解，因此它本质上与解析法是基本相同的。ART 算法简单、易实现，每次迭代所需的运算量较少，然而收敛速度相当缓慢。后续工作大多围绕此不足之处进行展开，并已取得了一些突破性的进展，例如REART(Relaxation ART)，MART(Multiplicative ART)，SART(Simultaneous ART)，以及分块 SART(Block-IterativeSART，BI-SART)算法等。由于所采用的模型与解析法相似，ART 这一类算法在处理实际数据时也有所欠缺，因而很少用于实际的 PET 图像重建。在这里主要是想借鉴 ART 的优化方法和思想，例如 MART 与一类基于相对熵重建方法有着密切的联系；BI-SART 加快 ART 收敛速度的技巧，同样适用于下文所讨论的统计迭代算法。

3. 统计迭代重建算法

统计迭代算法在断层图像重建中有着重要的地位。上世纪 80 代初，Shepp 和 Carson 等

人在 Poisson 统计模型的基础上,分别提出了以最大似然为准则的最大似然估计算法 (Maximum Likelihood Expectation Maximized,MLEM),并由此开始了统计迭代重建的新领域。

受到最大似然法的启发,人们很容易想到用最大后验概率(Maximum A Posterior, MAP)重建图像,即 MAP 算法。实际上,MAP 算法是在 MLEM 算法的基础上进一步考虑了先验信息在重建过程中的影响,它可以看作是一类带有惩罚函数的 ML 算法,所以 MAP 的收敛速度应当比 MLEM 快。MAP 算法中的惩罚函数是与先验概率模型密切相关的,所以先验概率模型的选取也将影响收敛的快慢以及重建的效果。拙劣的先验概率模型会引发图像过于平滑,因此先验概率模型的合理性显得尤为重要。早期的先验模型主要是以高斯先验为代表。随着马尔可夫随机场(Markov Random Field,MRF)理论在图像处理领域的兴起,PET 重建领域出现了许多以 MRF 为先验模型的 MAP 估计算法。MRF 先验模型的优点在于它不仅可以产生平滑的图像,还能保持图像原有的细节,例如边缘、线条和拐角等。

迭代法中另一个比较重要的分支是基于最小二乘法(Least Square,LS)的迭代法,这种迭代法基于高斯模型,而不是泊松模型。事实上,早在上世纪 70 年代就有学者提出了基于最小二乘法原理的图像空间重建算法(Image Space Reconstruction Algorithm,ISRA),ISRA 算法的本质就是基于最小二乘法的估计。

因为统计迭代算法在 PET 重建中的主流地位,下面将重点介绍其中较为常用的最大似然估计重建方法。

7.3.5 最大似然估计重建方法

在过去的二三十年里,统计迭代法一直是 PET 断层重建,乃至图像复原,图像增强领域中研究的重点之一。统计迭代法可以认为是基于观测数据统计模型的一类估计迭代算法的总称,它的基本思想可以用统计风险估计理论来囊括。下面首先介绍观测模型。

1. 观测模型

几乎在任何与信号处理相关的领域,都会使用一些基本的模型来刻画感兴趣信号或者数据的产生过程。在 PET 成像过程中,唯一能探测到的信息来自湮灭时产生的光子,确切地说,应当是不同探测器对在给定观测时间(扫描时间)内所捕获的光子数。这样一个特征物理量在理想情况下可以认为是关于未知核素分布的一个线积分(即 Radon 变换),而实际情况远比这复杂,其中最重要的情况之一是观测噪声。

综合考虑成像过程中的各种因素,PET 成像的过程在理想情况下可以看成是一个线性积分的过程(即 Radon 变换),因此 PET 观测数据模型可用图像处理中的加性噪声模型表示:

$$g(s,\theta)=\iint_{\Omega}f(x,y)h(s,\theta;x,y)\mathrm{d}x\mathrm{d}y+e(s,\theta) \tag{7-15}$$

其中,$h(s,\theta;x,y)$ 表征 θ 方向上距离原点 s 远处符合线的物理可实现的积分核,即该符合线的点扩展函数(Point Spread Function,PSF),它是旋转及近似平移不变的,且具有局部紧支性;$e(s,\theta)$ 为观测噪声。实际应用中,常采用模型(7-15)的离散形式:

$$g=Af+e \tag{7-16}$$

其中，g 为观测数据向量，f 为图像向量，A 称为系统矩阵，表征了成像系统的冲击响应；e 为观测噪声向量。

式(7-16)中的系统矩阵 A 是统计迭代方法中最为关键的部分之一，它的精确程度将直接影响到成像的质量。一般而言，决定系统矩阵 A 的主要因素是系统的几何结构，这种几何结构与探测器阵列结构、大小以及成像分辨率等有关。对于较高精度的成像系统，还可以将一些其他因素诸如探测器检测效率、光子存活概率等一并考虑在系统矩阵 A 之中。

然而 A 通常具有很高的维数。例如，对于一个二维成像系统，它可以在 $0° \sim 180°$ 的 192 个独立方向均匀采样，而且每个方向通过 160 对探测器进行光子采集。当需要重建 128×128 分辨率图像的所有像素时，A 的大小为：$(192 \times 160) \times (128 \times 128) = 30\ 720 \times 16\ 384$。若按其每元素 4 个字节直接进行存储，将耗费大约 2.0 GB 的存储空间，这无论对存储还是运算都是不利的。所幸的是系统点扩展函数 PSF 的局部紧支性使得 A 为稀疏矩阵，因此只需保留非零元素，这样它的存储成本可以大大降低。另外利用 A 的旋转对称性，我们也可以只存取部分数据。

系统矩阵 A 可用距离法计算得到，如式(7-17)所示：

$$a_{ij} = \begin{cases} 1 - \dfrac{d_{ij}}{\Delta s} & d_{ij} \leqslant \Delta s \\ 0 & d_{ij} \leqslant \Delta s \end{cases} \quad i = 1, \cdots, S, \quad j = 1, \cdots, N \tag{7-17}$$

其中 d_{ij} 为系统矩阵 A 的元素，表示像素 j 到符合线 i 的垂直距离；Δs 表示两符合线间的距离；S 为符合线的数目；N 为图像像素的数目。在这个观测模型中我们将探测器的宽度忽略而将探测器看成一个点。事实上，更为合理的方法应当考虑探测器的实际大小，这时候可以利用单位像素落入一个带形区域的面积来确定检测概率。

2. 最大似然估计方法

PET 的最大似然估计最初是由 Shepp 和 Vardi 以及 Carson 和 Lange 分别独立提出的，这种方法建立在观测数据符合 Poisson 分布的基础之上，因此观测数据的似然函数被定义为：

$$L(\lambda) = \prod_{i=1}^{S} e^{-\lambda_i} \frac{(\lambda_i)^{g_i}}{(g_i)!} \tag{7-18}$$

其中 S 为符合线的数目；g_i 是第 i 根符合线检测到的发射光子的数目；λ_i 是第 i 根符合线检测到的发射光子的期望数目。

令 $f(y_j)$ 为从第 j 个像素 y_j 发射出的光子的理论数目，a_{ij} 为从第 j 个像素 y_j 发射出的光子被第 i 根符合线检测到的概率，则有：

$$\lambda_i = \sum_{j=1}^{N} a_{ij} f(y_j) \tag{7-19}$$

所以观测数据的似然函数可以表示为关于 $f(y_j)$ 的函数：

$$L(\lambda) = \prod_{i=1}^{S} e^{-\sum_{j=1}^{N} a_{ij} f(y_j)} \frac{\left[\sum_{j=1}^{N} a_{ij} f(y_j)\right]^{g_i}}{(g_i)!} \tag{7-20}$$

在式(7-20)左右两边同时进行对数运算,化简可得:

$$l(\lambda) = -\sum_{j=1}^{N} f(y_j) \sum_{i=1}^{S} a_{ij} + \sum_{i=1}^{S} g_i \ln\Big[\sum_{j=1}^{N} a_{ij} f(y_j)\Big] - \sum_{i=1}^{S} \ln\{(g_i)!\} \qquad (7-21)$$

最大似然重建方法的目的就是估计整体参数 $f(y_j)$,使得似然函数 $l(\lambda)$ 最大,即选择参数 $f(y_j)$,使得观测数据 λ_i 出现的概率最大,如下式所示

$$\text{maximize } l(\lambda) = -\sum_{j=1}^{N} f(y_j) \sum_{i=1}^{S} a_{ij} + \sum_{i=1}^{S} g_i \ln\Big[\sum_{j=1}^{N} a_{ij} f(y_j)\Big] - \sum_{i=1}^{S} \ln(g_i!), \ y \geqslant 0$$

$$(7-22)$$

此外,还可以利用判定极值的二阶充分条件(即目标函数的 Hessian 矩阵是半正定的)来说明似然函数的凸性,从而可知 ML 估计式(7-22)存在且唯一。

7.3.6 技术展望

由于受成像系统物理性能、重建方式和方法等因素的制约,正电子发射断层成像系统的性能仍然亟待进一步提高。目前正电子发射断层成像的发展方向主要集中在:

(1) 实时动态 PET 参数图像成像。从某种意义上讲,获取人体组织的生理参数变化比直接重建动态 PET 图像更具应用价值。而直接从 PET 数据中重建生理参数图像需要比传统 PET 图像更为巨大的运算量。因此当前参数图像的计算未能达到真正的实时性,期待有新的方法来解决这一瓶颈。

(2) 三维 PET 重建。随着技术的发展以及人们需求的日益增长,三维 PET 成像系统必将成为下一代核医学成像的主流产品。因此如何快速高效地重建三维 PET 图像将极具研究价值。

(3) 多模式融合成像。多模式融合成像是现代医学影像发展的必然趋势之一。虽然 PET 系统能够观察人体内生理和生化病理的过程,但是其分辨率较低。因此,PET 系统需要利用其他模式提供的信息提高它的重建质量。然而如何正确地利用模式之间的优势互补关系,则需要具备图像重建以外的其他知识。

参考文献

[1] 张美胶,王宏伟.PET-CT 显像在头颈部肿瘤精确放疗中的应用[J].中国临床神经外科,2015,12(6):472-474.

[2] Maisey M. The introduction and development of clinical pet in the united kingdom[M]. Cham: Springer International Publishing, 2016.

[3] Surti S, Karp J S. Advances in time-of-flight pet[J]. Physica Medica, 2016, 32(1):12-22.

[4] Moskal P, Zoń N, Bednarski T, et al. A novel method for the line-of-response and time-of-flight reconstruction in tof-pet detectors based on a library of synchronized model signals[J]. Nuclear Inst & Methods in Physics Research A, 2015, 775(2):54-62.

[5] Tsai Y J, Huang H M, Fang Y H D, et al. Acceleration of MAP-EM algorithm via over-relaxation[J]. Computerized Medical Imaging and Graphics, 2015, 40:100-107.

[6] Ellis S, Reader A J. Simultaneous maximum a posteriori longitudinal PET image reconstruction[J]. Physics in Medicine and Biology, 2017, 62(17):6963-6979.

［7］Van S K，Stute S，Comtat C，et al. Bias reduction for low-statistics PET：Maximum likelihood reconstruction with a modified Poisson distribution［J］. IEEE Trans. on Med. Imag，2015，34（1）：126-136.

［8］何校栋,邢海群,王瞳,等.基于 Adaboost 算法的多特征融合肺部 PET-CT 图像的肿瘤分类方法［J］.中国医学装备,2017,14(08):5-10.

［9］李建红,贾志云,蒋丽莎,等.操作技术对单光子发射型计算机断层成像骨显像质量及效率的影响分析［J］. 华西医学,2016,31(12):2004-2007.

［10］Singh S P，Urooj S，Lay-Ekuakille A. Breast cancer detection using PCPCET and ADEWNN：a geometric invariant approach to medical X-Ray image sensors［J］. IEEE Sensors Journal，2016，16（12）:4847-4855.

第八章 CT 断层图像处理

8.1 概述

计算机断层成像（CT）技术，是用 X 射线从多个方向沿身体某一选定的断层层面进行照射，然后测定透过的 X 射线量，数字化后经过计算得出该层面组织各个单位体积的吸收系数，最后重建图像。1969 年 Hounsfield 首先设计出 CT 成像装置，由神经放射诊断学家 Ambrose 应用于临床。这种像质好，诊断价值高而且安全的诊断方法极大地促进了医学影像诊断学的发展，Hounsfield 由此获得了 1979 年的诺贝尔生物学或医学奖。

CT 用 X 射线束对人体部位一定厚度的层面进行扫描，由探测器接收透过该层面的 X 射线，转变为可见光后，由光电转换器转变为电信号，再经模拟/数字转换器（A/D）转为数字信号，输入计算机处理，成像系统将选定层面分成若干个体积相同的长方体，称之为体素。扫描所得信息获得每个体素的 X 射线衰减系数或者吸收系数，再排成矩阵，即数字矩阵。数字矩阵可存储于磁盘或者光盘中。经数字/模拟转换器（D/A）把数字矩阵中的每个数字转换为由黑到白不等灰度的小方块，即像素，并按矩阵排列，构成 CT 图像。CT 图像是重建图像，每个体素的 X 射线系数可以通过不同的数学方法算出。

本章将介绍 CT 断层扫描成像的基本原理、三维重建算法、CT 图像的后处理技术，及其在临床诊断上的应用。

8.1.1 CT 图像及 CT 值

1. CT 图像

CT 图像是通过计算机计算出来的 X 射线衰减值的二维分布图。CT 图像是由一定数目的像素按矩阵排列所构成的二维断层图像。这些像素反映相应单位容积的 X 射线吸收系数，目前常用的 CT 装置的像素大小为 512×512、1024×1024、2048×2048 等。CT 图像以不同灰度等级（即灰阶，Gray Scale）在显示屏上显示。

CT 成像的第一步是扫描，如图 8.1 所示。在此阶段，一束细的扇形 X 射线束投射穿过人体的一个侧断面，穿过此断面的辐射由探测器阵列测量。为了获得足够的信息以产生完整的图像，X 射线束必须围绕身体的断面旋转（或扫描），以便从各个角度测量。一般要进行数百次测量，每次

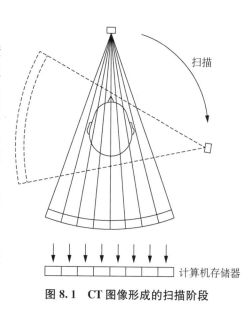

图 8.1　CT 图像形成的扫描阶段

所得的断面图数据都存储在计算机中。

CT 成像的第二步是图像重建,这一步由数字计算机完成,它是 CT 系统的一部分。图像重建是把每次测得的扫描数据转换为数字图像的数学过程。图像由各个图像元(像素)的矩阵构成,每个像素由一个数值或 CT 值来表示,这个数值与相应体积单元的组织密度有关。图像重建通常需几秒钟,取决于图像的复杂程度和计算机的运算速度。

最后一步是把数字图像转换成视频显示,以便直接观测或记录在胶片上,此阶段由具有数/模转换器功能的电子部件完成。CT 图像有以下主要影响因素:

(1) 窗宽与窗位

人眼能分辨的黑白度最多只有 16 个灰度,不能分辨微小的灰度差别。而人体组织的 CT 值范围有 2 000 个分度,如 CRT 上用 2 000 个不同灰阶来表示这 2 000 个分度,图像层次多,但人眼无法观察。为了提高组织细微结构的显示,人们可根据诊断需要调节图像的对比度和亮度,称为窗(window),窗可分为窗宽(windows width)、窗位(windows level)。这种调节窗宽、窗位的技术即为窗技术。

1) 窗宽

窗宽代表的是显示图像上所包括的 16 个灰阶的 CT 值范围。如窗宽为 160HU,则可分辨的 CT 值为 $160/16=10$ HU,这意味着两种组织的密度差别超过 10HU 可分辨。窄窗宽显示的 CT 值范围小,每级灰阶代表的 CT 值幅度大,图像的密度分辨率低,密度差别较小的组织不易显示。

2) 窗位

窗位又称窗中心,是指 CT 图像上灰白刻度中心点的 CT 值。在理论上,窗位应与欲观察组织的 CT 值接近,但实际操作中需兼顾其他结构来调节适当的窗位。窗位的高低影响图像的亮度,窗位低图像亮度高呈白色,窗位高图像亮度低呈黑色。

在一幅图像上用一种固定的窗宽和窗位难以同时观察到各种结构,要获得更多、更准确的诊断信息,需用不同的图像窗观察不同的结构。上腹部 CT 检查要观察肝脏时,如把窗位定在 $+50$ HU,用 150 的窗宽,则图像上 16 个灰阶的 CT 值范围为 50 ± 75 HU,即 $-25\sim+125$ HU,那么 CT 值低于 -25 HU 的组织,其灰度与 -25 HU 相同,图像呈黑色,CT 值高于 $+125$ HU 的组织,图像呈白色。此时,肝、脾、胰、肾等组织的 CT 值在此范围内,因而能清楚显示,但脊椎骨、肋骨的 CT 值超出此范围,呈白色。

总之,要获得较清晰且能达到诊断要求的 CT 图像,必须正确应用窗技术。

(2) 噪声和伪影

CT 噪声和伪影是评价 CT 成像质量的重要指标,降低噪声及减少伪影是 CT 质量控制的重要内容。

1) 噪声

均匀物体的影像中各像素的 CT 值参差不齐,使图像呈颗粒性,直接影响其密度分辨率,尤其低密度的可见度明显。我们把这种现象用统计学上的标准偏差方式表示出来即为 CT 的噪声。它可分为随机噪声和统计噪声(常规所指的噪声为统计噪声),噪声产生的机理和对图像质量的影响各不相同,严重的随机噪声往往就形成了伪影。

2) 伪影

CT 图像上非真实的阴影或干扰即称伪影(artifact),伪影会降低图像的质量,易造成误诊或不确定。伪影分为病人引起的伪影与 CT 设备本身造成的伪影两大类。

2. CT 值

CT 值是一种人为制订的与物质吸收系数相关的相对值,用以表达图像上组织密度的数值。CT 图像能够分辨人体组织密度的细微差别,所以采用的标准是根据各种组织对 X 射线的线性吸收系数 (μ) 来决定的。为了明确表示组织的密度高低,规定将受测物质的衰减系数 μ_m 与水的吸收系数 $\mu_水$ 作比,并以骨皮质和空气的衰减系数分别作为上下限进行分度,这样就得出了 CT 值(也称 CT 数)。

8.1.2　CT 重建算法

1. 傅立叶变换 CT 算法

傅立叶变换法图像重建的主要原理为:一个三维物体的二维投影的傅立叶变换就是物体傅立叶变换的中央截面,转动投影方向就可得到各个方向上傅立叶变换的中央截面,从而可获得整个三维空间的傅立叶变换,最后由傅立叶逆变换得到重建的物图像。

2. 卷积反投影法

卷积可利用快速傅立叶变换程序。近几年已经有卷积硬件化程度很高的 CT 专用图像处理机,速度很快,一边扫描投影,一边卷积、反投影。反投影的域可以任选。扫描完之后可以立即显示重建图像。这些优点,傅立叶变换 CT 算法和现有的其他算法(如代数法等)均无法比拟。

3. 体积 CT 中的重建算法

同断层 CT 类似,体积 CT 的重建算法可分为解析类重建算法和系统类重建算法。系统类的重建算法较常用于 X 射线的显微成像技术。解析类重建算法主要有锥形束 CT 重建算法。

8.2　CT 图像处理技术

8.2.1　肝脏断层三维重建及测量

1. 研究方法

① 肝脏三维重建和体积测量:利用曲面的 B2Spline 重建技术原理,用 VB 开发工具编制由 CT 图像获取肝脏断层数据的软件。将 CT 图像通过扫描仪输入计算机,按 CT 图片的顺序采集图像数据,用 Unigraphics 实现肝脏三维重建和三维立体测量。对拟行肝移植的肝硬变门静脉高压症患者行肝脏体积测量。同时对 5 例肝癌患者肝脏 CT 断层图像进行三维重建及观察分析。②受体切除肝脏的体积测量:在受体肝脏切除 30 min 之内,将胆囊、门静脉结构、附着在肝脏上的韧带及组织剔除干净,用排水法测量受体切除肝脏的实际体积(单位:cm^3)。③统计学分析:用 SPSS10.0 统计软件进行数据分析。本方法所测肝脏体积与实测肝体积进行相关分析。

2. 结果

三维测量结果:所测 46 例肝硬变门静脉高压症患者平均肝脏体积为 (983.33 ± 206.11) cm^3($604\sim1\,403$ cm^3),同组实测平均肝脏体积为 (904.93 ± 209.56) cm^3($500\sim1\,320$ cm^3),

二者之间呈高度正相关$(r=0.969，P<0.01)$（表 8.1，其中 x、$\pm s$ 为均值±标准差）。测试结果的平均误差为 8.66%。

表 8.1　两种不同方法所测的肝体积 $(x，\pm s)$

测量方法	肝体积(cm^3)	单位体表面积肝体积 (cm^3/m^2)
三维测量	983.33±206.11	507.39±101.54
排水法	904.93±209.56	466.52±101.98

　　重建效果显示：从三维重建肝形状与切除同例肝标本实际形状的比对来看，二者基本相似（见图 8.2）。可任意角度旋转或沿 X、Y、Z 的某一轴旋转来观察三维重建肝脏。可以在重建肝脏的同时重建肿物。当肿物被周围组织遮挡显示不清时，可用半透明显示法对肝脏进行半透明处理，直到清楚观察到肿物及其与周围组织的关系，对确定肿物的范围有一直观的概念。同时，可测定肿物的体积及预计肝切除后的预留肝量（图 8.2 和 8.3，见彩图附录）。

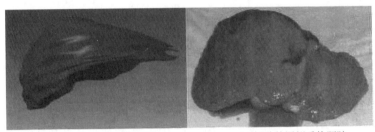

(a) 肝硬化患者肝脏三维重建　　　　　　　　(b) 切除的同例受体肝脏

图 8.2　肝硬三维重建效果

3. 讨论

　　精确判断肝脏肿瘤的部位、大小、与周围组织脏器的空间三维立体关系对正确选择治疗方案以及判断预后至关重要。而当代医学影像技术所能提供的多是把三维结构的人体由断面形成多层的二维图像，临床医生需要一幅一幅地分析图像，这个诊断的过程应该说是在脑中的构像，不是可视的，不便于相互交流及提高。如何能把 CT 的二维断层图像再恢复为可视的三维结构图像并把有关测量数据表达出来，即所谓三维重建技术一直是当今技术学术界探讨的问题。新一代螺旋 CT 扫描机具有三维重建（3DCT）和测量功能。其过程是将系列连续的 CT 扫描所收集的数据信息经过计算机软件程序处理重建成立体图像。3DCT 成像于 1977 年首先由 Herman 等用表面提取法实现，并于 1980 年将此技术用于临床。3D 重建分表面显示法（SSD）和容积显示法。其关键技术是体数据的分段，即为了获得局部人体组织器官的数据，需要将感兴趣的区域从医学图像中分离出来。目前，有两种技术，一种是比较简单的阈值法，只有光强大于该阈值的像素点才可以显示，这个阈值主要是由人指定的。这种方法对骨骼、脑室、牙齿等与周围组织灰度差别较大的器官的三维重建比较实用。故 3DCT 的临床应用主要在骨关节外伤、肿瘤、畸形、感染和退行性变的显示方面。人工增加组织器官之间的对比度（如造影剂的应用，灌注气体等），也有利于三维重建，如 CT 三维血管成像是评价多种血管病变的有效方法。对于肝、脾等与周围组织灰度差别较小的内脏

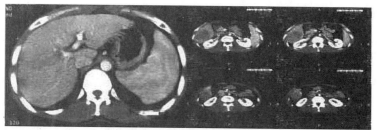

(a) 肝脏CT图像及预计肝切除线

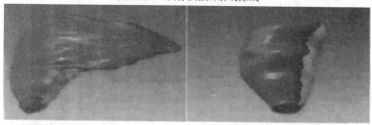

(b) 三维重建肝脏(体积1 340 cm³)　　　(c) 三维重建肿瘤(体积386 cm³)

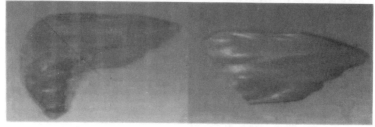

(d) 半透明显示肿瘤　　　(e) 肝切除后预留的肝脏(体积657 cm³)

图 8.3　肿瘤和预留肝脏的三维重建

器官,采取阈值法进行体数据分段就比较困难,这就要采用另一种方法,即二维图像轮廓线的提取,即将每张图片上相同组织的轮廓提取出来,产生感兴趣的二维二进制图像,然后将产生的图片堆叠起来构成三维二进制图像。最后再采用可视化技术进行三维重建,从而获得感兴趣的组织器官的模型。这种重建方法自动化程度低,速度较慢,且必须采用薄层连续扫描(一般层厚为 1～3 mm)。病人的扫描层数需要大大增加,才能改善重建效果。

螺旋 CT 在肝胆外科的应用对肝癌的临床有很大的价值。放射科医师习惯于用断层图像描述病变,进行诊断,对他们而言三维重建图像对于准确诊断不如断层图像,断层图像可以比较精确地显示肿瘤的侵犯范围。而从临床医生的角度看,他们关注的是某个特定的器官,希望把断层图像重建成具有整体感的三维图像,帮助他们理解肿瘤周围解剖、肿瘤侵犯范围,对选择手术方式和预想手术进程有较大帮助。然而 CT 对肝脏三维重建需要在昂贵的工作站一类比较高级的计算机上进行,并且需要特殊的软件。分析软件有严格的要求,图像格式与一般格式不通用,且不是每一例都适合重建,因此三维重建不适于普及。如果临床医生不特别要求,放射科医生一般不进行三维重建及测量,即使进行三维重建及测量,也与临床医生的要求有较大差别,同时重建及测量费用较高,患者负担较重。另外,如果是外院或者是患者以往的 CT 扫描片,进行三维重建及测量就比较困难。因此,很有必要开发一种运用于临床手术前诊断及测量、临床医生容易掌握、成本较低、易于推广的肝脏三维重建及测量软件。

随着 PC 机的 CPU 速度不断加快,内存容量不断加大,这一复杂的程序已经可以在 PC 机上实现。如果能把三维重建和测量技术交给临床医生来处理,这种技术将可以发挥更大的作用,也是对 CT 的延伸和补充。已有临床医生在这方面进行了尝试,用色彩标记法在个人计算机上用 CT 断层图像对肝、脾及肿物在化疗前后的体积进行了测量。

三维重建为临床医生提供了形象化的立体概念,对准确判断肿瘤的侵犯范围和选择正确术式有一定帮助。临床医生如结合 CT 断层片与重构的三维构像,会更好地了解肿瘤的情况。还可以通过测量肿瘤的直径、体积估计切肝量和预留肝量,这对评估肿瘤切除的可能性和手术中可能发生的情况,即术前规划和预后等有一定意义。同时,准确测量肿瘤在放、化疗等治疗前后的体积变化可作为疗效判定的敏感定量指标。但本方法重建的肝脏三维图像表面不够平滑,原因之一是肝脏 CT 断层数据较少,这要通过增加肝脏的扫描层数来解决。另外,目前 CT 图像是通过扫描仪录入的,以后如果在医院的局域网上可以直接获取图像的话,可提高效率且减少图像转换的部分数据的丢失。再者,测量数值普遍较肝脏的实际体积要大,其可能的一种原因是因为 CT 扫描是在活体上进行的,而受体的切除肝脏则是在无血液灌注状态下测量体积的,因此流失了大部分的血液。这也说明 CT 测量肝体积更符合生理状态。

该方法不但能对 CT 片进行立体重建,而且对连续的断层图像(如 MRI 病理切片、正电子发射断层显影等)都可以进行重建。而且术后病理切片重建可以与术前 CT、MRI 的重建进行对比,对总结临床经验,准确判读 CT 片有一定帮助。

8.2.2 局部灰度级展开的子块直方图均衡

由于不同图像处理要求的需要,最传统的直方图均衡方法并不适合于所有场合,人们提出了许多改进方法来改善均衡的效果。尤其在日常生活中,很多自然图像的灰度分布集中在较窄的区间,使得图像细节不够清楚。这就需要对其进行修正,使图像的灰度间距拉大或使灰度均匀分布,从而增加反差,使图像细节清楚,达到增强的目的。在对一幅肺部图像进行传统直方图均衡时发现,这时 CT 并不能达到预期的效果。

这里介绍一种改进的方法,即将方块里面的图像不在全部灰度级展开,而是根据其灰度范围,按一定比例展开,将其扩展 K 倍(后面会讨论 K 的取值)。

具体算法如下:

(1) 找到小方块中灰度的最大值和最小值;

(2) 计算得到其均值和差值;

(3) 定义 K 倍差值的取整值为展开范围;

(4) 根据灰度的分布,将图像进行直方图均衡。

这里,分以下情况进行处理:

(1) 如果差值大于 $256/K$ 个灰度,就在全部灰度级展开;

(2) 如果中值加减差值均在 $0\sim255$ 之间,则将其在中值展开半径到中值加展开半径之间展开;

(3) 如果中值减展开半径的差值小于 0,则在 $0\sim2$ 倍展开半径展开;

(4) 如果中值加展开半径大于 255,则在 255 减 2 倍展开半径到 255 之内展开。

对于 K 值的大小,通过反复编程观察,确定 K 值在 1 到 1.2 之间,图像效果有很大改善,1.2 到 2 之间图像效果略有变化,大于 2 以后变化就不明显了。这一点道理也是明显的,如果 K 取 1,子块图像只是在其原来灰度范围内做了均衡,对比度没有很大提高,而随着 K 值的增大,之前提出的在一定范围展开的限制就会越来越小,而趋近于不加限制的子块直方图均衡方法。

这里举一个实例来说明上述子块直方图均衡的改进方法。待处理的图像是一个 512×512 像素的 256 个灰度级的图像,按上面的思路进行编程并与传统的直方图方法,以及文献 POSHE 方法进行了比较,结果如图 8.4。

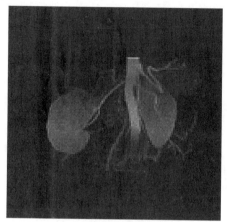
(a) 待处理的图片

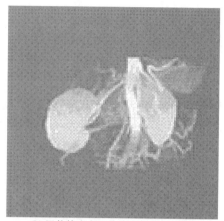
(b) 用传统直方图均衡方法得到的结果

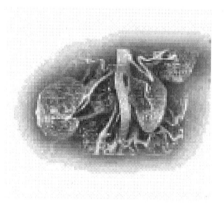
(c) 用文献方法得到的结果

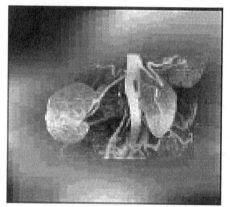
(d) 用改进方法均衡得到的结果

图 8.4　不同方法的图像处理效果比较

从图中可以看出,经过改进的直方图均衡方法处理的图像其对比度比用传统方法处理的效果要好一些。

这里,子块的大小和子块的重叠程度是本问题的关键,通过多次试验发现,尽管已经采取了改进的措施,但是如果子块很小,均衡后的图像效果并不好,而且计算量非常大。所以,子块要大到一定的程度才适用上述均衡方法。对于重叠程度,如果两个连续子块重叠过小,处理后的图像必然有很多不连续,影响图像的整体质量,所以,子块的重叠程度要尽量大,但是重叠程度增大,就增大了计算量,于是只能找一个比较折衷的子块大小和重叠程度。通过反复试验发现子块的长、宽取全块的 $1/4\sim1/8$，重叠部分的长、宽取子块的 $1/8$ 是最佳的。

在这幅图像的均衡中，K 取的是一个固定的值。有研究认为在对一幅图像进行处理时，应使用变化的 K，对一幅图片不同要求的区域采用不同的展开范围，以进一步提高图像的细节，如对这幅图像处理时对外围部分采用较大的 K 值，但是这样需要对图像有个先验的了解。

上述均衡方法是在分块的基础上提出的一种改进的直方图均衡方法，对于一般的图像，改进的效果可能并不是很大，但是，对于特殊的图像，尤其是用传统方法会造成图像灰度整体偏离的图像，其效果就比较明显。在现实生活中，有很多图像处理需要达到特定的效果，就需要提出相应的处理方法。

8.2.3 小波多分辨率 CT 成像及处理算法

近年来随着小波分析在信号处理中的广泛应用，小波变换已成功应用于图像重建及处理。小波变换是信号的时频分析方法，具有多辨率分析的特点，因而在图像重建及图像处理中有着特定的意义。本小节在滤波反投影算法基础上，结合小波变换的特性，进行多分辨率及局部重建，并在重建中进行处理，取得良好的重建图像。

1. 小波多分辨率及局部图像重建

小波多分辨率分析是将信号在分辨率 2^j 下（$J\leqslant j\leqslant-1$），在尺度和小波两个正交的子空间上进行分解，得到 4 块子图像，分别对应低分辨率图像、水平细节、垂直细节和对角细节图像。而分辨率 2^{j+1} 的图像可由 2^j 分辨率下的图像进行小波逆变换得到。设尺度和小波空间的两个正交滤波器为 h 和 g，对应的傅立叶变换是 $H(\omega)$ 和 $G(\omega)$，则在频域中直接对斜坡滤波器 Kb 进行小波修正后，滤波器变为

$$R_\theta(\omega)\mid\omega\mid W(\omega)H(\omega x)H(\omega y), \; R_\theta(\omega)\mid\omega\mid W(\omega)H(\omega x)G(\omega y)$$
$$R_\theta(\omega)\mid\omega\mid W(\omega)G(\omega x)H(\omega y), \; R_\theta(\omega)\mid\omega\mid W(\omega)G(\omega x)G(\omega y) \tag{8-1}$$

运用式(8-1)将信号在适当的分辨率下进行分解，直接从投影数据得到 4 块小波分解系数，进行反投影计算和小波反变换，得到对应的多分辨率重建图像。

（1）局部图像重建分析

当需观察的 ROI(Region of Interest)是局部区域时，仅对局部区域进行高分辨率重建，而对周围区域进行低分辨重建，算法比传统滤波反投影算法的计算量大大减少。反 Randon 变换可表示为：$Q_\theta(t)=H\partial R_\theta f(t)$，$\partial$ 表示微分算子，H 是希尔伯特变换，其中微分是局部支撑的。当高阶导数在原点不连续时，希尔伯特变换不是局部的，即使一个紧支集的函数在希尔伯特变换后也不再是紧支集，因而 Randon 反变换不能由局部投影实现，任何一点的重建都需要所有投影。由于小波函数具有紧支性，小波变换后的希尔伯特变换衰减很快，因此可以使用局部数据计算 ROI 小波系数，即局部重建滤波运算需要边界外的部分投影数据而不是全部投影数据。而对 ROI 外的区域则可以进行低分辨率重建，从而提高运算速度但并不降低目标处的重建精度。设滤波器 $h(m)g(n)$ 和 $g(n)$，$g(n)$ 长度为 FL，则 $h(m)g(n)$ 支撑长度为 L^2，即二维滤波器 $h(m)g(n)$ 只在直径 L^2 内非零。计算 ROI 图像 $f(m,n)$ 细节所需的数据范围为

$$\left[2^L(m-FL/2)\right]^2+\left[2^L(n-FL/2)\right]^2\leqslant\left[\frac{r_0}{T_0}+\sqrt{2}FL/2\right]^2 \tag{8-2}$$

式中 T_0 是采样单位,L 是分解层数,r_0 为重建区域的半径。

（2）算法的实现

1）给定 N 个投影角度下的投影数据,在 L 级分解下需要 $NL=2^{-L}N$ 的投影数来重建最低分辨率的近似图像,对 NL 个投影进行小波尺度分解,得到近似图像和细节图像;

2）进行反投影运算,只计算水平和垂直方向上 2^L 的点的反投影,其余点为零;

3）对反投影图像进行 2^L 升采样,然后小波反变换重建图像;

4）将上述图像相加得到 $L+1$ 级低分辨率的图像,重复下去直到达到所要求的分辨率为止。

重建图像（见图 8.5）,即从 2 级到 0 级小波分解及重构的图像。若设滤波反投影所需要的时间为 100%,则所用的时间依次分别为 25%,48%,111%。可见,进行局部及低分辨重建时计算时间少得多,而小波全分辨重建比滤波反投影时间略多。

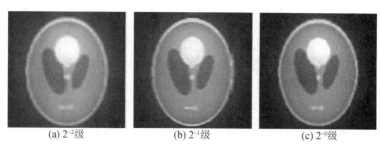

(a) 2^{-2} 级   (b) 2^{-1} 级   (c) 2^{-0} 级

图 8.5 多分辨率重建图像

使用上述算法对 128×128 像素,图像中心半径为 20 像素的圆进行局部重建（图 8.6 所示）。图 8.6(a) 是利用小波局域性进行重建并进行了图像增强,使用的投影数的范围是半径为 30 像素。即使半径增加 10 像素,即使在 2^{-1} 尺度上由于小波函数的局域化特性及进行增强,重建效果仍较好;图 8.6(b) 为滤波反投影算法重建的图像,局部投影区域外使用局部投影数据外推的方法,重建图像中心及边缘有伪影;图 8.6(c) 是滤波反投影重建的图像,使用与图 8.6(a) 同样的数据进行重建,由于 Randon 反变换在时域中不具有局部化特性,部分投影数据重建图像效果不理想,图像较模糊。

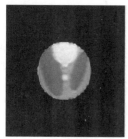 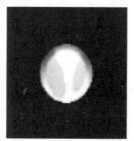 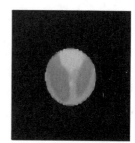

(a) 小波局部重建   (b) 滤波反投影（仅取本地数据）   (c) 滤波反投影

图 8.6 局部重建的图像

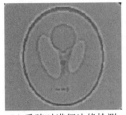 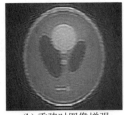 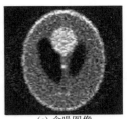 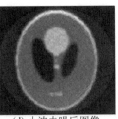

(a) 重建时进行边缘检测　　(b) 重建时图像增强　　(c) 含噪图像　　(d) 小波去噪后图像

图 8.7　重建时进行边缘提取、增强、含噪图像和去噪

2. 小波变换在图像增强和边缘提取去噪中的作用

工业 CT 重建图像中的目标通常是裂缝和气泡等缺陷,经常表现为高频信号,有效提取这些缺陷的边缘对缺陷探测和识别至关重要。若在图像重建后进行图像处理需要额外的时间,且易受噪声的干扰。利用上述小波重建图像方法,直接用高通正交滤波器修正斜坡滤波器可得到水平、垂直边缘和对角边缘。同时,通过对相应的小波系数进行不同的衰减和提升,再利用小波反变换重建图像则可对相应的图像进行增强。图 8.7(a)是直接重建图像边缘,图 8.7(b)是重建中直接进行边缘局部图像增强,与重建原始图像相比,提高了分辨率。

当投影数据中含有噪声时,重建图像亦会产生噪声,如图 8.7(c)所示。一种方法是对投影数据进行滤波后再重建图像;二是先进行重建然后再对图像进行小波滤波处理。方法一需要对所有投影进行小波去噪处理,当重建图像很大时运算量也很大;方法二可针对已出现的具体噪声图像部分进行处理,减少了计算量,本节即采用这种方式。小波分解后的系数可分为两大类,一类是由噪声引起的,数目多且幅度小;另一类是小波系数为信号本身变换而来的,特点是数目少,幅度大。最简单的去噪方法是采用软阈值方法设置门限,当系数大于门限时,取信号与门限的差,系数小于门限时认为是噪声舍去。有多种方式设定阈值,其中满足最小均方误差准则的固定阈值方法 $t = \sqrt{2\ln l}$(l 为信号的长度),具有较好的图像效果和较快的处理速度。由图 8.7(d)可见,重建后图像噪声基本消失。当然,小波去噪重建时由于丢失了信号的一些高频成分,因而使图像有一定程度的平滑。

小波重建及处理算法的主要优点是:将小波变换与图像重建过程合二为一,比单独进行滤波反投影加小波变换效率高;能快速获得全局低分辨率图像和局部精确图像;小波反变换重建的同时可对图像进行边缘提取和图像增强而无须后处理;能进行有效的消噪处理;具体的实验结果与不同的小波基有关,通常选取局域性好的小波。

8.2.4　CT 图像的运动伪影校正

在进行断层图像的三维重建和制造精确的定制化人工植入体时,需要在 CT 设备上对患者相关部位进行间距密集的扫描,但是目前医学 CT 扫描设备输出的图像误差还比较大,一般可达±0.5～±1.5 mm,其中因为患者的原因所造成的运动伪影误差占据了很大成分(即在扫描过程中,由患者扫描部位晃动造成的相邻图层的相对位置偏差)。此外,器件性能的下降和不合理的图像处理阈值也会造成骨骼图像尺寸的误差。

以上这些误差如不加以校正,将会大大影响三维模型和定制化人工植入体的精度。这里介绍通过校正器对 CT 扫描过程进行监测,并通过合适的算法对图像误差加以校正的方法,从而为三维建模和定制化植入体的设计提供较精确的原始数据。

1. 校正原理

为了对伪影加以校正,扫描前需将特制的校正器固定于患者扫描部位(如图 8.8 所示)。对伪影进行监测和校正的原理如下:如果在整个扫描过程中患者相应的扫描部位没有发生晃动,那么在对校正器进行软件测量时,校正管二截面中心距及中心坐标位置将逐层均匀变化,中心距矢量(连线)的倾角应保持不变(或变化量很小),如图 8.9 所示,即

$$\Delta_{12} = \Delta_{23} = \cdots = \Delta_{i,i+1} = \cdots = \Delta_{n-1,n} \tag{8-3}$$

$$\alpha_1 = \alpha_2 = \cdots = \alpha_i = \cdots = \alpha_n \tag{8-4}$$

$$l_1 = l_2 + c = \cdots = l_i + (i-1)c = \cdots = l_n + (n-1)c \tag{8-5}$$

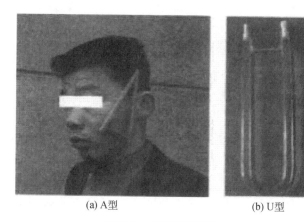

(a) A型　　　　　　　(b) U型

图 8.8　校正器的类型

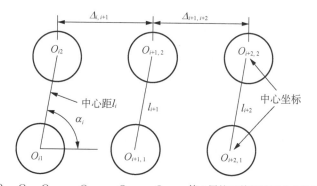

O_{i1}、O_{i2}、$O_{i+1,1}$、$O_{i+1,2}$、$O_{i+2,1}$、$O_{i+2,2}$:第 i 层校正前的椭圆中心坐标

图 8.9　校正器在各层位置上的变化

式中:$\Delta_{i,i+1}$ 是指相邻图层之间对应的圆柱管中心位置的变化量;l_i 为同一层上 2 个椭圆的中心距;α_i 是同一层上 2 个椭圆的中心连线矢量与水平轴的夹角;c 是常数,对于 U 型校正器,$c=0$;对于 A 型校正器 c 为非 0 常数。

反之,若患者在扫描过程中发生了晃动,就会使中心距及中心坐标逐层不均匀变化,中心距矢量的倾角也不会保持恒定。根据变量(Δ,α,l)的突变情况,将轮廓数据进行反向缩放、轮廓偏移、平移和旋转等运算,把图形恢复到正常的位置和尺寸。为了减少计算量,在实

际计算时是对轮廓点云进行校正,而不是对全部 CT 图像进行校正。

2. 校正算法

(1) 平面图形的基本变换算法

为了实现对点云数据的变换和恢复,给出了平面图形的变换矩阵。设变换前点的坐标为 $P = [x, y, l]$,变换后的坐标为 $P' = [x', y', l]$,变换矩阵为 $\boldsymbol{T}$,令

$$P' = P \times \boldsymbol{T} \tag{8-6}$$

其中变换矩阵为

$$\boldsymbol{T} = \begin{bmatrix} a & b & p \\ c & d & q \\ l & m & s \end{bmatrix} \tag{8-7}$$

式中:$\begin{bmatrix} a & b \\ c & d \end{bmatrix}$ 可使平面图形产生缩放、镜像、旋转和倾斜变换;$[l \quad m]$ 可使平面图形产生平移变换;$[p \quad q]^{\mathrm{T}}$ 可产生透视变换,称为透视参数;$[s]$ 可使图形产生全缩放变换。下面分别叙述。

(2) 断层轮廓图形点云数据的校正算法

如图 8.10 所示,设第 i 层 CT 图像校正后的 2 个椭圆中心坐标(可根据对椭圆的测量计算得出)为 $O'_{i1}(x'_{i1}, y'_{i1})$ 和 $O'_{i2}(x'_{i2}, y'_{i2})$,则校正前后的 2 个中心距分别为

$$d_i = [(x_{i2} - x_{i1})^2 + (y_{i2} - y_{i1})^2]^{1/2} \tag{8-8}$$

$$d'_i = [(x'_{i2} - x'_{i1})^2 + (y'_{i2} - y'_{i1})^2]^{1/2} \tag{8-9}$$

校正前后 2 个中心距矢量 D_i 与 D'_i 的夹角为

$$\theta_i = \arctan\left(\frac{y'_{i2} - y'_{i1}}{x'_{i2} - x'_{i1}}\right) - \arctan\left(\frac{y_{i2} - y_{i1}}{x_{i2} - x_{i1}}\right) \tag{8-10}$$

具体的校正有以下 4 种算法。

1) 平面图形的平移   从 O_{i1} 点向 O'_{i1} 点平移,令 $\Delta x_i = x'_{i1} - x_{i1}$,$\Delta y_i = y'_{i1} - y_{i1}$,平移矩阵为

$$\boldsymbol{T}_{Mi} = \begin{bmatrix} 1 & 0 & 0 \\ 0 & 1 & 0 \\ \Delta x_i & \Delta y_i & 1 \end{bmatrix} \tag{8-11}$$

2) 平面图形的缩放   以变换后的点 $O'_{i2}(x'_{i1}, y'_{i1})$ 为缩放中心坐标,设 K_{ix} 为 x 方向缩放倍数,K_{iy} 为 y 方向缩放倍数(大多数情况下缩放倍数 $K_{ix} = K_{iy} = d'_i/d_i$),则相应的缩放矩阵为

$$\boldsymbol{T}_{Si} = \begin{bmatrix} K_{ix} & 0 & 0 \\ 0 & K_{iy} & 0 \\ -K_{ix}x'_{i1} & -K_{iy}y'_{i1} & 1 \end{bmatrix} \tag{8-12}$$

3) 平面图形的旋转   以点 $O_{i1}(x_{i1}, y_{i1})$ 为旋转中心的旋转矩阵为

$$\boldsymbol{T}_{Ri} = \begin{bmatrix} \cos\theta_i & \sin\theta_i & 0 \\ \sin\theta_i & \cos\theta_i & 0 \\ x'_{i1}(1-\cos\theta_i) - y'_{i1}(1-\sin\theta_i) & y'_{i1}(1-\cos\theta_i) - x'_{i1}(1-\sin\theta_i) & 1 \end{bmatrix}$$

$$(8\text{-}13)$$

4）轮廓的偏移变换　轮廓的偏移与尺寸的缩放变换不同，轮廓的偏移变换实际上就是求等距线。以 j 表示第 i 层图上点的序号，设原轮廓点为 $P_{j-1}(x_{j-1},\,y_{j-1})$、$P_j(x_j,\,y_j)$ 和 $P_{j+1}(x_{j+1},\,y_{j+1})$，新轮廓点为 $P'_j(x'_j,\,y'_j)$，直线 $P_{j-1}P_j$、P_jP_{j+1} 与 x 轴的夹角分别为 α_j 和 α_{j+1}，两直线的夹角为 β_j，用 δ 表示偏移距离，δ' 表示 $P_jP'_j$，其算法如下

$$\alpha_j = \arctan\left(\frac{y_j - y_{j-1}}{x_j - x_{j-1}}\right) \tag{8-14}$$

$$\alpha_{j+1} = \arctan\left(\frac{y_{j+1} - y_j}{x_{j+1} - x_j}\right) \tag{8-15}$$

$$\beta_j = \alpha_{j+1} - \alpha_j = \arctan\left(\frac{y_j - y_{j+1}}{x_j - x_{j+1}}\right) - \arctan\left(\frac{y_{j-1} - y_j}{x_{j-1} - x_j}\right) \tag{8-16}$$

$$\delta' = \delta/\cos(\beta_j/2) \tag{8-17}$$

$$x'_j = x_j + \delta'\sin((\alpha_j + \alpha_{j+1})/2) \tag{8-18}$$

$$y'_j = y_j + \delta'\cos((\alpha_j + \alpha_{j+1})/2) \tag{8-19}$$

3. 校正的应用

对轮廓误差的校正，要求点云数据以 SLC(System Layer Contour)格式输入，然后再由本节工作中设计的"Cloud Data Process"程序来完成监测、校正等处理。通过软件进行反旋转变换的校正步骤如下：

（1）将校正器与患者扫描部位固定，然后在 CT 上进行扫描，并导出 CT 图像；

（2）对 CT 图像进行处理，获取点云数据；

（3）对校正器各层点云进行测量，判断是否存在伪影，并将测量数据保存在测量结果文件中；

（4）根据测量结果对各层点云进行校正恢复。

图 8.10 所示为一实际病例的校正过程，从中可清晰看到患者在扫描即将结束前（下端）出现了晃动，导致层间图像的配准出现了误差，而校正后重新生成的 STL 模型没有层间位置偏差，说明校正器已恢复正确形状。通过比较校正前后的校正器形状，测定校正残余误差小于±0.2 mm。

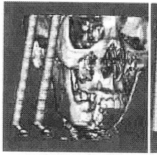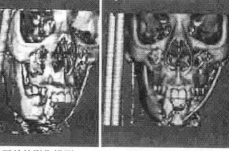

(a) 校正前的影像模型　　(b) 校正后的STL模型

图 8.10　CT 图像轮廓误差较正

8.2.5 胸部 CT 的模糊图像增强

由于胸部各组织间对 X 射线衰减的巨大差异,使同一幅胸部 CT 图像上各种组织 CT 值的差异超过 1 000 Hu(Hounsfield)。实际操作中常采用两种不同的背景窗来分别观察肺及纵隔,这样才能较好地显示每一个不同的密度段。但是在肺窗中,纵隔的区域为白色;在纵隔窗中,肺成为黑色,因而无法做出诊断上的评价。因此,需要对包括肺窗和纵隔窗的图像进行增强,从而适合诊断上的需要。图像增强算法是通过变换,加大图像中灰度的对比度,使某种不易刺激视觉的细节在图像中得以突出,适应某种特定的应用。一般的增强算法基本上都是从这个角度出发来考虑问题,而空域和频域的区别只在于从不同的角度看待图像信号。可以将灰度级视为在一线性空间中的坐标,所谓"从不同的角度"就是通过将线性空间的基进行线性变换,加强基的正交性,从而使变换后空间中的图像坐标可以更好地反映出所关心的特性,起到了一个预处理的作用,方便后期处理。下面以在模糊域中的分析为主介绍模糊增强算法。

1. 改进的模糊增强算法

(1) 思路

改进的方法:将图像分为 3 个区域,即物体域(物体内部区域,以高灰度为主)、过渡域(物体边缘区域,以高梯度为主)和背景域(物体背景区域,以低灰度为主),对每个区域采用不同的增强算法。这种增强模式的难点是:1)像素所在区域的划分;2)对不同区域的增强算法。这 3 种区域之间并没有特别明确的划分,一个像素既可以划为物体域,也可以划为过渡域或背景域,因此采用模糊理论,假定事物存在的模糊性是无法彻底排除的,或者说使事物的存在不断清晰的过程是有一定限度的。既然不能明确地划分像素所在区域,就把这个像素属于某个区域的可能性或者说隶属度进行计算,将此像素划为隶属度最高的那个区域,再分别进行不同的图像增强。

(2) 实现方法

从模糊域增强的映射得到启发,计算每个像素属于各个域的隶属度,整个计算在模糊域中完成。

1) 计算以像素为中心的 3×3 像素窗口中隶属度的方差 σ^2,由于在背景域和物体域中 σ^2 都很小,以此作为本像素属于背景域和物体域或过渡域的隶属度。

2) 对于划分为背景域和物体域的像素,计算以像素为中心的 3×3 像素窗口中隶属度的加权和,作为属于背景域或物体域的隶属度。窗口中每个像素的权重为 $1-c\sigma^2d$。其中:c 为常数;d 为像素与窗口中心点的欧氏距离。

因为每个模板中起主要作用的还是中心点的灰度级,所以中心点的权重最大($d=0$)。在图像的均匀区域(如背景域和物体域),若有灰度值的突变,则是由噪声引起的。在这类区域内,由于图像的局部方差很小,从而 σ^2 取很小的值,区域内各像素点的权重大致相等,灰度值突变的噪声点将被滤掉,达到消除噪声的目的。而在那些包含有细节信息或边界的区域(如过渡域),局部方差很大,因此该区域内各个像素点的权重随着像素点与中心点距离的增大减小得很快,使窗口中心附近的灰度值得以保留,达到保持图像细节信息的目的。

增强算法的选择基于灰度级的拉伸,主要思路是在背景域中拉伸低灰度级,抑制高灰度级;在过渡域中两端拉伸灰度级;在物体域中拉伸高灰度级,抑制低灰度级。在实际实现过

程中，采用如下的增强函数，其中背景域为

$$P' = \left[\sin\left(P \, \frac{\pi}{2} \right) \right]^r \tag{8-20}$$

过渡域为

$$P' = \begin{cases} 0.5 - \left\{ \sin\left[\frac{\pi}{2}(1-2P) \right]^r \right\} / 2 & 0 \leqslant P \leqslant 0.5 \\ \left\{ \sin\left[\frac{\pi}{2}(2P-1) \right]^r \right\} / 2 + 0.5 & 0.5 < P \leqslant 1 \end{cases} \tag{8-21}$$

物体域为

$$P' = 1 - \left\{ -\sin\left[(P-1) \, \frac{\pi}{2} \right] \right\}^r \tag{8-22}$$

式中：P 为像素的模糊值；P' 为增强后像素的模糊值；$r(0 \leqslant r \leqslant 1)$ 为可调参数，控制曲线的曲率以到达良好的增强效果。

（3）参数对结果影响的分析

1）由窗口内权重的定义知，权重随着 d 和 σ 的增大而减小，因此是相互制约的多种因素综合的结果。d 表现了像素之间距离差异而带来的影响差异；σ 表现了均匀区域和梯度区域之间的差异；适当调整参数 c 可以调整各参数之间作用的权值。

2）增强函数参数的选择。增加指数可以提高曲线的曲率，用来压低低灰度级和抬高高灰度级。而在中间灰度级的区域内，用斜率较高的曲线来拉开。

2. 结果及分析

在以上的模糊域增强算法中提到了两端对比度抑制问题，用算法解决这个问题，结果如图 8.11 所示。可以看出，用传统算法可以增强的细节依然清晰，而很多在传统算法中丢失的细节经这种算法处理后，也清晰可辨了。模糊域增强算法不仅可以观察肺部，而且也可以对纵隔进行观察。

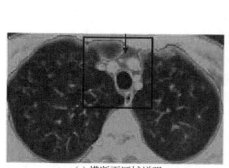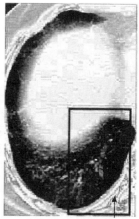

(a) 横断面区域增强　　　　　　　　(b) 冠状面区域增强

图 8.11　改进算法增强结果

该算法的缺点是资源消耗比传统的算法要大,不太适用于对实时处理要求比较高的环境。虽然有可以改进运算速度的地方,如对像素值皆低于某一阈值的模板不进行处理,但是由于引入了对像素的判断,必然导致了复杂度的上升,因此应该在精确度和运算速度中求得一个均衡点,这可以通过对模板的形状改变以及对判别准则的调整来实现。

8.3 临床应用

8.3.1 螺旋 CT 三维重建诊断骨病

采用螺旋 CT 连续扫描的方式同步采集体积数据,可获得三维信息,使三维重建成为可能。然而,能否生成高质量的三维图像依赖于诸多因素,如机器的质量、技术参数的选择和匹配,以及医技人员的操作技巧和熟练程度等。这里探讨三维重建成功的关键因素所在。

硬件环境:使用机器是 Philips Tomoscan AVP1。扫描层厚 3~5 mm,螺距 1:1~2,重建间隔 2~3 mm。将全部采集数据输入工作站,用表面遮盖显示法进行三维重建,并以不同位置或生成旋转图观察。

结果:三维立体形态显示良好[图 8.12(a)],骨折观察满意,特别是移位、变形[8.12(b)]。肿瘤的形态、病变破坏骨和累及血管的程度,以及发育畸形的整体轮廓和各方面的关系一目了然[8.12(c)]。

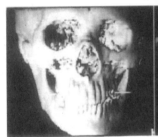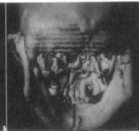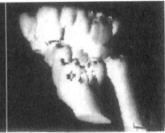

(a) 正常面颅部三维立体形态　　(b) 下颌骨骨折　　(c) 左侧桡骨远端近干骺端处骨质破坏

图 8.12　三维重建显示结果

三维重建使影像思维立体化,改进了诊断方法,但必须以优良的图像质量为基础。

(1) 扫描参数的设定

对拟做三维重建的病人,一次性设定完善的扫描计划,在定标像上划定出充分的兴趣区范围,避免扫描完成后发现兴趣区不全而前功尽弃。选择合适的准直宽度和螺距,宽度越窄,生成的三维图像越清晰、平滑,但也限制了扫描覆盖面。所以,准直宽度一般选择 3~5 mm,螺距为 1,例如髋关节。兴趣区很小则准直宽度选 1~2 mm 最好,如中内耳结构。大范围的兴趣区可增大螺距至 2,如整个骨盆。一般情况下,准直宽度与螺距的匹配以相等为好,但如兴趣区大,则宜增加螺距,这既可保证理想的有效层厚,又不会使图像的纵向分辨率明显下降。三维影像的质量取决于轴面图像的空间分辨率,而对密度分辨率要求不高,因此适当降低 mA 可以获得较大容积的覆盖,同时还能减少 X 射线管的负荷。由于准直宽度太窄会增加轴面图像的噪声,所以应根据诊断的要求合理选择。

（2）重建间隔

螺旋 CT 扫描可在不增加 X 射线剂量的条件下回顾性地任意选择重建间隔，间隔越窄，重叠图像越多，生成的三维图像越平滑，但处理时间也会随之延长，图像所占储存空间也会加大，因此要根据实际情况选择，一般选 2～3 mm 间隔较好。

（3）图像编辑、显示技术

图像的编辑和显示工作在工作站进行，这里以经过薄层重建的轴面图像为例。规定兴趣区，尽可能缩小范围以增加图像的处理速度，然后进行图像编辑，选择合适的阈值，即拟成像组织的 CT 值界限。如 CT 值过高，骨质较薄处或密度略低的部位不能包括进去，会形成假孔或不规则裂隙；如 CT 值过低会使骨边缘的其他结构也包括在成像范围内，而使边缘模糊，一些结构层次分辨不出来。本书认为骨性结构阈值上界以 180～220 Hu 为宜，但也要根据骨密度高低适当调整。如所观察的组织与邻近组织密度相近，影响三维图像的观察时，则在一开始编辑时就用切割法将其去除。如 1 次切割整体去除有困难，则采用分层法切割，保证三维影像不受其他组织干扰。当设定的阈值及重建范围被确认后，可进行预观察，验证各三维参数及图像编辑是否正确。确认后还要按需要选择分辨率等级及平滑处理等级。一般选择高分辨率和高度平滑等级，其图像清晰、柔和。但级别越高，处理时间也越长，因此可先用低级别进行初步图像处理，待预观察认可后，最后一步再用高级别来生成图像。为了使三维影像显示更真实，可进行人工上色及本底加色，并用软件灯光从不同角度投照，使三维影像立体感更强。同一部位的不同组织如皮肤、肌肉和骨骼等可根据需要分别成像、上色。之后或单一显示或融合显示，应用透明技术将其立体地、并以不同的颜色同时显示在 1 幅图像上，以增加图像的真实感。两侧对称的结构同时成像时，如双侧颞颌关节及髋关节，在旋转观察时可能互相遮挡，也可采用分别成像的方法。观察三维内部的结构时，首先调整被观察组织的窗宽和窗位，再用切割法对三维画面进行任一平面的切割，从不同的方位和角度来观察病变，从而最大程度地满足临床需要。

8.3.2　结肠螺旋 CT 图像后处理

1. CT 扫描

扫描设备为美国 GE HiSpeed DX/i 螺旋 CT；球管电压 120～140 kV，球管电流选择自动毫安（Auto mA），Normal 档；层厚（Thick）3 mm，若扫描范围较大，层厚可选 5 mm；重建间隔（Image Interval）3 mm 或 5 mm；螺距（Pitch）1～1.5∶1；重建算法（Recon Type）：STD＋或 STND；扫描野（SFOV）：Large；显示视野（DFOV）：35～36 cm。扫描完毕对原始数据以 50％～70％的重叠率进行后重建，得到重建图像数据，然后进行后处理。

2. 图像处理及分析

对重建后的容积数据进行图像后处理，所有病例均进行四种图像的后处理。（1）多平面容积重建（Multiple Planner Volume Reconstruction，MPVR），包括横断位（Axial），冠状位（Coronal），矢状位（Sagittal）及斜位图像同屏显示。必要时还可行曲面重建（Curve），按住 shift 键，点击鼠标左键沿肠腔行程方向划曲线即可。MPVR 可以从不同角度显示病灶和周围组织的相互关系，对病灶的定位、范围的确定和空间关系的判断有重要意义。（2）表面重建，即 3D 表面重建（3D，surface，SSD）Raysum，首先确定好 CT 阈值为－524～569 HU，计算机将阈值外的像素去除而只保留阈值内的像素。SSD 通过表面遮盖技术使用一假设的光源照射此物体,从而显示结肠轮廓,其图像类似钡剂充盈结肠时的影像,立体感强,解剖关系清晰。Raysum 不仅能观察到前层肠壁,同时视线能穿透前层肠壁观察到后层肠壁,其图像十分类似于常规的气钡双重造影图像。(3)CT 仿真内窥镜(CT Virtual Endoscopy, CTVE),调节 CT 阈值及透明度,根据观察对象取舍图像,利用 Navigator 软件,采用三维内插法和透视投影技术,重建出管腔表面图像。用人工伪彩功能调节图像色彩,使其类似内窥镜所见组织色。以管腔为中心调整视角可得到一系列仿真内窥镜图像,并可用电影回放功能依次回放图像,获得内窥镜效果。CTVE 克服了纤维内窥镜对观察角度的限制,可任意多角度观察。(4)由 CT 室、放射科四位医生对图像资料进行评价。

3. 结果

一组 5 例结肠癌,CT 横断面成像、MPVR、3D2SSD、Raysum、CTVE 均能清晰显示。结肠息肉 18 例(共 26 枚),CT 横断面成像显示 5 枚较大息肉,MPVR 显示 16 枚,3D2SSD 显示 19 枚,Raysum 显示 19 枚,CTVE 清晰显示 26 枚。2 例溃疡性结肠炎由 CTVE、3D2SSD 及 Raysum 检出。其中不同病变的后处理图像表现分别如下所示。

(1)肠癌:5 例结肠癌经多种后处理方法均能清晰显示病变情况。如一例乙状结肠癌病人 CT 横断面成像,结肠壁不规则增厚,肠腔不规则狭窄[图 8.13(a)]。同一病例 MPVR 图像从矢状面显示病变[图 8.13(b)]。Raysum 清楚显示乙状结肠狭窄段的范围和结节状的隆起[图 8.13(c)]。CTVE 显示腔内病变形态[图 8.13(d)]。

(2)结肠息肉:本组 18 例息肉,多发者 10 例,最大者 2.0 cm,最小者 0.2 cm,CTVE 显示腔内或肠壁上小结节肿块,有蒂或无蒂,表面光滑,无相邻肠壁增厚;最大者横结肠息肉由 CTVE 图像显示[图 8.14(a)];同一病例 3D-SSD 清晰显示病变形态[图 8.14(b)];同一病

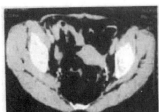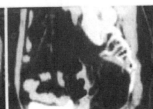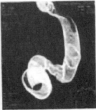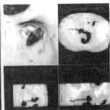

(a) 乙状结肠癌,CT横断面成像,结肠壁增厚,肠腔不规则狭窄   (b) 与(a)同一病例,MPVR矢状面显示病变肠壁不规则增厚,肠腔狭窄情况   (c) 与(a)同一病例 Raysum清楚显示乙状结肠狭窄段的范围和结节状的隆起   (d) 与(a)同病例,CTVE显示腔内病变形态,及肠腔狭窄情况

图 8.13　结肠癌后处理显示

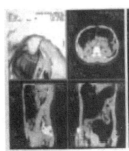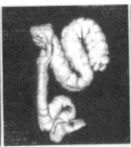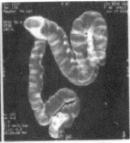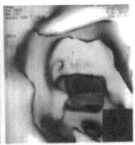

(a) 横结肠息肉,CTVE清晰显示息肉向腔内突起形态   (b) 与(a)同一病例,3D2SSD图像清晰显示病变形态   (c) 与(a)同一病例,Raysum图像显示病变透视图像   (d) 最小的回盲部息肉由CTVE检出

图 8.14　结肠息肉后处理显示

例的Raysum图像显示病变透视图像[图 8.14(c)]。最小的回盲部结肠息肉由 CTVE 检出[图 8.14(d)]。

（3）结肠炎:本组 2 例溃疡性结肠炎病例,表现为黏膜皱襞不规则扭曲,表面凹凸不平样改变。

8.3.3　CT 多窗技术的探讨及临床应用

随着螺旋 CT 在临床上广泛应用,其三维重建技术也在全身各部位的检查中显示出独特的优势。而 3D 成像的图像分割及叠加技术发展,使得 CT 图像借助 3D 重建而产生的多窗口技术已成为现实。这里使用 CT 机内置的诊断工作站,将常规 CT 扫描下 CT 值相差较大的组织在同一窗口中加以显示。

1. 方法

使用 GE Sengry Plus 螺旋 CT 扫描仪,抽取 CT 机内存的 5 例患者图像资料,包括正常颅脑、颅脑外伤、肺部肿瘤、脊柱骨折及眼眶肿瘤各 1 例,均非螺旋扫描,而是采取常规 CT 轴位平扫。各部位扫描层厚/层距为:颅脑 10 mm/10 mm、肺部 10 mm/13 mm、脊柱 10 mm/10 mm、眼眶 5 mm/5 mm;扫描条件:120 kV,80～130 mA。

采用螺旋 CT 机附设 3D 图像处理软件进行图像处理,步骤(以正常颅脑为例,图 8.15)如下所示:(1)以要求设立的某一图像为起点或终点建立 3D 图像(如要求设立第 5 层面,则以 1～5 或 5～10 层面重建 3D 图像;要求设立第 7 层面,则以 1～7 层面重建 3D 图像。层面越多越好,至少 5 个层面以上,目的在于节省分割时间)。如要建立的图像为轴位或斜位,则 3D 图像以前后观为好;如建立图像为冠状位,则以上下观好;如建立图像为矢状位,则上下、前后观均可。(2)在 3D 图像边缘切割相当于层厚长度的一小块 3D 图像(冠状、矢状等方位亦可,中央兴趣区切割)。(3)调整已切割下的小块 3D 图像的方向,以适合正常图像下的轴、冠状、矢状位。(4)用阈值或手动等切割方法分别分离出 CT 值相差较大的组织,然后叠加在同一窗口显示。

2. 结果

经过上述一系列处理后,正常颅脑显示了正常骨窗与脑组织窗的双窗 CT 图像(图 8.16);颅脑外伤则同时显示了骨折与血肿并存的双窗 CT 图像,如图 8.16(b)所示;脊柱骨折同时显示椎体压缩性骨折与骨片内移、椎管骨性狭窄的双窗 CT 图像,如图 8.16(c)所示;眼眶肿瘤清晰显示了左泪囊区肿瘤、颅骨破坏及视神经眼球移位共存的多窗 CT 图像,如图 8.16(d)所示;肺部肿瘤既能显示肺窗与纵隔窗并存的轴位双窗 CT 图像,如图 8.16(e)所示,也能显示肺窗与纵隔窗共存的冠状位双窗 CT

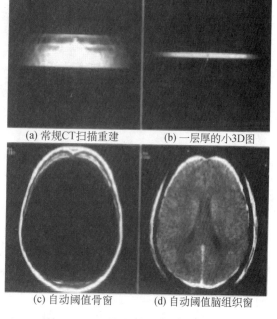

(a) 常规CT扫描重建　　(b) 一层厚的小3D图

(c) 自动阈值骨窗　　(d) 自动阈值脑组织窗

图 8.15　CT 多窗图像处理示意图

图像,如图 8.16(f)所示,但以轴位双窗 CT 图像为好。

3. 讨论

(1) 多窗图像可行性探讨

螺旋 CT 下常规扫描是一种间隔式扫描,即两次扫描之间有一间隔或停顿,在此期间床面向前推进。如果用此扫描来作 3D 图像重建,则由于影像不连续,重组图像质量很差,会出现平时提到的阶梯状伪影[图 8.15(a)]。但是如果把其中某一段阶梯状 3D 图像沿轴位(距离相当于层厚)切割开来,获得的图像就很平滑,无明显阶梯状伪影[图 8.15(b)],这是因为此段图像扫描之间无停顿,可相当于螺距为 1.0 的螺旋 CT 轴位扫描。依此道理,我们不难认为,常规 CT 获得的 3D 轴位图像,可看成由一小段一小段螺旋 CT 3D 轴位图像拼合而成;冠状位、矢状位等方法切割的 3D 图像阶梯状伪影是不可避免的(图 8.16),除非采用螺旋 CT 扫描。因此,常规 CT 扫描下的轴位多窗图像是可行的,如果不追求好的效果,冠状位、矢状位等多窗图像亦可。

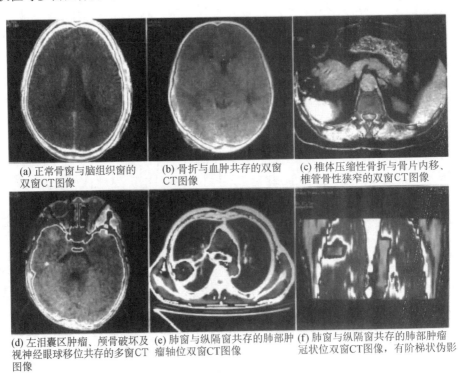

(a) 正常骨窗与脑组织窗的双窗CT图像　　(b) 骨折与血肿共存的双窗CT图像　　(c) 椎体压缩性骨折与骨片内移、椎管骨性狭窄的双窗CT图像

(d) 左泪囊区肿瘤、颅骨破坏及视神经眼球移位共存的多窗CT图像　　(e) 肺窗与纵隔窗共存的肺部肿瘤轴位双窗CT图像　　(f) 肺窗与纵隔窗共存的肺部肿瘤冠状位双窗CT图像,有阶梯状伪影

图 8.16　CT 多窗图像处理结果

(2) 多窗图像的编辑技术

多窗图像的编辑在工作站中进行,多在 3D 重建软件 Build Model 中的 Custom 功能下选择 CT soft 模式,并将所有的容积数据纳入,即不限定上下限阈值,这样就可以在一个界面中获得所需的各种图像并进行各种结构组织的叠加,节省一定的时间。另外在 3D 图像切割的开始,规定兴趣区,尽可能缩小范围(如选取相当层厚长度的一小块 3D 图像),加快图像的处理速度。

处理图像的过程中,分割最常用的方法是借助于 CT 值的自动阈值设定。一般地,自动阈值分割法对某些器官,如骨骼和软组织、肺和空气以及对比剂增强的器官比较有效,其上下阈值数值的设置也有一定规律可循。例如,骨骼的 CT 值在 80～1 000 HU,高于其他器官及软组织,采用上、下阈值的设定,可将骨与其他组织明显区分开。但有时由于人体存在很多 CT 值差别不大的组织结构,往往在自动阈值分割后还需借助手工切割(图 8.16)。

图像分割完后,即可对各种窗位的图像进行叠加,采用表面遮盖显示(Surface Shaded Display,SSD)成像。SSD 是设置一定的阈值,预设阈值范围内的像素沿一定径线重组成图像呈白色,而阈值以外的像素呈黑色。SSD 是常用的 3D 成像方法,应用于全身各部位。

8.3.4　螺旋 CT 立体图像彩色处理

螺旋 CT 图像经工作站后处理成为立体的图像,即三维或四维图像,但这仅仅是黑白图像,图像的立体感较差,对病变与正常组织的界限区分远不如彩色图像逼真。本小节介绍对420 例螺旋 CT 立体图像(其中包括头、颈、胸、腹、大血管及心脏、四肢、泌尿系统、胃肠道系统等图像)进行彩色处理的方法。

1. 附加彩色的方法

工作站分别染色法,即利用螺旋 CT 工作站的编辑功能对需要的部分分别进行着色处理,不同的器官用不同的颜色处理,如心脏、动脉染成红色,静脉蓝(或紫)色,病变部位与正常组织的颜色区分开,如夹层动脉瘤的真腔染成红色,假腔染成蓝色(图 8.17,见彩图附录)。经过 CT 工作站编辑着色的彩色图形,直接输入影像回溯工作站进行图片打印。

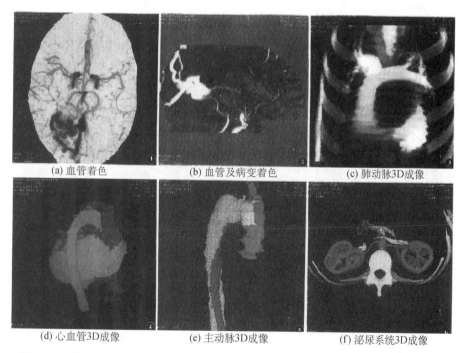

(a) 血管着色　　　　　　(b) 血管及病变着色　　　　　(c) 肺动脉3D成像

(d) 心血管3D成像　　　　(e) 主动脉3D成像　　　　　(f) 泌尿系统3D成像

图 8.17　最大密投影(MIP)法重建的脑血管正、侧位图像,此病例为动静脉传输畸形

影像回溯工作站着色,即 CT 工作站重建的三维或四维或 MPR 黑白图形直接传入影像回溯工作站,利用 Windows 2000 server 软件对图像着色,即进入 3sview,然后进入伪彩映射

(着色),利用调色板的不同色彩对黑白的图像进行着色处理,根据器官的不同而染成不同的颜色(图 8.17 和 8.18,见彩图附录)。

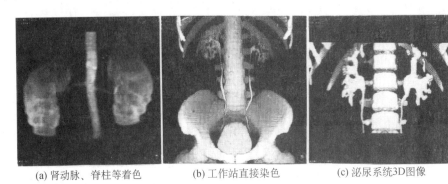

(a) 肾动脉、脊柱等着色　　(b) 工作站直接染色　　(c) 泌尿系统3D图像

图 8.18　肾动脉 3D 成像

对所获的图像由两位以上主治医师与原黑白图片进行比较研究,与解剖学图谱上的色彩进行比较、分析,确认最佳的彩色映射。对病变部位的显示、图像质量的优劣进行评判。

螺旋 CT 血管造影(SCTA)着色主要是针对动脉血管染色,由于从扫描操作开始到图像重建的整个过程最重视动脉血管,即一切操作都是围绕动脉血管进行,故动脉血管的立体感、亮度等比其他的组织更好,所以动脉染色为最佳。其次,由于对比的需要,会有些显影的静脉血管,如腔静脉的显示染色是为了衬托主动脉及心脏,因此在编辑时要保留着色,但静脉系统由于显影较差,图像的质量远不如动脉,如果利用 3sview 来染色,图像质量、立体感、对病变的显示都会较差。如果选择用工作站来编辑动、静脉分别着色,图像质量会有所提高。这只是人为编辑的效果,反映色彩的质量优劣,而与病变假象无关。骨骼由于密度较高,染色比较容易,染色较为均匀,图像质量也较好,但一般不作为重点染色范畴,有时为了表现器官间相互的关系,也需要有部分骨骼的染色保留。

2. 讨论

(1) 彩色图像对疾病的诊断价值

通常把轴位图像称为二维图像,经工作站重建以后的图像称三维图像。这种立体图像使 CT 图像的空间分辨率大大提高,给临床医生及患者以直观的形态参考,对于病变的位置、性质、形态显示更为清晰。但由于色彩的单一,对病变的区分仍然较为困难,当赋予这些立体图像以色彩,或用不同的颜色来划分组织和器官及标识病变及部位时,就会使组织器官和病变显示更为清楚,对于疾病的辨识更为直观,诊断率也会相应提高。当然,也使临床医生对病变部位的确认更为清晰,更有利于手术操作。这种彩色映射应是合理的,即近似人体器官的颜色,或者近似于常用解剖图谱的颜色(图 8.19 和 8.20,见彩图附录)。

(2) 图像彩色处理中的色彩选择及重点

着色过程中色彩的选择直接关系到图像的质量及对人体组织器官及病变的显示。总的原则是符合解剖学习惯色彩,近似人体组织器官的本来颜色,不能盲目加彩。如动脉血管应是红色,静脉应为蓝色或紫色,肌肉应为粉红色,骨骼应为白色或略带黄色等。但有时也有例外,如为了区分器官中正常部分与异常部分,同一组织也可用不同颜色来标识。此外还要考虑图片底色颜色的配制等,总之以显示图像直观清晰为佳。

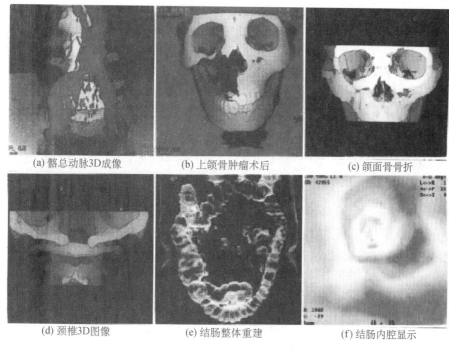

(a) 髂总动脉3D成像　　　　(b) 上颌骨肿瘤术后　　　　(c) 颌面骨骨折

(d) 颈椎3D图像　　　　　　(e) 结肠整体重建　　　　　(f) 结肠内腔显示

图 8.19　组织器官病变三维彩色显示

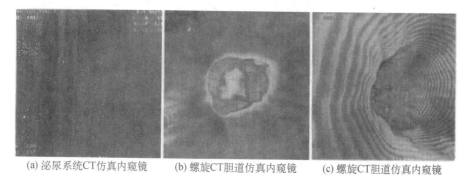

(a) 泌尿系统CT仿真内窥镜　　(b) 螺旋CT胆道仿真内窥镜　　(c) 螺旋CT胆道仿真内窥镜

图 8.20　CT仿真内窥镜显示

（3）影响彩色图像质量的因素

图像的加彩着色，是在 CT 轴位及三维图像基础上进行的，没有高质量的立体重建图像，很难制作出高质量的彩色图片，所以轴位图像及重建图像是附加彩色的前提。对色彩选择也会影响彩色图像的质量。打印环节也是不可缺少的重要因素，如纸张质量、纸张的选择、打印机色彩的配置、明亮度的选择等直接影响打印出图片的质量。

SCTA 彩色图像投入临床使用已有一段时间，取得了较为理想的效果，但还在进一步研究完善。SCTA 彩色图像技术是螺旋 CT 工作站后处理技术与计算机彩色处理系统及激光打印系统结合起来的一种新的检查方法，由于具有图像清晰、直观等优点，将会对诊断及临床提供更多更有价值的信息。

参考文献

［1］孟慧鹏,冯远明,董化江.基于锥形束 CT 图像的肿瘤放疗计划剂量计算可行性分析[J].辐射研究与辐射工艺学报,2017,35(4):31-36.

［2］彭毅,卜强.CT 值在上尿路结石成分及其治疗效果预测价值中的研究概况[J].中国临床新医学,2017,10(6):588-591.

［3］杨照勇,刘剑.MSCT 图像后处理技术对 Lisfranc 关节损伤的诊断价值[J].保健医学研究与实践,2017,14(3):79-81.

［4］彭明,石永久,张佳文,等.多层螺旋 CT 扫描三维重建在颌面部骨折诊断和治疗中的应用价值[J].医学影像学杂志,2017,27(4):608-610.

［5］潘芸,黎春晖.锥形束 CT 的精准诊疗技术在牙体牙髓病中的研究进展[J].临床医药文献电子杂志,2017,4(28):5542-5544.

［6］侯殷杰.多层螺旋 CT 血管造影技术在脑内小动脉瘤诊断中的临床价值[J].临床医学研究与实践,2017,2(9):131-132.

［7］刘红军.多层螺旋 CT 图像后处理技术在肺栓塞诊断中的应用分析[J].中国 CT 和 MRI 杂志,2017,15(3):48-50,2.

［8］肖军,李晓芸,刘洲洲.基于 CT 三维口腔牙图像的滤波技术的应用[J].自动化与仪器仪表,2017(2):125-128.

［9］王永芹,黄子星,袁放,等.CT 平扫图像纹理分析对肝癌与肝血管瘤鉴别诊断的初步研究[J].中国普外基础与临床杂志,2017 24(2):254-258.

［10］Sourbron S. A tracer-kinetic field theory for medical imaging[J]. IEEE Transactions on Medical Imaging. 2014,33(4):935-946.

［11］Pimenta M,Frasca L,Lopes R,et al.Evaluation of marginal and internal fit of ceramic and metallic crown copings using X-ray microtomography(micro-CT)technology[J]. Prosthet Dent,2015,114(2):223-228.

第九章　核磁共振图像处理

在磁场中,自旋的原子核会吸收频率与其自旋频率相同的电磁波,使自身能量增加,发生能级跃迁,当原子核迁移回原能级时,就会把多余的能量以电磁波的形式释放出来,这种现象称为核磁共振(NMR)。磁共振成像(Magnetic Resonance Imaging, MRI)利用这一原理,由于所释放的能量在物质内部不同结构环境中的不同衰减,通过外加梯度磁场检测所发射出的电磁波,即可得知构成这一物体原子核的位置和种类,据此可以绘制出物体内部的结构图像。将这种技术用于人体内部结构的成像,就产生出一种革命性的医学诊断工具。2003 年的诺贝尔生理学或医学奖即表彰了利用磁共振技术实现不同组织结构成像的革命性发现,得主是美国科学家保罗·劳特布尔(P. C. Lauterbur)和英国科学家彼得·曼斯菲尔德(P. Mansfield)。

与 CT 成像相比,MRI 的优点如下:

(1) NMR 成像属非离子化、无创伤、无危险的检测。

(2) CT 只观察光子在组织中的衰减系数这一个形态参数,NMR 可选择质子密度 ρ、T_1、T_2 等参数之一进行成像。这些参数对软组织敏感,在正常组织与病态组织间差距较大,据此可测得肿瘤、发炎或肿胀的组织,还可测得血流、身体的代谢机能等。

(3) NMR 无运动部分,且可对任何方向进行扫描,易于获得三维数据而直接进行三维成像。它不同于 CT 必须借助于平行片层的堆切才可获得三维图像。

(4) NMR 可进行功能成像,称 fMRI。这是因为红血球中的脱氧血红蛋白充当了血管天然的顺磁性造影剂,它在磁场中使周围的磁场发生改变。脱氧血红蛋白浓度越高,对磁场影响越大,借 T_2 或 T_2^* 加权图像可以得出具体浓度的大小。

本章将介绍核磁共振成像的基本原理、核磁共振图像的后处理技术,及其在临床诊断上的典型应用。

9.1 核磁共振原理和方法

9.1.1 核磁共振现象

核磁共振是自旋的原子核在磁场中与电磁波相互作用的一种物理现象。原子核由质子和中子组成,质子带有正电荷,自旋将产生一个小磁场,称为磁矩。而中子虽然是中性的,但由于内部电荷不均匀分布,自旋时也会产生磁矩,大约为质子磁矩的 2/3。很多原子核中,质子和中子是成对存在的,磁矩能彼此对消,对外磁矩很弱。但对于一些原子核,中子、质子总数为奇数时,就存在自旋磁矩,于是存在核磁共振现象,如 ^1H、^{13}C、^{19}F、^{23}Na、^{31}P 等。

氢原子核 ^1H,只有一个自旋的质子,结构最简单,又能提供最强的核磁共振信号,目前磁共振成像主要是利用人体内的氢原子核。质子有自旋磁矩,它的性质好像一个小磁棒或一个罗盘中的磁针。在无外磁场时,自旋质子的取向是随机的[图9.1(a)],当把它放在磁场中时,自旋质子将按磁场方向取向。这个自旋的质子可能倾向南极也可能倾向北极[图9.1(b)]。

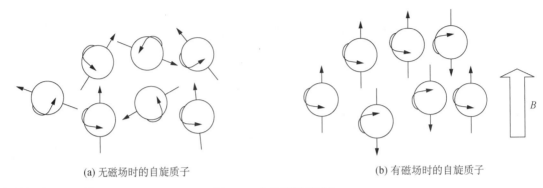

(a) 无磁场时的自旋质子　　　　　　　　　　　　　　　　　　(b) 有磁场时的自旋质子

图 9.1　自旋质子的取向

在磁场中质子倾向于北极的概率比倾向于南极的要多,这是因为向北点位置比向南点位置更稳定,这样就产生了净磁化。稳定性与质子所处的能级有关,在低能级时稳定性要更高些。向北点的质子处于低能级,因而也就更稳定些,向北和向南的质子的能级间有一个能量差,这一事实是核磁共振的一个主要概念。虽然质子在磁场中取向北和南两个方向,但由于热效应,它们始终处于随机运动状态。分子间的相互作用将交换热能,温度愈高,分子运动愈快。自旋质子取向保持南、北向的百分比,与磁场强度和随机热效应的相对比值有关。在任一瞬间,自旋质子取向都是使其持南、北向的磁力和使之随机取向的热力之间的平衡结果。

质子放进外磁场中,一开始磁化过程很快,接近磁化强度最大值时速度变慢,磁化过程可表示成时间 t 的指数函数,磁化强度 M 为

$$M = M_0(1 - e^{-t/T_1}) \tag{9-1}$$

其中,时间常数 T_1 称为弛豫时间,M_0 为磁化强度的最大值,即 t 足够长时的净磁化强度。T_1 是表示物质核磁共振性质的一个重要参数,它与磁场强度、温度、黏滞度有关。一般说,"弛豫"表示由激发态回到平衡态。在核磁共振中,被磁化是一种平衡态。T_1 不仅表示从激发态回到平衡态需要的时间,也表示进行磁化所需要的时间。

把质子从低能级推向高能级需要提供一个能量差,这个能量差可以由热相互作用或射频能量(无线电波)来提供。无线电波中的能量取决于它的频率,频率越高则能量越大。当无线电波能量精确地匹配于向北和向南的质子间的能级差时,就会引起质子在两个能级间更快地上、下转移,这时就可称发生了质子共振。共振就是以离散的或"量子"的方式由射频天线向质子转移能量。

9.1.2　MRI 图像重建

1. 二维傅立叶变换图像重建

与 CT 成像类似,磁共振成像也是利用投影重建图像。成像过程中先把检查层面分成一定数量的小体积(即体素),用接收器收集信息。数字化后输入计算机进行重建运算,获得

每个体素的信号强度。信号强度与质子密度及 T_1、T_2 相关,反映了正常组织和病理组织的信息。通过采用适当的脉冲序列和扫描参数,可获得 T_1 加权像和 T_2 加权像。

图像重建算法有很多种,如反投影法、傅立叶反演法、滤波反投影法、卷积反投影法、二维傅立叶变换法等,下面介绍现代磁共振成像中最常用的二维傅立叶变换法(2DFT),其基本思想如下。

用 NMR 信号的频率存储成像断层空间一个方向上(例如 x)的信息,用 NMR 信号的相位存储断层另一个方向上(例如 y,应与 x 正交)的空间信息,也就是对空间信息既利用频率编码又利用相位编码。相位编码从本质上讲也属于频率编码,因而 x—y 平面可由 ω_x—ω_y 平面来表示。对于用一定方式采集的 NMR 信号,经傅立叶变换后,其幅值代表像点密度,整个变换后的函数 $F(\omega_x, \omega_y)$ 代表重建的图像。

2. SEPI 成像技术

目前在临床上使用的磁共振快速成像方法主要有 FLASH(Fast Low-Angle Shot)、RARE(Rapid Acquisition with Relaxation Enhancement)以及 EPI(Echo Planar Imaging),其中以 EPI 成像的速度最快。但是,EPI 成像要求梯度场的快速切换,因而需要特殊的梯度场硬件设备。磁共振 SEPI(Spiral Echo Planar Imaging)快速成像最早由 Ljunggren 于 1983 年提出,1986 年由 Ahn 等人实现。与 EPI 方法相比,SEPI 技术的时域信号具有沿 k 空间各向相同的 T2 权重,因此,具有空间对称的点传播函数(Point Spread Function),各个方向有相同的分辨率,同时 SEPI 对流动的不敏感性也是它的又一个独特优点。在脉冲序列的实现方面,SEPI 方法的梯度场切换速率小,对梯度场单元(硬件)没有特殊要求,可以在常规 MRI 成像仪器上实现。但是,由于 SEPI 成像技术在图像后处理上相当复杂和费时,该方法目前还没有得到广泛的应用。

3. 医用干式成像技术

数字化医学影像可以直接进行分析诊断,但人们往往习惯分析实物照片图像,因此诞生了胶片成像技术,又称为胶片硬拷贝技术。20 世纪 90 年代初,胶片成像技术的革命性成果——干式激光成像系统成功问世。胶片干式成像系统省去了所有冲洗设备,操作简便,可以一次性成像,不需再行显影、定影处理,省去了药水配置,洗片机的维护等繁琐工作。而且干式成像系统对医院而言,可以节省专用场地(如暗房、排废管道等)的投资;对放射科而言,工作环境将变得舒适干净(无需排废),机器放置可以更灵活方便。同时,技术员的工作量将大为减轻(不用更换化学药水);那些常常困扰着维修人员的冲片故障也复不存在,机器的保养更为方便。另外湿式洗片机的定、显影废液以及水洗后污水大量排放造成一定程度的环境污染,这些严重的问题是不可忽视且必须着手解决的,而干式成像系统在上述问题上显示出极大的优越性。当然最重要的是,干式成像系统的唯一消耗品,干式胶片,其摊薄成本比湿式激光胶片加药水维护费用及场地投资等的成本大大降低。近年来,随着一些新技术的研究和发展,出现了几种新的胶片干式成像技术,大体上可以分为激光成像和非激光成像两大类。

9.1.3　计算机图像重建处理显示系统

磁共振成像装置的硬件系统由主磁体及附属设备、数字磁共振谱仪、射频功率放大器、梯度放大器、计算机系统(包括主计算机、阵列处理机、图像处理机、显示控制台及外部设备)组成。显示系统包括主计算机、阵列处理机、图像处理机和显示控制台。

　　磁共振成像图像重建的基础是进行二维傅立叶变换,一般采用超级小型计算机配以阵列处理机来完成。另外,为了实时快速地实现图像更新和后置处理,在显示控制台中装有图像处理机,提供图像显示。显示控制台具有完善的人机对话功能。近年来随着微型计算机技术的发展,开始出现使用超级微型机构成的图像工作站,这类图像工作站具有非常强的功能,而价格比超级小型计算机便宜得多。另外随着超大规模集成电路浮点处理器芯片的出现,人们研制出了一些单板阵列处理机,与上述工作站配合足以满足现代磁共振成像的需要。

　　在所有医学影像学手段中,MRI 的软组织对比分辨率最高,可以清楚地分辨肌肉、肌腱、筋膜、脂肪等软组织,包含信息量大,可全面显示被检查器官或组织的结构。目前 MRI 已广泛应用于乳腺炎、乳腺纤维增生、乳腺肌瘤、乳腺腺瘤、乳腺癌、心脏病、脑萎缩、脑肿瘤、肺肿瘤等多种疾病的检查和诊断中。

　　由于成像设备在获取图像时受到多种因素的影响,常常使得图像中出现局部区域不清晰的现象。这不仅给临床诊断和医学研究带来了不便,也给诸如图像分割、三维重建、图像融合等图像处理工作带来了困难。问题主要是图像局部区域中对比度不够,因此,探索一种能满足医学图像精度要求的高效的图像处理方法具有广泛的临床意义和应用价值。常见的磁共振图像序列有 T_1 加权像、T_2 加权像和质子密度(PD)加权像等,综合分析各类图像可以更好地诊断病情。实际工作中须首先进行各图像序列的位置对准。磁共振图像的自动配准,就是分析两(多)幅图像的相似性或一致性,从而自动确定各 MRI 序列之间的位置关系,它是磁共振图像自动分析的基础。快速、准确地实现配准,是磁共振图像自动分析能够实际应用的一个关键步骤。图像配准方法主要分为两类:基于特征的配准方法和直接配准方法。基于特征的配准方法一般首先要进行特征提取,如表面、边缘、标记点等,然后用这些特征分析相似性,从而实现匹配,其准确性是由特征提取的精确程度决定的。直接配准方法中最常见的是基于交互信息最大化概念的方法。交互信息(Mutual Information, MI)通常用于度量两个随机变量之间的统计相关性。在图像配准中,运用交互信息来度量各图像的相应像素之间的信息冗余度,假定当图像在几何位置上对准时,其交互信息为最大。这时图像配准就是对图像进行坐标变换,找到最大交互信息的过程。这一方法对几何变形和数据丢失不敏感,但是处理时间长,并且在交互信息最大化的过程中,可能会出现局部最大值,造成配准失败。

9.2　医学 MR 图像增强

　　对图像进行对比度调整,属于图像增强技术。从应用的角度来看,图像增强技术还包括去除噪声和增强边缘,目前这两方面的研究相对较成熟。就对比度调整的图像增强技术而言,通常可分为全局处理和局部处理。全局处理是根据整幅图像的灰度分布调整灰度级,如传统的灰度映射、直方图均衡化方法;局部处理则是根据图像局部信息,进行灰度调整。

　　目前,在对比度增强技术的研究中,有相当一部分属于全局处理,主要集中在映射曲线的设计。关于局部对比度增强技术,也有一些学者对此问题进行了较深入的研究。其中主要方法有局部统计方法、自适应的直方图拉伸方法,以及局部直方图均衡化方法。

　　所谓顶帽变换(tophat),是原图像与开或闭运算后的图像之差。用原图像减去开运算后的图像为白 tophat 变换,用这种变换可以提取图像中小于结构元素尺寸的峰值,即亮特征。用闭运算后的图像减去原图像为黑 tophat 变换,用该变换可以提取图像中小于结构元素的谷值,即暗特征。其中白 tophat 和黑 tophat 为对偶运算。tophat 变换为在不均匀的背景区域上提取图像特征提供了有利的工具。采用不同尺寸的结构元素对图像进行一系列的 tophat 变换,则可提取图像中不同尺寸的结构特征,有选择地放大这些特征,便可实现局部对比度增强。

Mukhopadhyay 等的方法属于标准方法。他们采用对偶运算,用多种尺寸结构元素对图像特征进行提取。然后采用乘法运算对这些特征进行拉伸,以扩展局部对比度。为了避免乘法操作带来的运算量增加问题,经推导及适当的参数选择,最终他们采用的方法是增强图像为原图像加上亮特征之和,减去暗特征之和,使每层特征都是对原始图像的 tophat 变换。在实际操作时,他们分别对亮特征之和与暗特征之和除以 2,这就需要较多层次的特征图像进行增强处理,而且增强后的图像精度降低。在基于数学形态学的图像处理方法中,一般都采用对偶运算,这样可以避免引入灰度级偏差。

然而,有研究发现:用原图像减去暗特征会引起图像失真,下面就其原因分析如下。由于闭运算具有扩展性,所以公式(9-2)所表示的暗特征恒为正值或为零。而黑 tophat 提取的是图像灰度曲面谷的特征,所以不能保证其总在原图像曲面的下方。用原始图像灰度减去黑 tophat 变换特征值会出现图像灰度值小于或等于零的情况,使得小的区域丢失或使得原来连续的区域变为不连续,从而引起图像失真。对于医学图像而言,有用信息的保留极其重要。鉴于上述问题,这里仅采用白 tophat 变换进行图像局部对比度增强,其增强原理如下。图像中局部对比度不足问题主要是因为局部的峰和谷的差值小,提升峰和降低谷的形态运算都是对偶运算,实际上二者的作用是相同的,都是加大差值。因此仅增强白 tophat 特征,也可以实现局部对比度增强。这里采用在特征值上加一定亮度值的方法提高局部对比度。将各层特征值均增加 h(特征图像的非零像素灰度值增加 h),则第 i 层特征提升运算可表示为:

$$f_h^i(x,y)=\begin{cases} 0 & f_{wth}^i(x,y)=0 \\ f_{wth}^i(x,y)+h & 其他 \end{cases} \tag{9-2}$$

$f_{wth}^i(x,y)$ 为第 i 特征层 (x,y) 位置灰度值,$f_h^i(x,y)$ 为增强后灰度值。经灰度提升后,各特征图像与原图像 $f(x,y)$ 之和为增强图像。即增强图像为:

$$\tilde{f}(x,y)=f(x,y)+\sum_{i=1}^{m}f_h^i(x,y) \tag{9-3}$$

现考察某一特征层,如其含有对比度不足的区域特征,设对比度不足区域(暗区)像素的位置为 $(x',y')\in D'$,其他区域像素位置 $(x,y)\in D$。当处于局部区域的像素与正常区域 D 内部的像素属于同一组织时,它们必然有共同的形态特征,因此必反映在同一特征层上,且有:

$$f_{wth}^i(x',y')<f_{wth}^i(x,y) \tag{9-4}$$

经特征提升后,各特征相对增长幅度为:

$$\frac{f_h^i(x,y)}{f_{wth}^i(x,y)}=1+\frac{h}{f_{wth}^i(x,y)} \tag{9-5}$$

$$\frac{f_h^i(x',y')}{f_{wth}^i(x',y')}=1+\frac{h}{f_{wth}^i(x',y')} \tag{9-6}$$

由(9-4)、(9-5)、(9-6)可得出：

$$\frac{f_h^i(x,y)}{f_{wth}^i(x,y)} < \frac{f_h^i(x',y')}{f_{wth}^i(x',y')} \tag{9-7}$$

由(9-7)式可见,采用加法运算不仅可以避免乘法操作,而且对比度不足区域强度放大倍数大于正常区域,这样可有效地提高局部对比度,同时避免其他区域灰度值过提升。

对比度不足区域特征可能包含在不同尺寸的特征层中,如果各层都包含最小尺寸的特征,则尺寸越小的特征放大得越多。由于噪声常常是孤立的,与邻域灰度级相差很多,所以同时会放大噪声。因此希望对各个尺寸特征放大尽可能相同,考虑到形态开运算具有幂等性,即：

$$(f^\circ b)^\circ b = f^\circ \tag{9-8}$$

幂等性说明开运算后,图像中不再含有小于该结构元素尺寸的峰。因此,在求较大结构尺寸结构特征时,均使用开运算后图像求 tophat 变换。由于本算法采用的形态运算是非对偶运算,部分像素灰度级提升会使处理后图像偏亮。归一化处理可基本消除亮度偏差,但在全局灰度级压缩时,可能出现有些灰度级合并的现象。为避免丢失细节,提出了一种条件归一方法。将大于某一灰度级 f_t 的置为1,然后用此值对公式(9-2)处理后图像进行归一处理,可以取公式(9-3)计算值中最大值的 $70\% \sim 95\%$ 为 f_t。

根据上述算法,对一系列局部对比度不足的 MR 图像进行了测试,并与已有的局部对比度增强方法进行了比较。图 9.2 为临床使用的医学图像(原图像灰度级范围为 0～255)。图9.2(a)为原始图像,图 9.2(b)为用本节算法处理图像。本算法使用的结构元素分别为：5×5,10×10 和 15×15,共使用 3 层特征图像。图 9.2(c)为文献提出的方法,采用的结构元素分别为 5×5,7×7,9×9,15×15,4 个层次,再分别提取亮特征和暗特征,这样实际共使用12 个层次特征图像,并将亮特征之和与暗特征之和分别乘以系数 0.5。图 9.3 为文献测试使用图像,其中算法处理图像[图 9.3(b)]采用与图 9.2(b)相同的参数处理。文献处理方法(图 9.2c),使用其文献中提供的参数,结构元素分别为 3×3,5×5,7×7,13×13,分别考虑亮特征和暗特征,共 12 个层次。图中箭头指出了原图像局部对比度低的区域。由图 9.2 和图 9.3 可见,改进的算法能够有效地增强局部对比度,保持图像细节。

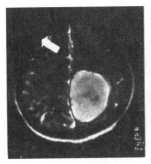 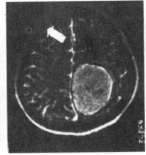 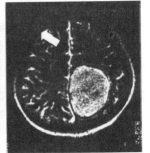

(a) 原始图像　　　　　　(b) 使用3层特征　　　　　(c) 使用12层特征(传统方法)

图 9.2　基于灰度形态学的多尺度局部对比度增强方法比较(临床使用图像)

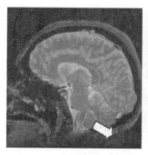 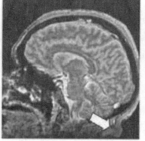 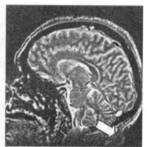

(a) 原始图像　　　　　　(b) 使用3层特征　　　　(c) 使用12层特征(传统方法)

图 9.3　基于灰度形态学的多尺度局部对比度增强方法比较(文献测试图像)

为了进一步验证图像处理精度,用 MR 模拟图进行了分析比较。考虑到在增强局部对比度的过程中,最主要的问题是破坏正常区域的精度,因此采用标准的 MR 脑模拟图进行检测。该模拟图分为颅骨、灰质、白质、脑室及背景五部分。分别对处理前和处理后模拟图按灰度级进行分割,然后比较分割后各部分的像素数。结果表明,用上述方法处理前后各部分像素数完全相同;用传统方法处理后,颅骨、灰质、白质区域与处理前相同,而脑室和背景已经无法从灰度级上区分了。脑室的结构尺寸相对较小,灰度级相对较低,传统方法会引起细节的丢失。由于在实际应用时,图像常常受到噪声的干扰。实际图像的灰度层次要比模拟图像丰富得多,而在图像增强技术中,由于对比度的扩展,常常会引起灰度级的合并。因此,灰度级的合并是精度损失的一个主要原因。

9.3　MR 图像分割

医学图像的分割要求很高精度,同时核磁共振图像通常存在噪声和伪影,本身又具有高度复杂性,如心脏核磁共振序列图像,由于造影时引入噪声,病变造成心室区域内部灰度不均匀,心肌的存在对分割的干扰等原因,造成各种分割方法的困难。

9.3.1　基于 ASM/AAM 模型的分割

有研究者提出了一种自动化心脏 MR 图像分割方法。该方法利用一个分阶段的混合 ASM(Active Shape Model)/AAM(Active Appearance Model)模型,来避免在步进过程中的局部最小值,使得结果更加合理。由于采用了自动的初始化方式,这个分割方法完全无需人为干预。AAM 模型较之传统分割方法的主要优点,是其对物体的分割形状来自一组分割的样本,而这组形状训练样本是由人工在原始图像上勾画出的。因此,它在图像数据和观察者的偏好之间架起了桥梁,使得该方法非常适合于嵌入专家的经验。此方法已被推广到三维建模和三维分割。

通过对一百多幅 MR 图像的分割测试表明,与传统 AAM 相比,这种方法能更精确地勾画出左右心室的轮廓,对上述边缘的平均定位误差不大于 0.3 mm。图 9.5 是该方法与传统方法的分割结果比较。图 9.4 是两个用来进行分割测试的 MR 图像例子。图 9.6 是用上述方法分割的结果与专家手工勾画结果的比较。

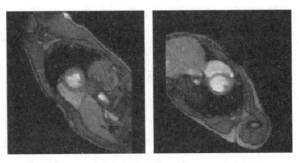

图 9.4　用来分割测试的两个 MR 图像例子

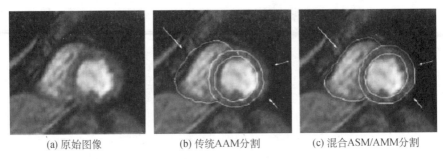

(a) 原始图像　　　　　　(b) 传统AAM分割　　　　　(c) 混合ASM/AMM分割

图 9.5　混合方法与传统 AAM 方法

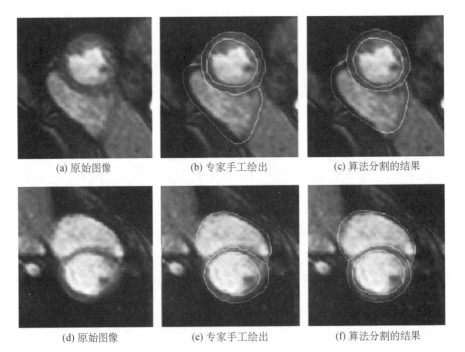

(a) 原始图像　　　　　　(b) 专家手工绘出　　　　　(c) 算法分割的结果

(d) 原始图像　　　　　　(e) 专家手工绘出　　　　　(f) 算法分割的结果

图 9.6　通过对心脏 MR 图像施加混合 ASM/AAM 分割方法所得到的 LV 和 RV 边界

9.3.2　大脑 MR 图像分割

有研究者运用基于模糊介入技术的分割方法,自动完成大脑 MR 图像序列的侧脑孔和脑脊髓(CSF)的三维分割和重建。这种方法可以将专家的经验,例如侧脑孔的位置、灰度和形状,融入低级图像分割算法中。目前这种方法已经成功应用于正常人和脑病人(老年痴呆症)的 MR 图像分析中,并取得良好的分割和重建效果,见图 9.7 与图 9.8。其中图 9.7 是运用专家的经验分割的结果,图 9.8 是左半大脑和侧脑孔的三维重建显示。

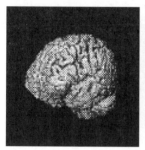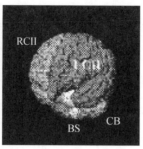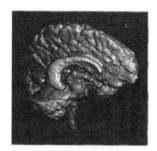

图 9.7　专家经验分割出的整个大脑和大脑的各个部分　　图 9.8　左半大脑和侧脑孔的三维重建显示

9.4　MR 图像的配准

医学图像配准是指对 3D 医学图像寻求一种(或一系列)空间变换,使它与另一个 3D 医学图像上的对应点达到空间上的一致。这种一致是指位于人体上的同一解剖点在两个匹配图上的位置相同。医学图像配准具有很重要的临床应用价值。对各种使用不同或相同的成像手段所获的医学图像进行配准不仅可以用于医疗诊断,还可用于手术计划的制订、放射治疗计划的制订、病理变化的跟踪和治疗效果的评价等各个方面。例如,在制订放射治疗计划时,需要用 CT 图像进行放射剂量分布的计算并决定射线的投照区域,而病灶区域的轮廓通常在 MRI 中能很好地体现出来,在实际中用经过配准的 MRI 图像确定病灶区域后把这一区域转换为相应的 CT 图像区域,从而在具有 CT 跟踪条件的放射治疗系统中很好地完成治疗过程。

9.4.1　基于图像特征的配准方法

基于二维图像场的梯度场在图像的“脊”或“谷”上的表现特征,导出图像场沿与梯度向量垂直方向的二维导数的计算公式,用这一计算公式对图像进行处理就获取了由图像的“脊”或“谷”组成的特征图像。对特征图像在一定变换条件下进行相关计算,在相关系数最大的情况下就获取了配准后的结果图像。为了运行速度的考虑,同时给出一种多分辨率分解技术,即首先在低图像分辨率条件下选择大致的配准参数,然后分辨率逐渐升高,而获取最终的准确配准参数。

1. 原理

在成像过程中,由于成像原理的不同,成像体的一些特征,比如骨组织,将在结果图像中表现为山脊一样的特征,这里简称为"脊",或表现为山谷一样的特征,这里简称为"谷"。在 XCT 成像中,由于骨组织对 X 射线有较大的吸收系数,因此在结果图像中,骨组织表现为亮区,也就是"脊";而在 MR 成像中,由于骨组织含有较低的质子密度,因此在结果图像中表现为暗的区域,也就是"谷"。若能将 CT 图像和 MR 图像中的"脊"和"谷"检测出来,使这些特征实现有效配准,然后将与之对应的配准参数应用于整幅图像,就可得到配准后的三维图像。

检测"脊"和"谷"的方法有很多,这里推导并选择与一种图像的等高线特征密切相关的局部特征拉普拉斯特征作为检测方法。一幅医学图像可以被认为是在二维空间分布的一个标量场。在这一标量场中,由各点处与等高线垂直的,并指向增大方向的矢量组成的场为梯度场,各点处的矢量值为标量函数 $f(x,y)$ 在该点处的梯度,即

$$w = \frac{\mathrm{d}f}{\mathrm{d}x}\boldsymbol{i} + \frac{\mathrm{d}f}{\mathrm{d}y}\boldsymbol{j} \tag{9-9}$$

$\boldsymbol{i}$ 和 $\boldsymbol{j}$ 分别为指向 x 方向和 y 方向的单位矢量。下面用图示的方法来研究这种梯度矢量在"脊"或"谷"上的表现。

从图 9.9 中可以看出,在"脊"上,梯度向量 w 的方向与"脊"的方向一致,而与梯度向量 w 垂直的矢量 v 则指向图像灰度变化率最大的方向。定义与 w 垂直的矢量为 v,则沿 v 方向,对图像的二阶导数(拉普拉斯算子)必将在"脊"处或"谷"处取最大值。

在 CT 图像中,"脊"处的 $\frac{\partial^2 f}{\partial v^2}$ 值通常为较大的负值,在 MR 图像中,"谷"处的 $\frac{\partial^2 f}{\partial v^2}$ 值为较大的正值。为了更好地提取"脊"或"谷",

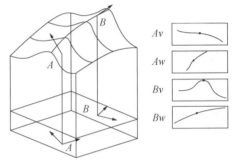

(a) 二维图像的强度立体图　　(b) 点A与点B处w和v强度图

图 9.9　图像特征——"脊"的提取

避免图像中高频分量及噪声对二阶导数的严重影响,先对原始图像进行平滑,这里选用高斯函数与图像进行卷积而达到平滑的目的。

2. 相关性

相关性的计算采用下面的公式:

$$c = \sum_{x \in f} f(X) \cdot g[T(X)] \tag{9-10}$$

其中,f、g 为两待配准特征图像,X 为图像 f 上的一点 (x,y,z),$f(X)$ 为点 X 的灰度值,$T(X)$ 表示对 X 进行刚体变换,$T(x) = \boldsymbol{R}X + \boldsymbol{t} = \boldsymbol{R}x \cdot \boldsymbol{R}y \cdot \boldsymbol{R}z \cdot X + t(tx,ty,tz)$,$\boldsymbol{R}$ 是 33×3 的旋转矩阵,$\boldsymbol{t}$ 是 3×3 的平移矩阵。(x,y,z) 为整数坐标,但 $T(X)$ 不一定为整数坐标,因此需要采用插值技术来得到点 $T(X)$ 的灰度值,插值方法为三线性插值。整个配准过程就是寻找一刚体变换 T',使 c 具有最大值 c^*,这时即认为已经配准。

由于原始图像中含有很多高频噪声,不利于"脊"或"谷"的检测,为了更好地提取"脊"或

"谷",需要对图像进行平滑,方法为高斯滤波。

从检测结果可以看出,CT 图像的特征提取优于 MR 图像。如果在 MR 图像中的某一区域为"谷",而在 CT 图像相应的区域为非"脊"点,由于一个较大的值与一个接近于零的值相乘,结果仍近似为零,因此,几乎不会对 c 的值产生影响。另外,这种算法对数据缺失不敏感,只要特征图像中有足够的相似结构,就可以实现配准。为了简化计算,把 CT 特征图像取绝对值,再将负值置为 0,在 MR 特征图像中把负值置为 0。

对于待配准的图像,定义一个统一的立体坐标系统:X 轴沿着图像的行扫描方向,Y 轴沿着图像的列扫描方向,Z 轴为从颅顶到颅底的方向。对一组 CT-MR 图像进行配准,配准变换参数为 $T(tx, ty, tz, rx, ry, rz) = (-2.5, -3.0, 0.0, 0.0°, 0.0°, -6.0°)$。其中 tx、ty、tz 分别为沿 x、y、z 方向的平移,rx、ry、rz 分别为绕 x、y、z 方向的旋转。配准结果表明,采用基于图像特征的相关算法是可行的。

基于图像特征的相关性配准算法的特点如下:

(1) 算法简单,不需要人为干涉。

(2) 对数据缺失不敏感。

将配准后的图像在计算机屏幕上叠加显示,可以使医生更清楚地了解病变组织在体内的解剖位置,病变组织在对应的 CT/MR 图像上的表现为临床诊断和治疗提供了更多的信息。比如对于颅内肿瘤病人,肿瘤组织是否钙化及瘤体内基质含量对治疗和预后都有指导意义,通过对配准后的图像进行观察,因为 CT 对钙化敏感,而 MR 对软组织基质敏感,因此能更准确地获取这些信息。

9.4.2　MRI 图像与脑图谱的配准方法

为了将 CT、MRI、PET 或 SPECT 等断层扫描图像用于疾病的辅助诊断、放射治疗、手术计划和引导,就必须知道图像中感兴趣区(ROI)是什么解剖组织,即解决医学图像的解剖标识问题。医生通常是从解剖书籍、图谱及自身经验来对 ROI 做出判断。而这些书籍和图谱往往给出的是文字描述和数目有限的,位置和方向固定的断层图片,很难与患者的实际图像联系起来。对于缺乏临床经验的医生来说准确判断 ROI 显得尤为困难。数字化 3D 人脑解剖图谱可以实现人脑深部组织全方位可视化。CT、MRI、PET 和 SPECT 图像都是断层扫描图像,因此可以通过体积数据集进行 3D 重建,得到立体显示。对重建图像中的 ROI 则可通过一定的空间变换,与 3D 人脑解剖图谱进行比较,从而得到 ROI 的解剖标识。但是,没有两个人的大脑是完全一样的,人脑的解剖图谱个体差异较大,即使健康人也是如此。本节将介绍如何从重建图像中提取 ROI,并通过非线性变形的方法用 Talirach 脑图谱做解剖标识的方法。

1. 配准方法

首先用大津阈值法将脑与背景分开,将背景置为 0,非背景置为 1,得到二值图像。然后对二值图像进行形态学运算,得到图像的边界。此外,对于某些结构,如第三脑室等,采用区域生长法提取其边缘。

(1) Talairach 脑图谱

Talairach 脑图谱是从一个 56 岁法国妇女的尸体脑切片中获得的。通过参考前后联合(AC-PC),将脑划分 12 个部分。定义 Talairach 空间在每个方向都有坐标分度,假定在脑对

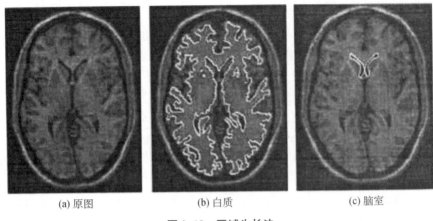

| (a) 原图 | (b) 白质 | (c) 脑室 |

图 9.10　区域生长法

称前提下图谱仅包含一个脑半球。由于主要脑解剖结构都有明确标签,Talairach 脑图谱广泛为神经科学家所接受。特别是在不同人的脑图像做对比时,Talairach 脑图谱提供了一个标准空间。

（2）非线性变形方法

非线性变换有两种方法:基于灰度的(Intensity-based Warping)变形和基于模型的变形(Model-based Warping)。用 Davatzikos 的 2D 活动轮廓法和 3D 可变形表面模型法进行图谱的空间标准化。可变形表面如同一个弹性的布单,可以是闭合的,也可以是开放的。开始时将它放置于感兴趣的边界附近,在图像数据产生的外力和表面上点与点之间的弹性内力的共同作用下,可变形表面向着要提取的边界逐步靠近。经过数次变形之后,外力与内力的总和为零,满足力的平衡方程,这时可变形表面已紧紧贴着所要提取的边界,变形终止。利用可变形表面模型提取脑表面形态,对噪声有一定的鲁棒性。但是这种方法的结果在很大程度上依赖于预处理。预处理若能准确地将灰质与别的成分分离,那么运用该算法便能得到皮质中心层的准确参数化表示;如果预处理做得不够好,得到的中心层也就不够精确。基于点的弹性变形(Warping)配准法是一种几何变换技术,可以改变图像点集的空间关系。点标志是能够引导图像配准的最简单的解剖特征,可以人工定义或自动确定。根据两个数据集的点标志的特定对应性可以推导出一个变形域,从而使所有数据产生对应。这种方法的变形域是基于规则函数最小的原则生成的,罚函数是变形域的不平滑度或不规则度的量度。

使用记号 $\partial_{ij}u = \partial^2 u/\partial X_i \partial Y_i$,2D 变形域的薄板条样的罚函数为:

$$J_{thirplate}(u) = \int_{R^2} \left[(\partial_{11}u)^2 + 2(\partial_{12}u)^2 (\partial_{22}u)^2 \right] \mathrm{d}x_1 \mathrm{d}x_2 \tag{9-11}$$

公式(9-12)可用来从点集$\{x_i\}$插值出 2D 平面或 3D 形体:

$$u(x) = \rho_{m-1}(x) + \sum_i w_i G(x - x_i) \tag{9-12}$$

这里 ρ_{m-1} 是 $m-1$ 阶多项式,m 是规则化函数中导数的阶数,G 是基函数,其形式依赖于所采用的样条类型,系数 w_i 由解线性方程组得到。在 2D 薄板样条中 G 分别为 $r^2 \ln r^2$ 和 r,在 3D 体样条中为 r^3。

（3）薄板样条方法

采用一种基于点的非线性变换方法——薄板样条法，将 Talairach 脑图像的边缘和解剖标志点变换到 MR 图像中，产生比较准确的映射关系。薄板样条是用于对分散点数据集进行插值得到曲面的工具，是弹性插值，它将插值问题模拟为一个薄金属板在点约束下的弯曲变形，用简单的代数式表示变形的能量。薄板样条的推导过程如下。

方程 $z(x, y) = -U(r) = -r^2 \ln r^2$ 的解为 $\Delta^2 U = \left[\dfrac{\partial^2}{\partial x^2} + \dfrac{\partial^2}{\partial y^2}\right]^2 U$，其中，$r = \sqrt{x^2 + y^2}$。函数 $U(r)$ 是构建薄板样条的基函数，可以看作是大家熟悉的一维三次样条函数 $|x^3|$ 自然扩展到二维的结果。

假设有一个二维点集，$(x_1, y_1), (x_2, y_2), \cdots, (x_n, y_n)$，称之为标志点，使金属板在点 (x_i, y_i) 处高度为 z_i。附加约束为该板具有最小弯曲能量，也就是说，如果用 $f(x, y)$ 函数描述薄板，$f(x, y)$ 必须使与点约束相关的积分 I_f 值为最小：

$$I_f = \iint_{R^2} \left[\left(\frac{\partial^2 f}{\partial x^2}\right)^2 + 2\left(\frac{\partial^2 f}{\partial x \partial y}\right)^2 + \left(\frac{\partial^2 f}{\partial y^2}\right)^2\right] \mathrm{d}x \, \mathrm{d}y \tag{9-13}$$

令 $P_i = (x_i, y_i), i = 1, 2, \cdots n; r_i, j = |p_i - p_j|$，为点 P_i 和 P_j 点的欧几里得距离。定义 $n \times n$ 矩阵

$$\boldsymbol{K} = \begin{bmatrix} 0 & U(r_{12}) & \cdots & U(r_{1n}) \\ U(r_{21}) & 0 & \cdots & U(r_{2n}) \\ \vdots & \vdots & \ddots & \vdots \\ U(r_{n1}) & U(r_{n2}) & \cdots & 0 \end{bmatrix} \tag{9-14}$$

及 $n \times 3$ 矩阵

$$\boldsymbol{P} = \begin{bmatrix} 1 & x_1 & y_1 \\ 1 & x_2 & y_2 \\ \vdots & \vdots & \vdots \\ 1 & x_n & y_n \end{bmatrix} \tag{9-15}$$

$$\boldsymbol{L} = \begin{bmatrix} \boldsymbol{K} & \boldsymbol{P} \\ \boldsymbol{P}^T & \boldsymbol{0} \end{bmatrix} \tag{9-16}$$

在此，0 代表 3×3 的 0 矩阵，$\boldsymbol{P}^T$ 是 $\boldsymbol{P}$ 的转置。想使金属板在点 (x_i, y_i) 处高度为 z_i，因而构建行矢量 $\boldsymbol{V} = (z_1, z_2, \cdots, z_n)$ 和列矢量 $\boldsymbol{Y} = (\boldsymbol{V} \quad 0 \quad 0 \quad 0)^T$，维数为 $(n+3) \times 1$。通过下式定义列矢量 $\boldsymbol{W} = (w_1, w_2, \cdots, w_n)$ 和系数 a_1, a_x, a_y：

$$\boldsymbol{L}^{-1}\boldsymbol{Y} = (\boldsymbol{W} \mid a_1 \quad a_x \quad a_y)^T \tag{9-17}$$

根据以上定义得到要求的函数：

$$f(x, y) = a_1 + a_x x + a_y y + \sum_{i=1}^{n} w_i U(|P_i - (x, y)|) \tag{9-18}$$

该函数满足了 3 个约束条件：

(1) 对于所有 i，有 $f(x_i, y_i) = z_i$。

(2) 函数 f 使积分 I_f 最小。

(3) I_f 同 $\boldsymbol{WKW}^{\mathrm{T}} = \boldsymbol{V}(\boldsymbol{L}_n^{-1}\boldsymbol{KL}_n^{-1})\boldsymbol{V}^{\mathrm{T}}$ 成比例。只有在 $\boldsymbol{W}$ 的所有分量都为 0 时积分值为 0，这种情况下，样条函数 $f(x, y) = a_1 + a_{xx} + a_{yy}$。

2. 实验结果

(1) 数据来源

这里采用加拿大蒙特利尔神经研究所(MNI)的 MR 数据。此数据为 T1 加权梯度回波成像，$TR = 18\ \mathrm{ms}$，$TE = 10\ \mathrm{ms}$，$FA = 30°$，对同一个人在不同时间的 27 次扫描图像做配准，经采样和灰度平均，得到高信噪比的图像。体数据集尺寸为 $181 \times 217 \times 181$，层厚为 1 mm。此外，采用中国男子、女子正常头部数据各一，仪器为 GE Signa(1.5T)，扫描方式为 spoiled RASS(SP-GR)，T_1 加权梯度回波成像。分别用数据 1、数据 2 代表。数据 1 的扫描参数为 $TR/TE/FA = 13.5\ \mathrm{ms}/4.0\ \mathrm{ms}/15°$，体数据集尺寸为 $256 \times 256 \times 124$，层厚为 1 mm。数据 2 的扫描参数为 $TR/TE/FA = 13.3\ \mathrm{ms}/4.2\ \mathrm{ms}/15$，体数据集尺寸为 $256 \times 256 \times 124$，层厚为 1.5 mm。经格式转换、归一化、插值、对比度增强等步骤后，再构建体数据集，成为 $256 \times 256 \times 186$ 的数据集。实验中还用到 VHP 数据和德克萨斯州立大学医学院肿瘤研究中心的彩色切片图。

(2) 薄板样条变换结果

图 9.11 的 Talairach 标准图谱与 MR 图像在大小和形状上有很大差异，经薄板样条弹性变换使二者对准，将 Talairach 标准图谱中的脑边缘和绿色标志点加到图像中。在变换前，对 Talairach 图谱做预处理，提取边缘和标志点。将 Talairach 图谱与 MR 图像相应层片对照，人工定义一组(十个左右)对应点，以这些点的对应关系为约束进行薄板样条变换，使 Talairach 图谱扭曲变形，叠加到 MR 图像中。为使扭曲变形的结果便于观察，在图像中定义了一系列网格，并对其同时应用变形函数。从图 9.11 中可以看出，网格线发生扭曲变形，Talairach 图谱和 MR 图像之间产生较好的对应。通过薄板样条变换可以将 Talairach 图谱映射到 MR 图像空间，实现图像空间的标准

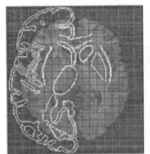
(a) 轴状面直接叠加图

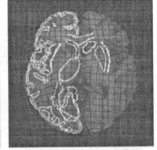
(b) 轴状面薄板样条变换图

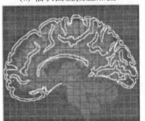
(c) 矢状面直接叠加图

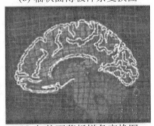
(d) 矢状面薄板样条变换图

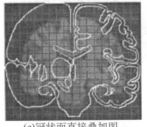
(e) 冠状面直接叠加图

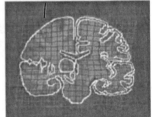
(f) 冠状面薄板样条变换图

图 9.11　MNI 数据与 Talairach 图谱的映射

化。这种方法的实现过程简单,运算时间短,映射结果较准确。Davatzikos 的活动轮廓法和可变形表面模型法仅仅产生脑表面点的变形与对应,而薄板样条法能产生适用于所有点的多参数的映射函数。由于 Talairach 图谱中,各解剖组织均有明确的标识,其代表点映射到 MR 图像空间后,对应点所在区域即是相应解剖结构。薄板样条弹性变换过程中,需要人工设置标志点,利用两组标志点的对应关系来控制变形。有研究人员尝试自动定义标志点,但没有报道满意的结果。

9.5　临床应用的迅速发展

　　磁共振成像技术在医学领域中的发展十分迅速。第一台 MRI 设备于 20 世纪 80 年代初问世,到了 2002 年,全球大约有 2.2 万台 MRI 照相机在使用,每年完成 6 000 多万例 MRI 检查。MRI 的最大优点是它对人体没有任何伤害,临床诊断方法安全、快速、准确。与 1901 年获得诺贝尔物理学奖的普通 X 射线或 1979 年获得诺贝尔医学奖的计算机 X 射线断层照相术(CT)相比,MRI 的主要优点之一是无伤害性。当然,由于强磁场的原因,MRI 对诸如体内有磁金属或起搏器的特殊病人却不适用。MRI 的另一个主要优点是其灵活性和无可比拟的成像质量,这是因为 MRI 有大量参数可以灵活调配,可以针对具体病症、部位选择最佳成像方式。而其图像质量通常远胜于其他技术。以下试举几例说明 MRI 的应用价值。

　　1. 对于大脑和脊髓诊断的特殊价值:如今 MRI 可用于检查几乎所有的人体器官。它可以提供大脑和骨髓的清晰图像,以帮助实现对这些部位疾病的确诊。几乎所有大脑疾病都会导致大脑水含量的变化,这可能在 MRI 图像中表现出来。在多重硬化症中,使用 MRI 检查十分有利于诊断和跟踪治疗。大脑和脊髓的局部炎症会导致多重硬化症的病灶反应,利用 MRI 即可对神经系统的炎症部位进行定位,以确定炎症强度和治疗效果。另一种常见的临床病症是长期下肢疼痛,导致病患极大的痛苦,以及昂贵的社会医疗支出。在这个病症的诊断过程中,区分是肌肉痛还是神经或脊髓压迫痛十分重要。利用 MRI 就可准确判断是否是神经受到压迫,是否立即需要手术。

　　2. 重要的外科手术前工具:MRI 是外科手术的重要工具。由于 MRI 可以产生清晰的三维图像,便可以用来查清受损部位的位置,这样的信息在手术前弥足珍贵。MRI 图像的清晰度可以支持让电极置入中枢大脑神经核,以治疗剧烈疼痛和帕金森氏疾病的运动障碍。

　　3. 肿瘤诊断的特殊价值:MRI 检查对于肿瘤的诊断、治疗和康复监控至关重要。其图像可以精确地揭示肿瘤的范围,由此指导更为精确的手术和放射治疗。在手术前知道肿瘤是否浸润周围组织也相当重要。MRI 能够更精确地判断组织之间的界线,因此能改进手术质量。MRI 还可以确定肿瘤的时期,这对于选择正确的治疗方案十分重要。举例来说,MRI 可以确定肿瘤是否浸润周围组织,浸润多深,近局部的淋巴结是否受到影响。

　　4. 减轻病患的痛苦:MRI 可以替代以前的侵入性检查,减轻许多病人的痛苦。一个突出的例子是,注射对比物后用内窥镜检查胰腺和胆道,会在不同程度上导致严重的并发症。而现在用 MRI 就可以获得相关的准确信息。同样,MRI 也可以替代关节镜检查,后者是用光学仪器插入关节中进行诊断。用 MRI 可以获得关节软骨和十字韧带的清晰图像,由于没有侵入性仪器的介入,感染的危险也随之消失。

　　5. MRI 应用于脑功能研究:1991 年,S. Ogawa 等基于血氧水平(BOLD)的原理第一次用 MRI 成功获得了人脑初级视皮层的神经功能活动信号，使 MRI 成为探索大脑功能的一种快速、准确的成像工具。从此，MRI 被进一步广泛应用到心理学、认知科学、神经科学等各个领域。目前，功能磁共振(fMRI)的研究同磁共振的医学临床诊断和研究一起，已经成为当代科学研究中的重要前沿领域。

参考文献

［1］马双，陆雪松.基于 Gabor 滤波器的 GraphCuts 右心室 MR 图像分割［J］.计算机与数字工程,2016,44(6):1167-1170.

［2］贾媛媛.基于稀疏表示的 3D 磁共振图像超分辨率重建算法研究［D］.重庆:重庆大学,2016.

［3］Kustner T，Wurslin C，Gatidis S，et al. MR image reconstruction using a combination of compressed sensing and partial fourier acquisition：ESPReSSo［J］. IEEE Transactions on Medical Imaging，2016，35(11)：2447-2458.

［4］Klepaczko A，Materka A，Szczypinski P，et al.Numerical modeling of MR angiography for quantitative validation of image-driven assessment of carotid stenosis［J］. IEEE Transactions on Nuclear Science，2015,62(3)：619-627.

［5］Gaonkar B，Xia Y H，Villaroman D S，et al. Multi-parameter ensemble learning for automated vertebral body segmentation in heterogeneously acquired clinical MR images［J］. IEEE Journal of Translational Engineering in Health and Medicine，2017,5:1-12.

［6］Delso G，Khalighi M，Hofbauer M，et al.Preliminary evaluation of MR image quality in a new clinical ToF-PET/MR system［J］. IEEE Transactions on Nuclear Science,2015,62(3):600-603.

［7］Tian Z，Liu L，Zhang Z，et al. Superpixel-based segmentation for 3D prostate MR images［J］. IEEE Transactions on Medical Imaging，2016,35(3)：791-801.

［8］LING Q，LI Z，HUANG Q，et al.A robust gradient-based algorithm to correct bias fields of brain MR images［J］. IEEE Transactions on Autonomous Mental Development,2015,7(3):256-264.

［9］Khalvati F，Gallego-Ortiz C，Balasingham S，et al. Automated segmentation of breast in 3-D MR images using a robust atlas［J］. IEEE Transactions on Medical Imaging,2015,34(1):116-125.

［10］Moeskops P，Viergever M A，Mendrik A M，et al.Automatic segmentation of MR brain images with a convolutional neural network［J］. IEEE Transactions on Medical Imaging,2016,35(5):1252-1261.

第十章 医学图像压缩与传输

随着以计算机网络为基础的 PACS 系统的广泛应用,数字化的医学图像在医学图像中所占比例越来越大,与有限的存储空间和传输带宽的矛盾日益突出,寻求一种有效的图像压缩方法已成为医学图像领域广泛关注的一个问题。众所周知,图像数据庞大,俗称"海量数据"。例如,一幅 $528 \times 528 \times 24$ bit 的 DSA 医学图像,如果要达到每秒 25 帧的全动态显示要求,每秒所需的数据量为 167 Mb,而且要求系统的数据传输速率必须达到 167 Mb/s。由此可见,为了减少图像通信时所占的信道带宽和存储时所需的介质,必须进行压缩。大多数支持 DICOM 标准的成像设备,其数据都是没有经过压缩的,因此,研究对 DICOM 格式的图像数据压缩具有非常重要的意义。

医学图像压缩的目的是在保证图像使用质量的前提下,将医学图像的位图信息转变成另外一种能使数据量缩减的表达形式。其思路是一方面减少图像数据中存在的冗余信息,避免表达同一信息的相关数据重复存储;另一方面,由于人类的视觉系统能从极为杂乱的图像中抽象出有意义的信息,并以非常精炼的信息形式传到大脑,而且视觉系统对图像中不同部分的敏感程度是不同的,所以可以去除医学图像中对信息传输和整合影响小的部分,获取比较高的压缩比。

DICOM 是随着图像化、计算机化医疗设备的普及和医院管理信息系统,特别是图像存档和传输系统(PACS)和远程医疗系统的发展而产生的。当 CT 和 MR 等设备生成的高质量图像在医疗诊断中广泛使用时,由于不同生产商,不同型号的设备产生的图像采用了不同的格式,使得不同设备之间的信息资源难以互相使用,给医院 PACS 系统的大规模、大范围实现带来了困难。制订 DICOM 国际标准的目的是:(1)促进数字图像的网络化,而不依赖于设备的开发商;(2)有助于开发和推广 PACS,并能与其他医学信息系统互联;(3)建立有价值的诊断信息数据库,处理地理上分散的不同设备间的请求。PACS 是将医院内的各类 X 射线、CT、核磁共振以及超声等医学影像数字化以后,输入到计算机进行分类归档存储,并通过计算机网络进行快速传输,使医院内有关科室和部门能够进行医学影像信息的共享;在显示过程中,应使影像以高质量的方式呈现给终端用户,同时,通过远程网络的传输进行远程医疗服务,使得医学影像信息得到最大程度的利用。为了提升医疗服务水准,随着医学影像技术和网络技术的发展,我国众多医院都配备了各种数字影像设备,建立了医院管理信息系统(HIS),开展远程医学试验。

本章将介绍医学图像数据的压缩方法,DICOM3.0 国际标准和 PACS 系统组成。

10.1 医学图像压缩方法的分类

从图像压缩还原的角度出发,医学图像压缩方法可分为两大类:

(1) 无损压缩(Lossless Compression),又称可逆编码(Reversible Coding);

(2) 有损压缩(Lossy Compression),又称不可逆编码(Irreversible Coding)。

无损图像压缩是指解压缩后的图像与原来图像完全相同,没有任何信息的损失。无损压缩算法可以分为两大类:基于统计概率的方法和基本字典的技术。

基于统计概率方法的依据是变长编码定理和信息熵有关知识,即用较短代码代表出现概率大的符号,用较长代码代表出现概率小的符号,从而实现数据压缩。霍夫曼编码和算术编码是统计编码方法中具有代表性的方法。

基于字典技术的数据压缩技术主要有两类:(1)游程编码(RLC),适用于灰度级数不多、数据相关性很强的图像数据的压缩;(2)串表压缩算法(LZW)。LZW 和 RLC 算法都是对字符串编码,但 LZW 和 RLC 不同之处在于 LZW 在对数据文件进行编码同时,生成特定字符序列的表以及它们对应的代码,字符串表在压缩过程中动态生成,而且字符串表也不必存于压缩文件中,解压缩时可以用压缩文件中的信息对其进行重构。

有损图像压缩是指经压缩后的图像解压后与原来图像相比,允许一定程序的失真,即丢失了部分信息数据量。应用有损图像压缩方法的前提是保证图像应用的要求,并具有较高的压缩比。有损压缩技术常广泛应用于语音、图像和视频数据的压缩。经典的有损压缩码方法包括预测编码和变换编码。预测编码的基本思路是根据某一模型,利用以往的图像数据样本值对新样本进行预测,减少图像数据在时间和空间上的相关性,以达到压缩图像数据的目的。预测编码方法简单经济,编码效率较高。变换编码的基本原理是将空间域上原来相关性高的图像数据通过某种数学变换,变换到一定的变换域上进行描述。在变换域中变换系数之间的相关性低,因此减少了重复信息量,达到了数据压缩的目的。

10.1.1 无损图像压缩技术

经典的无损图像压缩技术主要有:分层内插法、二维线性预测编码、基于上下文编码和差分脉码调制等。

1. 自适应预测多重自回归模型法(APMAR)

APMAR 使用了两个过程去除图像数据相关性:(1)将图像分割成许多小的区域块,用国际标准 JPEG 无损压缩算法中的七个预测器,与空间变化多重自回归(SMAR)方法中的均值预测式相结合,从中自适应地选取最佳预测器达到去除图像区块的数据相关性的目的;(2)使用多重回归模型(MAR)预测器进一步降低图像其他部分的冗余性,然后使用熵编码方法对每个块残差值进行编码。APMAR 适用于各类医学图像的无损压缩。例如对一组头部 MRI、胸部 CT 以及胸部 X 射线图像使用 APMAR 压缩,与 SMAR 压缩方法相比,压缩率提高了大约 10%。

2. 相邻像素零编码(NZC)

NZC 算法利用图像像素间相关性,通过消除像素间的冗余实现图像压缩。该算法主要包括两步:(1)图像数据去相关,首先以 Zigzag 方式扫描被压缩的图像,将图像数据变为一维向量形式,然后读出当前像素值并与下一个像素值比较,若两个像素值相同,则将后一个像素值置为零,若像素值不同,则保留该像素值,再与下一个像素进行比较,重复以上过程,直至处理完图像所有像素;(2)应用霍夫曼算法对该图像一维向量组中的数据进行熵编码。例如用 8 位灰度 CT 和 MRI 医学图像进行压缩实验,结果表明该压缩算法可实现 4 ∶ 1 的压缩比。

3. 基于图像分割的无损图像压缩方法(SLIC)

SLIC 使用了一种简单有效的嵌入生成区域程序,该程序能够对给定的图像产生自适应扫描模式并进行图像分割,生成该图像的误差图像数据、中断索引数据和高位种子数据,然后使用国际标准 JBIG 算法进行编码。用两组不同灰度水平的高分辨率医学图像和一组低分辨率的普通图像进行压缩实验,结果表明 8 位灰度医学图像压缩后平均压缩率为 5,10 位灰度医学图像平均压缩率为 2.76,而低分辨率普通图像的平均压缩率为 1.63,因此 SLIC 适用于高分辨率医学图像压缩。

4. 自适应上下文无损压缩(CALIC)

所谓像素上下文是指该像素前面邻近的已编码的像素。CALIC 根据当前像素的上下文,选取适当的非线性预测器,预测当前像素值。为提高预测准确度,在预测值基础上加上误差估计值,在误差估计值计算时,用四个系数来标明水平和垂直梯度大小以及前面的预测误差值,这些系数从典型的压缩图像训练集中获取,最后的预测误差用算术或霍夫曼编码方法进行编码。对 CR、CT、MR、NM 和 US 等医学图像进行压缩,结果表明压缩率可达到 2.98。

10.1.2　有损图像压缩技术

由于无损图像压缩技术的压缩率只能达到 2～4,因此,在提高压缩率的同时能够保留医学图像中有重要意义的部分,就要对医学图像中必须保真的图像部分进行无损压缩,而对图像中其他部分进行有损压缩,达到提高压缩率,并能保证图像诊断的需要。近年来,有损图像压缩技术得到了很大的发展,下面介绍几种典型的有损图像压缩技术。

1. 小波图像压缩技术

小波变换编码属于多分辨率编码,近年来被广泛地应用于图像压缩领域。小波图像压缩的基本思想是将被压缩的图像分解成不同尺度下的"模糊的像"和对该"像"的细节补充。通过使图像逐层分解,得到各个层次的图像子块 XLL、XLH、XHL、XHH。然后对它们采取不同的压缩策略,完成图像数据的压缩编码。压缩数据解码时,图像子块 XLL、XLH、XHL、XHH 在两个坐标方向分别进行插值和滤波重构,以恢复原图像。对 8 位灰度、512×512 像素肺部 CT 图像分别用小波压缩和国际标准 JPEG 压缩方法进行压缩,其失真率曲线表明,在相同压缩率下,小波压缩方法要比 JPEG 压缩方法重建图像质量好,例如在压缩率为 40 时,小波压缩方法比 JPEG 压缩方法图像信噪比增加 4 dB。

2. 分形图像压缩技术

20 世纪 70 年代美国数学家 Mandelbrot 首次提出分形概念。80 年代中后期,美国数学家 Barnsley 提出了利用图像本身包含的自相似性进行压缩编码的分形图像压缩技术。90 年代初 Jacquin 实现了自动分形图像编码。

目前的分形图像压缩方法基本上都是以 Jacquin 的 PIFS(Partitioned Iterated Function Systems)算法为基础,压缩的一般过程是首先将给定的图像 X 分割成互不重叠的图像子块,称为排列块(Range Block,RB)。然后依次对每个 RB 进行匹配,这一过程是通过对图像 X 中提取的图像子块进行收缩映射来实现的。这些从 X 中提取的图像子块称作值域块

(Domain Block，DB)，其大小比相应的 RB 大一倍，且相互间可以重叠。收缩映射由两部分构成：一是几何收缩映射，它将大尺寸的 DB 收缩成与 RB 相同大小的块；二是灰度线性变换，它通过对像素块的方向调整、对比度比例缩放以及亮度平移，为每个 RB 都找到一个最优的 DB，从而获得一组收缩映射 $W = \{W_i\}$。对迭代函数系统 W 的所有系数量化后的结果，就是最终图像 X 的分形压缩编码。解码过程比编码过程要简单得多，这是分形图像压缩的一个突出特点。解码时，任取一幅图像 X_0 作为初始图像，用分形编码所获得的 W 对它进行迭代运算，直到迭代结果收敛到某一固定图像为止。迭代过程与初始图像无关，一般只需迭代 10 次即可很好地逼近原图像。

分形图像压缩技术是一种完全不同于传统图像编码的技术，它的主要优点是压缩比高、解码速度快以及随压缩率的增大（对同一压缩图像）图像质量下降的速度较慢，特别适合于自然景物图像的压缩。但它的主要缺陷是编码复杂和编码时间过长，其大部分时间耗费在对 RB 搜寻最好的匹配 DB 上。

为了克服以上的缺点，许多学者做了大量的理论和实践工作，提出了许多好的优化方法。例如快速卷积可将编码速度提高 5.72 倍（RB 大小为 16×16）。Wang 和 Hsieh 利用 RB 之间的相关性，使用数据块间相关搜索方法，大大缩短了搜索时间。同时有的学者将分形编码与传统的编码技术相结合，提出分形编码与矢量量化相结合的算法。近年来，分形编码与小波理论结合的编码方法成为研究热点。有人提出了基于小波变换的分形压缩算法，有效地利用小波树之间和不同小波频带之间的相似性，以达到最佳的压缩效果，并且取得了优于传统空间域的分形压缩算法性能。

除了小波图像压缩技术和分形图像压缩技术外，其他新近发展起来的有损图像压缩技术还有基于上下文算术编码的分类差分脉码调制算法、矢量量化索引条件熵编码算法和基于模型的编码算法等。

10.2　无损压缩方法

在临床应用中，一般要求对图像采用无损压缩方法，以实现医学图像的快速传输，同时保持相关的诊断信息。因此，高效的无损压缩方法是医学图像数字化进程中的一项关键技术。常用的无损压缩方法除了 DPCM、HINT/MAR、位面分割和金字塔编码等基础方法外，还包括一些新兴的离散小波变换、CALIC 算法、SLIC 算法等。为规范图像压缩标准而设立的 JPEG 标准一直是最具有通用性的，其中对无损压缩的标准也由 JPEG 演变到 JPEG2000 标准。而最初为传真传输而开发的 JBIG 压缩算法也可应用于二值或灰度图像。

医学中的彩色图像多见于内窥镜成像系统、显微成像等。以真彩色图像为压缩对象，介绍一种基于 JPEG-LS 标准的改进无损压缩方法。该方法在基于 JPEG-LS 压缩方法的基础上对图像去相关部分进行了改进，在原算法前实施了一个简单的原彩色图三基色空间映射到一个四维空间的线性变换过程，这个四维空间中的每一维数据都可以看作是一幅独立的灰度图，此后再分别有选择地利用 JPEG-LS 和 JBIG 等算法进行编码压缩。JPEG-LS 是一种无损或近似无损的压缩标准，基于自适应预测、上下文建模和 Golomb 编码、游程编码进制，算法的复杂度相对较低。JBIG 采用位平面分离和算术编码的方式，对二值图像或灰度

图像具有较好的压缩效率。以一幅宽×高的 24 位真彩色图像为例,改进算法的具体步骤如下:

（1）对三色空间进行去相关线性变换,实现三维空间到四维空间的变换。

将原真彩色图中红、绿、蓝三色（分别以 x,y,z 表示）变换为四维空间的各部分数据均色、红色差值、绿色差值、三色余差（分别以 k_1,a_0,a_1,k_2 表示）。其中:

$k_1 = \left[\dfrac{x+y+z}{3}\right]_{取整}$,$k_1$:三基色的平均值,是一个宽×高的矩阵,矩阵元素范围在 0～255 之间。

$a_0 = x - k_1$,a_0:红色差值,为一个宽×高的矩阵,矩阵元素范围在 0～255 之间。

$a_1 = y - k_1$,a_1:绿色差值,为一个宽×高的矩阵,矩阵元素范围在 0～255 之间。

$a_2 = z - k_1$,a_2:蓝色差值,为一个宽×高的矩阵,矩阵元素范围在 0～255 之间。

$k_2 = a_0 + a_1 + a_2 = x + y + z - 3k_1$,$k_2$:三色差值的和,即取整造成的误差,也是一个 WIDTH * HEIGHT 的矩阵,矩阵元素范围为 0～2。

由于三基色空间（x,y,z）到四维空间（k_1,a_0,a_1,k_2）,空间（$k_1 = \left[\dfrac{x+y+z}{3}\right]_{取整}$,$x - \left[\dfrac{x+y+z}{3}\right]_{取整}$,$y - \left[\dfrac{x+y+z}{3}\right]_{取整}$,$x+y+z-3 \times \left[\dfrac{x+y+z}{3}\right]_{取整}$）的映射是一一对应的,其中所有的这些元素都处在大于等于 0 小于 256 的范围内。由数据恢复的可逆性可知,重建 x、y、z 三色必须要保留 k_1、a_0、a_1、k_2 四部分数据,即这四部分数据可以完全重建原图像的三基色信息。

（2）以数据 k_1、a_0、a_1 分别构建灰度图,以 k_2 构建二值图,前三者采用传统的 JPEG-LS 压缩算法编码,后者采用 JBIG 编码算法压缩。变换所得的三部分数据 k_1、a_0、a_1 与原图像的三元数据相比冗余度明显减小。以 $512 \times 512 \times 24$ bit 的真彩色 lena 图像为例,简单地从直方图上就可以看出它们的差距。而第四部分数据 k_2 由于其数值范围局限在 0～2 之间,与 k_1、a_0、a_1 这三部分数据性质相差较大,因此在处理上选择不同的压缩编码通道。在进一步的压缩过程中,将 k_1、a_0、a_1 这三部分数据当作各自独立的灰度图数据,可以利用现有的诸多灰度图压缩方法,如 JPEG-LS 算法等。而根据数据特点可以将 k_2 当作二值图像的数据,利用 JBIG 算法压缩,能够更大地提高压缩效率。最后所需保留或传输的数据则是这四者分别以不同压缩编码方式所得到的压缩代码流。

下面对压缩结果进行对比。以 $512 \times 512 \times 24$ bit 的 lena、mandrill 和 peppers 图像为实验对象,可以比较本算法（Chromatic Decorrelation JPEG-LS,简称为 CDJLS）与其他一些无损压缩算法的压缩结果,包括直接利用 JPEG-LS 的算法压缩（JLS）、BTPC2 无损压缩模式（LBTPC2）、三色分离后分别采用 JPEG-LS 再压缩（DJLS）、SLIC 和基于 DPCM 的自适应选择最佳压缩编码效果的压缩算法（简称 ALC）,以及最常用的 Winzip8.0（简称 WZIP）压缩工具等。以最直观的压缩比率来对比上述算法的无损压缩结果,见表 10.1。相对于其他图像压缩算法,改进算法 CDJLS 在压缩效率上较其他算法提高了 7%～9%。且算法的改进只是增加了一些简单的线性运算,在处理时间和运算复杂度上与原 JPEG-LS 算法几乎无甚区别。

表 10.1　几种算法的压缩效率比较

24 bit 图像 （512×512）		lena	mandrill	peppers
原始图像（bpp）		7.7507	7.7627	7.6610
压 缩 比	JLS	1.77	1.30	2.04
	LBTPC2	1.67	1.20	—
	DJLS	1.88	1.30	2.04
	SLIC	1.76	—	—
	ALC	1.59	1.26	2.01
	WZIP	1.07	1.05	1.16
	CDJLS	1.89	1.38	2.53

10.3　基于小波变换的压缩方法

和传统的预测编码、变换编码等图像压缩编码方法相比较，小波变换具有良好的时（空）—频局部性，非常适合分析瞬态信号和非平稳信号。小波变换与人类视觉系统（HVS）对图像信息的处理过程基本相符，可以合理地分配量化误差，在保持图像质量基本相同的情况下，得到更低的平均编码比特率。因此小波变换非常适合于图像压缩，特别是医学图像的压缩和传输。

10.3.1　基于第二代小波的图像压缩

相对于无损压缩，压缩比有明显提高的近无损压缩已经被医学专家所接受。近无损压缩方法大致分为基于感兴趣区域（ROI）的方法、基于视觉无损的方法和基于信息无损的方法。美国 15 家公司的 PACS 系统中，8 家公司的系统采用近无损图像传输方案，6 家采用近无损压缩存储方案。可见，近无损压缩同时具有较高的压缩比和优良保真度，将有力地推动医学图像数字化的进程。

采用第二代小波变换，对于不同来源、不同部位的医学图像选择合适的小波基将获得较高的压缩比。传统的小波函数是定义在 $L^2(R)$ 空间上的母函数 $\Psi(x)$ 经尺度和平移两种变换产生的，它在多分辨率分析上起着重要作用，但其结构依赖于 Fourier 变换，由于浮点数的出现，量化误差导致这类变换不能精确地恢复原始信号。

第二代小波在空间域直接构造小波子集，不依赖 Fourier 变换，但仍然保持了传统小波的主要特性，而且可以实行整数变换，对图像尺寸没有限制，在时间复杂度和空间复杂度方面便于 DSP 实时实现，对非规则采样的数据也能进行变换。这些显著的优点使得第二代小波变换受到各领域研究者的普遍重视。第二代小波又称提升小波（Lifting Wavelet），它通过确定小波函数，用提升方案得到紧致双正交小波和尺度函数，可以有效地将有误差的实型小波变换过渡成为整数变换，为无损编码提供了理论基础。现已证明，借助于因子化小波变换,所有的小波构造都可以用提升方案来实现。提升方法构造一维小波的基本思想如下。

假设 $s_{0,n}$ 是原始信号,$s_{1,n}^{(i)}$ 是第一级第 i 层次提升的低通分量,$d_{1,n}^{(i)}$ 是第一级第 i 层次提升的高通分量,n 表示信号样值的序号。对信号进行以下三个步骤的处理:

(1) 分裂(Split),产生简单 Lazy 小波。将一原始信号序列 $s_{0,n}$ 按偶数和奇数序号分成两个较小的、互不相交的小波子集 $s_{1,k}^{(0)} = s_{0,2k}$ 和 $d_{1,k}^{(0)} = s_{0,2k+1}$。

(2) 预测(Predict),进行改善特性的对偶提升。由于数据间存在相关性,因而可以用相邻的偶数序列来预测奇数序列。

$$d_{1,k}^{(i)} = d_{1,k}^{(i-1)} - \sum_m p_k^{(i)} s_{1,k-m}^{(i-1)} \tag{10-1}$$

(3) 更新(Update),进行进一步改善特性的原始提升。由于上述两个过程一般不能保持原图像中的某些整体性质(如亮度),为此要更新 $s_{1,k}^{(i)}$,使之保持原有数据集的某些特性。

$$s_{1,k}^{(i)} = s_{1,k}^{(i-1)} - \sum_m u_k^{(i)} d_{1,k-m}^{(i-1)} \tag{10-2}$$

在进行了有限层提升后,偶数点成为低通滤波器的系数,奇数点成为高通滤波器的系数。在进行下一级变换时,只需对低通信号进行同样的操作。逆变换只要将上述过程反过来即可。

对于医学图像,有关文献已经对 CDF(4,4)、CDF(2,2)等插值小波变换进行了较详细的研究。主要选择 FBI 9-7 小波基,并对比 CDF(2,2)的压缩性能,FBI 9-7 小波基呈现出光滑、便于能量集中等优点。

CDF(2,2)插值变换由一个提升步骤完成:

$$d_{1,k} = s_{0,2k+1} - \left\lfloor \frac{1}{2}(s_{0,2k} + s_{0,2k+2}) + \frac{1}{2} \right\rfloor \tag{10-3}$$

$$s_{1,k} = s_{0,2k} + \left\lfloor \frac{1}{4}(d_{1,k-1} + d_{1,k}) + \frac{1}{2} \right\rfloor \tag{10-4}$$

FBI 9-7 对称双正交变换由两个提升步骤完成:

$$d_{l,k}^{(1)} = s_{0,2k+1} + \left\lfloor \alpha_l^{(1)}(s_{1,2k} + s_{1,2k+2}) + \frac{1}{2} \right\rfloor \tag{10-5}$$

$$s_{l,k}^{(1)} = s_{0,2k} + \left\lfloor \beta_l^{(1)}(d_{l,k}^{(1)} + d_{l,k-1}^{(1)} + \frac{1}{2} \right\rfloor \tag{10-6}$$

$$d_{l,k}^{(2)} = d_{l,k}^{(2)} + \left\lfloor \alpha_l^{(2)}(s_{l,k}^{(1)} + s_{l,k+1}^{(1)}) + \frac{1}{2} \right\rfloor \tag{10-7}$$

$$s_{l,k}^{(2)} = s_{l,k}^{(1)} + \left\lfloor \beta_1^{(2)}(d_{1,k} + d_{1,k-1}) + \frac{1}{2} \right\rfloor \tag{10-8}$$

$$d_{1,k} = K \times d_{l,k}^{(l)} \tag{10-9}$$

$$s_{1,k} = d_{l,k}^{(2)}/K \tag{10-10}$$

其中：$\alpha_l^{(1)} = -1.586\ 134\ 342$，$\beta_l^{(1)} = -0.052\ 980\ 118\ 54$，$\alpha_l^{(2)} = 0.882\ 911\ 076\ 2$，$\beta_l^{(2)} = 0.443\ 506\ 822$，$K = 1.149\ 604\ 398$。

上述运算过程中存在着实型运算,但取整操作($\lfloor\ \rfloor$)保证了结果是整型数据且变换是可逆的。逆变换过程依次是:恢复更新、恢复预测和合并(Merge)。以此为基础,可以实现无失真的数据压缩和解压缩。

在图像处理中,一般限制小波消失矩数目的数目在 6 以内,从而缩小滤波器的长度,提高局部性能,对医学图像的压缩比较有利。CDF(2,2)和 FBI 9-7 小波基的消失矩数目分别是 2,4。

按传统的方法将一维小波变换扩展成二维小波变换,并根据需要进行多分辨率分析(MRA)。

SPIHT 编码算法:整数小波变换后的系数无需量化,可采用 SPIHT 算法对小波系数进行编码。SPIHT 即基于分层树的集合划分算法(Set Partitioningin Hierarchical Trees),它是内嵌零树编码算法(EZW)的一种改进算法。在对图像进行小波变换后,它可以有效地利用不同尺度子带重要系数间的相似性,呈现出良好的特性:可以根据用户的需要通过控制阈值进行无失真编码或以较高的 PSNR 获得近无损的图像压缩,便于在网络上实现图像质量递进传输,而图像码流按分辨率逐渐出现,便于用户提高上网检索效率。SPIHT 算法对图像信息采用如下的编码步骤。首先,定义三个队列:不显著性系数队列 LIP,显著性系数队列 LSP 和不显著性集合队列 LIS。设 $O(i,j)$ 表示节点 (i,j) 的直接节点的集合;$D(i,j)$ 表示节点 (i,j) 的子节点集合;$L(i,j)$ 表示子节点中排除直接节点后的集合。在队列中,每个元素由一个坐标唯一识别,它在 LIP 和 LSP 中代表孤立系数(无子节点的根节点),在 LIS 中代表第一类元素的 $D(i,j)$ 或者第二类元素的 $L(i,j)$。对某个阈值 T,进行显著性测试。如果大于 T 的元素将其移入 LSP,并在 LIP 队列中移去该元素。对 LIS 也进行同样的测试,将显著的元素移入 LSP,其他的再进行树的分裂。

SPIHT 算法如下:(1)设定阈值 T,三个队列(LSP、LIS 和 LIP)初始化。T 取像素最大绝对值的一半。(2)分类过程。对 LIP、LSP、LIS 处理。(3)将 LSP 中的每个系数转化成二进制数。(4)阈值减半更新并转至第二步。对于无损压缩,T=1。用户可以通过控制 T 值来控制峰值信噪比(PSNR),实现按不同的质量对图像进行储存或传输。

整个压缩方案中算术编码采用 Amir Said 的自适应算术编码。"统计特征"可根据用户对直方图的要求而定,主要有均值、标准差和中值。如果满足直方图要求,则对变换系数进行 SPIHT 处理。实验结果表明,对无损压缩来说,SPIHT 算法并非总是有益的。如果经过 SPIHT 处理使压缩比下降,不如直接采用自适应编码。

利用整数小波变换和零树编码算法,对胸部 CT、头颅 CT 图像和 X 射线图像压缩的效果如图 10.1 所示。

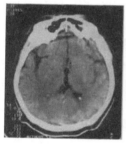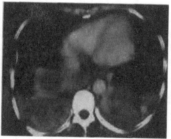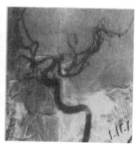

(a) 头颅CT压缩比40:1　　　(b) 胸部CT压缩比40:1　　　(c) X线压缩比40:1

图10.1　整数小波变换和零树编码算法的图像压缩与重建效果

10.3.2　感兴趣区域编码技术

1. JPEG2000 中感兴趣区域编码技术

ROI 编码是 JPEG2000 支持的一种具有创新性的图像处理方法,该标准提出了两种 ROI 编码实现的方法:最大位移法(Maxshift Method)和一般位移法(Generic Scaling Based Method)。这两种方法都是将 ROI 区域的系数进行提升,使得 ROI 区域的重要位平面系数高于背景系数的所有位平面,并对 ROI 系数优先编码。一般位移法需要事先确定 ROI 模板的形状(标准规定模板形状为矩形或椭圆形),并选择合适的提升因子 s 使位于模板区域之外的背景系数下移 s 位,以达到 ROI 系数提升的目的。编码时需要将提升因子 s 和 ROI 形状信息与量化系数一并进行编码。最大位移法中的提升因子 s 不是预先定义的,而是通过扫描所有量化后的小波系数,使得提升因子 s 满足下面的关系:$2^s \geqslant \min(Cb)$,这里 $\min(Cb)$ 为任意背景系数的最小整数。最大位移法可以对任意形状的 ROI 区域进行编码,并且在码流中不必包含 ROI 的形状信息,与一般位移法相比,在重建图像质量相同的前提下,采用最大位移法得到的图像压缩比要高于一般位移法。但是该方法不能自由选取提升因子 s,使得 ROI 区域与背景区域图像的对比度难于控制,而且不能对包含多个 ROI 区域的图像进行解码。由于 ROI 区域中不包含任何背景信息,因此在图像的渐进式传输中,只有当所有的 ROI 系数被接收后才可以解码。

2. 分步位移算法

考虑到与 JPEG2000 标准的兼容性,结合一般位移和最大位移 ROI 编码技术的优点,本节介绍一种分步位移的 ROI 编码方法。该方法不仅支持多个任意形状的感兴趣区域编码,还能自由调整感兴趣区与背景区系数的重要程度,以获得较好的压缩性能。

该方法的思想是:首先确定一个提升因子 s,使背景系数下移 s 位;然后将与背景系数处于在同一位平面的 ROI 系数下移 s 位,这时 ROI 系数就分成了两部分,高于背景最高有效位(MSB)的位平面系数和与背景最低有效位(LSB)相同的 ROI 系数。对第一部分高于 MSB 的位平面系数采用最大位移法进行编解码,而对第二部分系数则采用一般位移法进行编解码。

由于医学图像的特殊性,医生虽然只对图像的病灶部位感兴趣,但是必要的背景信息是不可或缺的。因此可以在小波域的位平面中,使 ROI 的位平面系数上移 s,优先无损地编码病灶部分信息,剩余的 ROI 系数再下移 s 位,然后与其他的背景(BG)系数一起编码。在码流的渐进式传输中,剩下的 ROI 系数和 BG 系数可由医生决定是否完全解码,从而作为一种视觉效果的补充。

在该方法中,调整位移步长 s 的值就可改变 ROI 系数位平面的重要程度,从而将 ROI 系数位平面分成两个部分:优先等级的重要位平面和次优等级的重要位平面。优先等级位平面的大小与位移步长 s 相等。次优等级位平面的大小 N_l 由量化系数的位深 M_b 和位移步长 s 决定:

$$N_l = \begin{cases} M_b - s & s \leqslant M_b \\ 0 & s \geqslant M_b \end{cases} \tag{10-11}$$

如果 $N_l = 0$,则编解码模型与最大位移法相同。为了计算的方便,可以将感兴趣的病灶区域定义为矩形。对原始图像中的一个矩形感兴趣区域,只需确定该矩形的左上角和右下角两点的坐标位置 (x_1, y_1),(x_2, y_2),那么所有位于这两点之间的像素都属于 ROI 区域,并定义一个二值模板(mask)来表示 ROI:

$$M(x, y) = \begin{cases} 1 & x_1 \leqslant x \leqslant x_2, y_1 \leqslant y \leqslant y_2 \\ 0 & \text{其他} \end{cases} \tag{10-12}$$

由于小波分解后各子带系数在空间上的相似性,只需计算最低频子带 LL 中的感兴趣区域。变换后 LL 子带中感兴趣的矩形区域同样由左上角和右下角两点坐标 (x_1', y_1'),(x_2', y_2') 来确定,该坐标与原始坐标之间的对应关系为:

$$\begin{cases} x_1' = \left\lfloor \dfrac{x_1}{2^m} \right\rfloor, & y_1' = \left\lfloor \dfrac{y_1}{2^m} \right\rfloor \\ x_2' = \left\lfloor \dfrac{x_2}{2^m} \right\rfloor, & y_2' = \left\lfloor \dfrac{y_2}{2^m} \right\rfloor \end{cases} \tag{10-13}$$

其中 m 为小波变换的级数,$\lfloor \ \rfloor$ 表示下取整运算,$\lceil \ \rceil$ 表示上取整运算。

3. 多 ROI 编码处理

分步位移法可以用于一幅包含多个病灶部位的医学图像的编码。对于多个 ROI 的编码,分步位移法只需调整各 ROI 位平面的提升因子 s 来区分 ROI 之间编码的重要程度,不同 ROI 编码的优先次序由提升因子 s 的大小决定,s 越大优先次序越高。与一般位移法相比,分步位移法不需对 ROI 形状信息进行编码,只需在压缩码流中存储提升因子的最大值,即 $s = \max(s_0, s_1, s_2)$。

4. 应用示例

采用分步位移法对一幅 MRI 图像进行 ROI 编码处理,在进行编码之前,按照 JPEG2000 标准采用整型 Le Call(5,3)提升小波变换,经过 4 级小波分解,对包含多个感兴趣区编码的图像进行解码后,感兴趣区和背景的峰值信噪比(PSNR)如表 10.2 所示。从表中可以看出,在低比特率压缩下,所有感兴趣区的图像质量都优于背景区的图像,ROI1 的质量要高于 ROI2 的质量。通过该方法对医学图像进行压缩处理,不仅可以使感兴趣的病灶区域达到近似无失真的视觉效果,而且可以使背景区域具备理想的压缩性能。

表 10.2　不同比特率下图像各区域对应的峰值信噪比

图像区域	比特率/bpp									
ROI1	35.37	35.84	36.13	40.32	40.39	40.41	40.43	40.42	40.42	40.43
ROI2	35.04	35.31	35.52	36.24	36.25	36.24	36.27	36.28	36.31	36.34
BG	23.26	23.72	24.42	27.46	28.71	29.36	29.43	31.61	32.48	33.07
	PSNR/dB									
	0.02	0.1	0.2	0.5	0.75	1	1.25	1.5	2	2.5

10.4　三维和序列图像压缩方法

随着医学影像技术的迅速发展,产生了大量的三维医学数据,如 MRI、CT 和三维超声数据等。三维医学图像的数据量很大,通过压缩减小医学图像尺寸和传输数据带宽,可以节省存储空间,实现三维医学图像的快速传输。

基于小波的 SPIHT 和 SPECK 是最有代表性的两种三维图像优化压缩算法。SPECK 和 SPIHT 具有效率高、复杂度低、编码解码速度快、完全嵌入式编码和小波变换进行渐进编解码等特点,代表了当前低复杂性位流图像压缩的先进水平。通过对体数据进行分组、预处理及算法优化组合,得到了优化的压缩效果并提高了算法的实用性。

1. SPIHT 和 SPECK 算法

SPIHT 利用图像空间的自相似性,根据图像小波系数门限幅度大小,将相似空间方向的小波系数从树根到树叶排列成空间树结构。在树的形成过程中,从树根开始,若中间节点是重要的,将继续被扩展为 4 个对应的子区域,重复下去直至树叶形成全部树的结构,最后对此空间树结构进行量化和编码。SPIHT 已成功地用于医学图像的压缩中,其简单编码的图像效果优于 DCT 方法或分形方法,同时利用小波还可得到好的可视化效果。

SPECK 利用频域能量的集中性并结合空域变换图像分级结构的特点。SPECK 直接将区域分成不同维数的矩形块,通过小波系数门限分解成 4 个分区,然后判断分区是否为重要区域块,若是则将该区块继续分解成 4 个区,重复这一过程直到重要的像素块完全分解为重要像素,再对重要区块的小波系数进行量化和编码,SPECK 的块结构特别适合于三维图像序列间编码。

2. 三维图像无损压缩

三维图像由一系列二维图像组成,虽然可对每帧图像进行单独压缩,但由于没有利用帧间数据相关性,使压缩效率降低。因此,对三维医学图像的压缩应从三维体积数据的角度出发,对三维体数据进行整体压缩,即直接对三维体数据进行三维小波变换和编码。

由于医学图像诊断的特殊性要求,无损压缩在医学图像的压缩中仍是很重要的压缩手段之一,对三维医学图像也不例外。为了对三维医学数据进行无损编码,采用 3D 小波变换(图 10.2),按 SPIHT 算法生成 3D 空间树结构并进行压缩编码。SPIHT 无损编码采用整型到整型的滤波以保证数据的精度,如 Haar 基,$S+P$,$I(5,3)$ 和 $I(4,2)$ 型滤波器。以 16 帧 MR 和 CT 三维数据为例,对三维体数据进行无损压缩,结果如表 10.4。相比对每帧进行

SPIHT 图像压缩,三维体数据无损压缩性能明显提高。

3. 三维图像有损压缩

无损压缩提供了可靠的诊断质量保证,但其压缩比很低(如表 10.3)。为了提高医学图像的压缩效率,必须进行有损压缩,但前提是必须保证医学诊断图像的质量。由于多层螺旋 CT 等高精度医学影像设备产生越来越多的三维体数据,直接进行压缩需要很大的存储空间和很长的计算时间。在文献的基础上,为了提高压缩计算速度,将数据量很大的三维图像序列进行适当的分组,以 16 帧为一个单位组,再将每帧分成均匀的水平条块,形成若干个小体积 16 帧三维体数据,然后对小体积的三维图像进行 3D 小波变换和有损 3D SPIHT 编码。以体数据 MR:256×256×64,CT:256×256×128 为例,分别将其分成 4 组和 8 组(16 帧为一组),在 Pentium 1 GHz 微机上进行实验,实验结果如表 10.4 所示。

表 10.3 无损体数据压缩

方法	大小(帧)	滤波器	比特压缩率(bpp)	
			胸部 MR	头骨 CT
3D SPIHT	16	$I(4, 2)$	4.47(1.78)	3.91(2.04)
2D SPIHT	1	$I(4, 2)$	3.55(2.24)	2.97(2.69)

表 10.4 2D, 3D 分块压缩性能(0.2 bpp)

图像	PSNR		运行时间	
	胸部 MR	头骨 CT	胸部 MR	头骨 CT
2D	36.38 dB	26.36 dB	200 ms	470 ms
2D Strip	35.54	25.64	63 ms	109 ms
3D	42.98	33.98	12 s	17.1 s
3D Strip-3 -5	42.59 33.35	32.61 25.68	4.6 s 4.3 s	5.1 s 5.08 s

实验结果表明,压缩比增大导致分组边界处失真增加。这是由于三维医学图像数据具有统计特性,其边界不连续性比一般的视频序列更明显。为了克服这一问题,可采取以下两种方法进行处理:

首先对图像进行平滑处理,然后扩大分组边界的数据范围,在相邻的分组交界处相互重叠一帧,即每组各向外延伸一帧,各条带之间相互重叠 3 行。通过该方法减小了分块间的不连续性,从而使压缩性能和计算速度都得到了提高。为了保证帧间数据的有效性,帧间数据采用 S+P 或 $I(5, 3)$ 滤波器进行 SPIHT 无损编码,帧内选择 9/7 滤波器进行 SPIHT 有损编码,如表 10.4 所示(0.2 bpp)。与无损压缩相比,压缩比有了很大的提高。虽然由于边界不连续性造成图像分块的 PSNR 略低,但换来了计算速度的大幅度提高。图 10.3 和 10.4 是在 0.2 bpp 情况下,直接分块和进行块间平滑重叠的压缩效果。

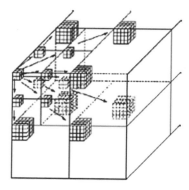

图 10.2 三维体数据 SPIHT 树结构

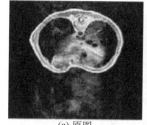
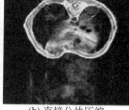

(a) 原图　　　　　　　　　(b) 直接分块压缩

图 10.3 直接分块有损压缩图像(0.2 bpp)

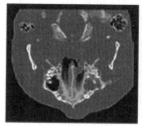

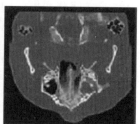

(a) 原图　　　　　　　　　(b) 块间平滑及交叠

图 10.4 块间平滑重叠有损压缩(0.2 bpp)

为了有效地消除三维图像之间的相关性,图像序列之间采用 SPECK 算法进行压缩,帧内采用 2D SPIHT 算法,其压缩效果优于全部使用 SPIHT 算法。根据医学图像的实际特点,采取类似 JPEG2000 帧内和帧间不同的低复杂度熵编码方法,带内小波进行 3 级分解,帧间小波进行 2 级分解,然后进行 SPIHT 和 SPECK 压缩,压缩结果如表 10.5 所示。以 MR 和 CT 图像为例,当分组图像数目增多时,PSNR 增加,从单帧到 16 帧为一组增加时,PSNR 增加了 7 dB,与帧内 SPIHT 压缩相比(0.2 bbp 处),PSNR 有了较大的提高。

表 10.5 　2D SPIHT 和 SPECK 编码 PSNR　　　　　　单位:dB

图像	滤波器	bpp	大小(帧)				
			1	2	4	8	16
MR	$I(5,3)$	0.20	39.46	39.50	42.84	44.92	45.60
		0.50	43.30	43.29	46.69	48.90	49.56
		1.0	47.31	47.28	51.16	53.00	52.42
CT	$I(5,3)$	0.1	29.66	29.70	33.82	35.75	36.51
		0.5	34.84	34.82	38.94	40.52	41.33
		1.0	40.65	40.60	44.61	46.64	47.95

10.5　DICOM 3.0

DICOM 是 Digital Imaging and Communication of Medicine 的缩写,是美国放射学会(American College of Radiology,ACR)和美国电器制造商协会(National Electrical Manufacturers Association,NEMA)组织制订的专门用于医学图像的存储和传输标准。经过多年的发展,该标准已经被医疗设备生产商和医疗界广泛接受,在医疗仪器中得到普及和应用。随着带有 DICOM 接口的计算机断层扫描(CT)、核磁共振(MR)、心血管造影和超声成像设备大量出现,该标准在医疗信息系统数字网络化中正在发挥着越来越重要的作用。

DICOM 标准涉及医学图像、数据通信、管理信息系统等领域,是一个覆盖面极广的,相当庞大的国际标准。DICOM 是医学图像信息系统领域的核心,主要涉及到信息系统中最主要也是最困难的医学图像的存储和通信。DICOM 可直接应用在放射学信息系统(RIS)和图像存档与通信系统(PACS)中。此外,DICOM 也是研究和开发具有网络连接功能,实现信息资源共享的新型医疗仪器的技术基础。它对于实现无纸化、无胶片化的医院 PACS 系统和远程医疗系统起着极其重要的作用。

10.5.1　DICOM 标准组成

目前 DICOM 标准共有以下 14 个基本部分和扩充部分组成:

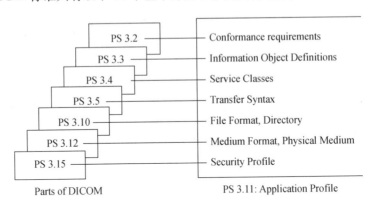

图 10.5　DICOM 标准常用部分

第一部分:引言与概述。简要介绍了 DICOM 的概念及其组成。

第二部分:兼容性。声明要求制造商精确地描述其产品的 DICOM 兼容性,即构造一个该产品的 DICOM 兼容性声明,包括选择什么样的信息对象、服务类、数据编码方法等,每一个用户都可以从制造商处得到这样一份声明。

第三部分:信息对象类,利用面向对象的方法。定义了两种信息对象类:普通型、复合型。

第四部分:服务类。说明了许多服务类,详细论述了作用与信息对象上的命令及其产生的结果。

第五部分:数据结构及语义。描述了怎样对信息对象类和服务类进行构造和编码。

第六部分:数据字典。描述了所有信息对象是由数据元素组成的,数据元素是对属性值的编码。

第七部分:消息交换。定义了进行消息交换通讯的医学图像应用实体所用到的服务和协议。

第八部分:消息交换的网络通讯支持。说明了在网络环境下的通讯服务和支持 DICOM 应用进行消息交换的必要上层协议。

第九部分:消息交换的点对点通讯支持。说明了与 ACR-NEMA2.0 兼容的点对点通讯的服务和协议。

第十部分:介质存储和文件格式。这一部分说明了一个在可移动存储介质上进行医学图像信息存储的通用模型。提供了在各种物理存储介质上不同类型的医学图像和相关信息进行交换的框架,以及支持封装任何信息对象定义的文件格式。

第十一部分:介质存储应用卷宗。给出了用于医学图像及相关设备信息交换的兼容性声明。给出了心血管造影、超声、CT、核磁共振等图像的应用说明和 CD-R 格式文件交换的说明。

第十二部分:物理介质和介质格式。介绍了医学环境中数字图像计算机系统之间的信息交换功能。这种交换功能将增强图像诊断和其他潜在的临床应用。这部分是描述介质存储模型之间的结构,以及物理介质特性及其相应的介质格式。具体说明了各种规格的磁光盘,PC 机上使用的文件系统和 1.44M 软盘,以及 CD-R 可刻写光盘。

第十三部分:点对点通信支持的打印管理。定义了在打印用户和打印提供方之间点对点连接时,打印管理应用实体通信必要的服务和协议。点对点通信卷宗提供了与第八部分相同的上层服务,因此打印管理应用实体能够应用点对点连接和网络连接。点对点打印管理通信也使用了低层的协议,与已有的并行图像通道和串行控制通道硬件硬拷贝通信相兼容。

第十四部分:灰度图像的标准显示功能。这部分提供了用于测量特定显示系统显示特性的方法,这些方法可用于改变显示系统,以与标准的灰度显示功能相匹配,或用于测量显示系统与标准灰度显示功能的兼容程度。

第十五部分:安全措施。

第十六部分:标准内容参考资源。

上述十六个部分既相关又互相独立。DICOM 标准规定了 Patient、Study、Series、Image 四个层次的医学图像信息结构及由它们组成的信息对象(Information Object);采用服务类客户/提供者(Service Class User/Service Class Provider)概念组成的服务-对象对(Service-Object Pair);支持点对点(PPP)和 TCP/IP 网络通讯协议。

10.5.2　DICOM 标准技术概要

DICOM 标准收录了大量对前面各版本 ACR-NEMA 标准的增强。

(1) DICOM 标准适用于网络环境。ACR-NEMA 版本只在点对点的通讯中可用;在网络环境中的操作,需要增加一个网络接口单元(NIU)。DICOM 版本 3.0 在使用各种工业标准的网络协议(如 OSI 和 TCP/IP)的网络环境下可用。

(2) DICOM 标准适用于离线的移动存储物理介质。ACR-NEMA 版本没有定义相应的文件格式、媒质类型以及逻辑文件格式。DICOM 标准支持在移动存储物理介质上的操作,包括一些工业标准的介质如 CD-R、软盘以及文件系统如 ISO 9660、PC 机上使用的文件系统(FAT16)。

(3) DICOM 标准指定了设备如何对交换的命令和数据实现响应的一致性。ACR-NEMA 版本限制于传输数据,但 DICOM 3.0 通过服务类的概念,定义了命令语句和相关数据。

(4) DICOM 标准指定了一致性的水平。ACR-NEMA 版本指定了一致性等级的最小集合。DICOM3.0 清楚地描述了一个设备必须构造一个一致性声明来说明所选用的特定选项。

(5) DICOM 标准被构造为一个多节文档。这样就使新特性的扩充变得简化,促进了标准在迅速变化的环境中的发展。DICOM 标准的制订遵循了 ISO 关于如何去构造多部分文档的指南。

(6) DICOM 标准引入了更明确的信息对象,并不只是图像和图形,还有波形、报告、打印等。

(7) DICOM 标准说明了一种能唯一标识任何信息对象的确定的技术方法。当各信息对象在网络上相互作用时,使用该方法能无歧义地定义它们之间的关系。

DICOM 标准的主要特点是:

(1) 在应用层上通过服务和信息对象主要完成五个方面的功能:

1) 传输和存储完整的对象(如图像、波形和文档)。

2) 请求和返回所需对象。

3) 完成特殊的工作(如在胶片上打印图像)。

4) 工作流的管理(支持 WORKLIST 和状态信息)。

5) 保证可视图像(如显示和打印之间)的质量和一致性。

(2) 参照软件工程面向对象的方法。如采用实体-关联(E-R)模型、详细定义对象及其属性、服务对象对类(SOP)、消息交换以及工作流程等。

(3) 通过消息、服务、信息对象及一个良好的协商机制,独立于应用的网络技术(不受具体网络平台限制),以点对点、点对多点、多点对点多种方式确保兼容的工作实体之间服务和信息对象能有效地通信。不仅能实现硬件资源的共享,而且不同于一般分布式对象或数据库管理只在低层自动存取的单独属性,该标准可以在病人、检查、结构化报告(SR)、工作流等高层管理上规范服务,是一个基于内容的医学图像通信标准。

(4) DICOM 标准不规范应用系统的结构,也不规范具体的功能需求。例如,图像存储只定义传输和保存所必须的信息项目,而不说明图像如何被显示和作注解。

(5) DICOM 标准目前十六章内容每章讲述某一方面的规范,各章较为独立但又互有联系。这样便于修改扩充。只有将所有章节紧密联系起来才能勾画出标准的体系结构和整体内容。

10.5.3 医学影像格式

医学影像通常包含许多与病人和医疗诊断有关的参数,例如病人基本资料、检验基本资料、系列资料、位置资料等,且不同模式[计算机断层扫描(CT)、核磁共振(MR)、心血管造影和超声成像]的图像所需要的内容不一样。因此,一般的图像格式不能满足医学的需求,DICOM 文件里面不仅包含图像数据,还包含许多其他和图像有关的信息,如病人姓名,出生日期,检查日期,病人编号,检查部位等,有简短的字符信息,也有数字信息。为了表达这些信息,DICOM 标准定义了大量的数据元素。DICOM 数据集就是由一些按照需要选取的数据元素按照一定的顺序排列组成的。

对于图像的描述,DICOM 采用的是位图方式,即逐点表示出其位置上的颜色、亮度等信息。对单色图像只有亮度信息,称灰度级。而对彩色图像则存在不同的颜色表示方法,一般采用的是 RGB 三原色表示,即一个点用红、绿、蓝三个分量的值表示。DICOM 允许用三个矩阵(位平面)分别表示三个分量,也允许仅用一个矩阵表示整个图像,在这种情况下,矩阵中每一点是由三个值组成的。

DICOM 标准将一个像素点称为一个采样值(Sample Value),采样值的描述方法由三个数据元素给出。分配位数(Bits Allocated)指出了该采样值存储的二进制位数。存储位数(Bits Stored)指实际占用的位数。最高位位置(High bit)指明该值最高位在分配的存储单元中的位置。例如某 CT 中的图像像素存储格式如图 10.6 所示,则分配位数为 16 位,存储位数为 12,最高位为 11。

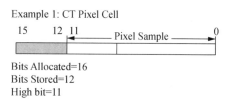

图 10.6 像素存储格式

DICOM 标准图像中的像素数据可以直接来源于病人的某次扫描生成的原始医学图像,也可以从一个或多个其他图像(称为导出图像)中获得。像素数据可以是单帧图像的所有像素点,或多帧图像的像素数据。多帧图像(例如卷中的各个切片)的各帧有先后顺序,并且共享大量的相同属性。帧与帧之间可能有些属性不同,例如生成时间,角度位移,切片偏移等,但是所有图像共有的属性都将引用第一帧图像的属性。DICOM 标准对多帧图像的支持,是通过将多帧图像封装在一个像素数据元素(Pixel Data)中实现的。原始医学图像占用存储量大,在传输与存储过程中效率较低,必须使用压缩的方法来减少图像中的冗余信息,以达到在不损失图像信息或少损失的情况下,减少图像存储所需要的字节数,这对于缩短通信传输时间,减少存储空间都是十分必要的。压缩方法分为无损压缩和有损压缩两种方法。无损压缩方法可以将原数据原封不动地恢复,而有损压缩则是不可逆的过程,不能恢复到原来的情况。根据被压缩对象的特点,无损压缩适合于对文本类的压缩,因为文本信息损失后不能表达出原来的意义。而有损压缩适合于语音、图像一类的多媒体信息,这些信息由人类的听觉和视觉器官所感受,有很大的冗余度,适当的损失对信息的理解并无损害,可以以此来达到较高的压缩比。

DICOM 标准 PS3.3 定义了大量信息对象类,这些信息对象类为现实世界中以数字医学图像这种方式通信的实体提供了一个面向对象的抽象定义,也叫信息对象定义(IOD),例如一个 CT 图像就是一个信息对象(IOD)。每个信息对象的定义包括两个部分,即目的描述(为什么要定义这个类),以及它所包含的属性,但由于它是类的定义,而非实例,故属性具体值没有说明。

信息对象类分为两种:规范信息对象类定义(Normalized Information Object Definitions)和复合信息对象类定义(Composite information object definitions)。

规范信息对象定义包含且只包含一个信息实体,其中的属性均为现实世界实体所固有的属性。例如一个被定义为分项检查(Study)的规范信息对象定义,包含了检查日期和时间两个属性,对于分项检查来说,这两个属性是其本身固有的。而患者姓名这个属性,由于它是接受检查的病人所固有的性质,而非分项检查本身所固有的性质,故不能包含在分项检查的属性中。

复合信息对象定义包含一个以上的相关信息实体,这就意味着该类 IOD 所包含的属性有两类:一类是现实世界实体本身所固有的,另一类不是现实世界实体固有但是与之相关的属性。例如被定义为复合 IOD 的 CT 图像 IOD,其中既包含了图像本身所固有的,如成像日期等属性,也包含了图像本身所没有,但与之相关的的属性(如患者姓名)。当图像数据和相关数据联系紧密时,复合信息对象类提供了一个有序的框架来实现这类图像对象的通信要求。

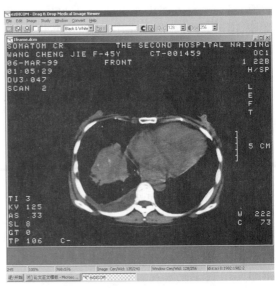

为了简化信息对象类的定义,将每个信息对象类的相关属性(Attribute)组合在一起,形成一个可被多个复合信息对象重复使用的模块(Module)。PS 3.3 通过信息对象定义,用一个相应信息模型(Information Entity)来描述一个现实世界中的实体模型。DICOM 定义了医学环境中所需的大部分信息对象,详细规定了这些对象的组成格式、要求、相互之间的关系等各方面的内容,如患者、CT、磁共振、核医学、超声等。未来版本的标准将通过扩展信息对象集来实现新的功能。

图 10.7 单帧 CT 图像(数据取自南京市第二医院影像科,ezDICOM medical viewer)

单帧和多帧 DICOM 格式 CT 图像显示示例如图 10.7 和图 10.8 所示。

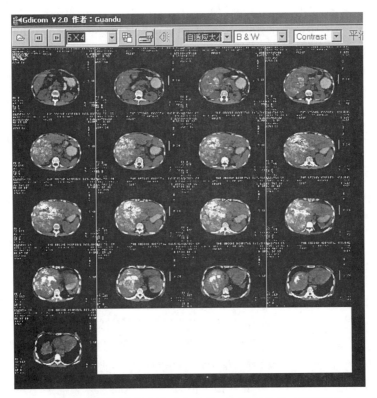

图 10.8 多帧 CT 图像(数据取自南京市第二医院影像科,GDICOM viewer)

10.5.4 DICOM 图像存储和管理

DICOM 图像数据源的组织方式主要有两种：数据库方式和文件方式。采用数据库组织方式应该做到：从逻辑结构到信息对象的每个属性，从信息对象间的关系到每个属性值的表达方式及值的取值范围都要与 DICOM 标准保持一致，数据库的逻辑结构应该与 DICOM 标准信息模型保持一致。而在文件组织方式的实现中，一个重要问题是目录组织结构，目录结构对于访问速度和数据备份恢复等的影响很大。目前国内外广泛采用的文件组织方式有两种，一种是按照 DICOM 信息模型的四个层次进行分层，也就是病人、检查、系列和图像层，另一种是对某个或者多个层次的唯一标识符采用哈希算法，使产生的目录中的元素分布均匀化。

10.6 PACS 系统

随着信息时代的到来，医学影像的数字化、标准化、网络化得到了迅猛发展，伴随着一些全新的数字化影像技术陆续应用于临床，医学影像诊断设备的网络化已逐步成为影像科室的必然发展趋势。医学影像存档与通讯系统（Picture Archiving and Communication Systems，PACS）实现了无胶片的电子化医学图像管理，解决了迅速增加的医学影像存储、传送、检索和使用问题。

医学影像存档与通讯系统（PACS）是医学信息系统的一个重要组成部分。PACS 与医院信息系统 HIS，放射科信息系统 RIS 共同组成医院完整的信息化管理。PACS 不仅可提供形态学图像，还可提供动态图像与人工智能诊断，使医学图像诊断技术走向更高层次，大大提高了医疗服务质量与效率，开创了新医学影像诊断与管理的新纪元。PACS 实现了医学影像的高速传递与发布，使医生或患者随时获得所需要的医学影像，有利于实现医疗数据共享与远程专家会诊，促进医院的信息化与管理的现代化发展。随着计算机、通信技术、存储介质及显示器等相关设备的发展，PACS 也得到了快速发展。

1. PACS 的分类

PACS 依照规模的大小可分为四类：（1）在医院部门内实施的 PACS（Departmental PACS），其目标是提高部门内部各医疗设备的使用效率；（2）医院内部图像发布系统（Inter-Hospital Image Distributition，IHID），其目标是让医院急诊室、监护室等重点部门获得影像图像；（3）整个医院内实施的完整 PACS（Full Hospital PACS），其目标是集成医院内部所有诊疗设备产生的数字影像的存储、发布和归档；（4）基于全院 PACS 的远程放射医学系统（Full Hospital PACS/Teleradiology），目的是支持远程图像的传输与显示。不同的医院可根据实际需求，选择上述四类中的一类或多类。

2. PACS 的组成

完整的 PACS 主要包括：（1）数字化图像的采集；（2）大容量数据存储和管理（数据库管理、在线存储、离线归档）；（3）影像的显示和处理；（4）影像传输网络（高速局域网络和支持远程数据传送的广域网）；（5）与 HIS 和 RIS 的无缝连接。

PACS 一般由以下部分组成：预约工作站，护士工作站（登记、报告输出），检查室，查询工作站，影像诊断工作站（阅片、编辑诊断报告、打印、照相等），诊断审核工作站，DICOM 转化器,胶片扫描工作站,数据库服务器,WEB 服务器,DICOM 管理服务器,DICOM 存储服务器,RIS 及 HIS 接口。

3. PACS 的功能

PACS 涉及影像采集技术、影像存储与管理技术、图像显示与处理技术、智能化查询技术系统集成等多项技术。PACS 在临床应用中主要提供以下四个方面的功能:(1)在诊断、会诊及远程工作站上阅读医学影像;(2)把图像储存到适于短期或长期保存的存储介质中;(3)利用局域网和公共通讯设施进行会诊或远程诊断;(4)向用户提供集成信息系统。

4. PACS 的联接功能

不同结构的 PACS 在实现联接功能上有很大不同,小型 PACS 可能只联几台设备,而大中型 PACS 则可能要接入全院的所有影像设备。PACS 除了联接影像设备外,更为重要的联接功能是与医院 HIS 和 RIS 的无缝联接,只有实现无缝联接,PACS 才能发挥其应有的作用。

5. PACS 系统示例

示例 1:PACS 系统通过医院的内部网络,将医学影像学科室如放射科、超声科、核医学科、内窥镜以及会诊中心等连接起来,对医院影像学科执行信息化管理和操作,如图 10.9 所示(见彩图附录)。

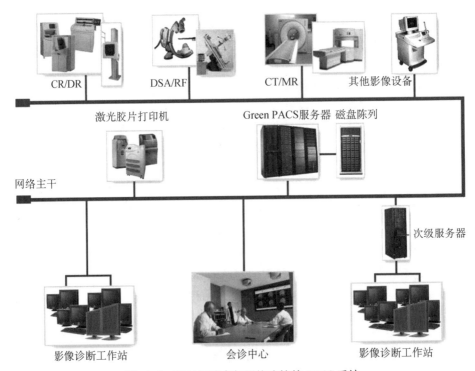

图 10.9 通过医院内部网络连接的 PACS 系统

示例 2:图 10.10 所示(见彩图附录)的小型 PACS 系统既可为医院影像科室临床诊断使用,也可通过多媒体教室和连接的校园网供大学的研究和教学使用。

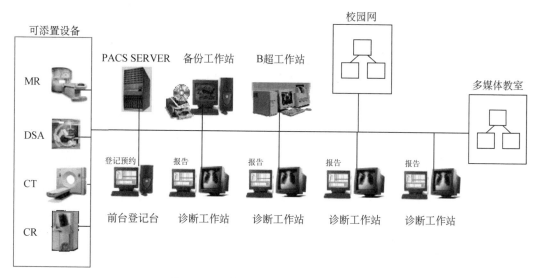

图 10.10 大学实验室小型 PACS 系统

参考文献

［1］胡敏,周波.基于视觉冗余的多感兴趣区域医学图像压缩[J].科技创新与应用,2016(30):90.

［2］邓欢,尹德辉,刘帮涛,等.基于几何流多级树 Bandele 分割编码的医学图像压缩方法[J].计算机应用研究,2017(11):3500-3503.

［3］孙洪庆.PACS 系统研究与设计[D].大庆:东北石油大学,2016.

［4］胡博,孟如松,刘海军,等.皮肤 PACS 系统关键技术及其临床应用研究[J].中国体视学与图像分析,2015,20(4):356-360.

［5］李锋涛,王栋,程剑,等.3D 打印结合 PACS 系统在骨科 PBL 临床教学模式中的应用[J].中国医学教育技术,2015,29(3):288-290.

［6］路阳.PACS 系统的应用现状与未来发展分析[J].电子技术与软件工程,2014(20):100.

［7］陈大同,穆伟斌,张淑丽,等.PACS 系统数字化影像诊断结果联合肿瘤标记物对肝癌早期诊断的应用研究[J].中国普通外科杂志,2014,23(7):986-988.

［8］潘天工.面向 PACS 系统的图像增强和图像加密算法研究[D].哈尔滨:哈尔滨理工大学,2014.

［9］吴金刚.基于 DICOM 标准的 PACS 系统的设计与实现[D].西安:西安电子科技大学,2014.

［10］Godinho T M, Viana-Ferreira C, Bastiao Silva L A, et al.A routing mechanism for cloud outsourcing of medical imaging repositories[J]. IEEE Journal of Biomedical and Health Informatics, 2016,20(1):367-375.

第十一章　生物医学图像三维建模

11.1　概述

近年来,医学成像技术得到迅猛发展,主要包括计算机断层扫描(CT)、核磁共振成像(MRI)、超声(US)、数字血管减影成像(DSA)、核医学成像(PET、PECT)等,可以为人们提供丰富的人体内部组织器官的二维断层图像序列。这些医学成像技术的临床应用,使得医学诊断和治疗技术取得很大发展。然而,二维断层扫描图像只能表达某一截面的解剖信息,仅由二维断层扫描图像,很难建立起三维空间的立体结构。为提高医疗诊断和治疗规划的准确性与科学性,二维断层图像序列需要转变成具有直观立体效果的图像,展现人体器官的三维结构与形态,从而提供若干用传统手段无法获得的解剖结构信息,并为进一步模拟操作提供视觉交互手段。

11.1.1　三维医学图像的数据来源

三维数据的采集及处理应用广泛。在医学领域上,CT 扫描,MRI 核磁共振等设备可以产生人体器官密度场,对于不同的组织,表现出不同的密度值。

CT 的工作原理是用 X 射线束对人体某部位一定厚度的层面进行扫描。根据人体不同组织对 X 射线吸收与透过率的不同,应用灵敏度极高的探测器接收透过该层的 X 射线,转变为可见光后,由光电转换变为电信号,再经模拟/数字转换器转为数字,输入计算机进行处理。CT 技术能在一个横断解剖平面上准确地探测各种不同组织间密度的微小差别,是观察骨关节及软组织病变的一种较理想的检查方式。

为了显式反映组织之间的差异,Hounsfield 定义了一种新吸收系数的标度,将空气到致密骨之间对 X 射线的吸收系数的变化划分为 2 000 个单位,即 CT 值。通过调节窗宽与窗位,可以观察同一层面不同密度的图像,窗宽窗位两者关系密切,使用时相互协调与匹配,才能获得高对比度的优质图像,如图 11.1 所示。其中窗宽是指显示图像所包含的 CT 值范围,窗位是指标的组织的 CT 值。当 CT 值≥窗位的 CT 值时,窗宽值为全白,当 CT 值≤窗位的 CT 值时,窗宽值为全黑。

MRI,亦称磁共振,是一种核物理现象。MRI 技术是磁共振成像,也是断层成像技术的一种,它利用原子核自旋运动的特点,在外加磁场内,经射频脉冲冲激后产生信号,用探测器检测并输入计算机,经过计算机处理转换后在屏幕上显示图像,如图 11.2 所示。MRI 技术适合对组织密度对比范围大的人体区域进行成像。在骨、关节与软组织病变的诊断方面,磁共振成像对软组织的对比度明显高于 CT,这是由于 MRI 成像比 CT 成像的成像参数和软组织分辨率高很多。

MRI 利用人体组织水分子中的氢核磁共振信号进行成像。人体总含水量约 70%,水在各器官、组织中的含量及运动状态不同,水质子 MR 信号可以给出十分丰富的信息用于临床诊断。其过程是:将患者置于强的外磁场中并且发射无线电波,然后瞬间关闭无线电波,通过接收患者体内发出的磁共振信号重建图像。

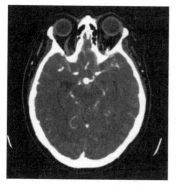 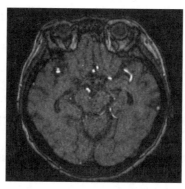 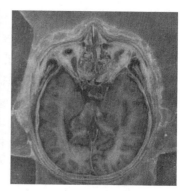

图 11.1　某一 CT 断层图像　　图 11.2　某一 MRI 断层图像　　图 11.3　某一 VHP 彩色断层图像

　　VHP 数据(Visible Human Project)是由美国国立医学图书馆发起的"可视人计划",由 Colorado 大学的健康科学中心承担人体断面图像的获取工作。随着医学发展的需要,世界各地的研究机构均启动了多个有关虚拟人的项目,包括美国 NLM 实验室的 Visible human 项目、Visible products 数据集、Schaltenbrand 和 Wahren 数据集、广州第一军医大学采集的"中国虚拟女一号"等。由于 CT 和 MRI 受到断面精度和灰色成像的限制,后续"虚拟人"发展的基础框架则以彩色切片图像数据集为主,如图 11.3 所示(见彩图附录)。

　　由于 VHP 数据集具有多模式、高精度、易获取的优点,问世后很快就得到科学界的认可,被称为医学图像的"黄金标准",并得到越来越广泛的应用。除医学教育外,可视人研究还可为疾病诊断、新药和新医疗手段的开发提供参考,促进形成新一代医疗高新技术产业;在临床诊治方面,可以模拟肿瘤病灶生长或治愈过程;还可以进行手术三维模拟、血流动力学模拟、药物代谢动力学模拟等。

　　CT、MRI 和 VHP 数据虽在机器内部表示为一系列二维图像,但仍可以当作三维数据整体对其进行处理,如分割、配准和显示等。另外,这三种类型的体数据可通过配准同时进行可视化,实现更多的临床应用。

11.1.2　三维医学数据的分类与表示

1. 三维医学数据的分类

　　三维医学数据包括面数据和体数据。表面重建与表面绘制一般以面数据为主,体积重建与体积绘制以体数据为主。三维医学体数据,由于其来源丰富多样,数据量及数据形式也有较大不同。根据三维空间上离散数据之间的连接关系类型,可将体数据分为如下三种类型:(1)结构化数据;(2)非结构化数据;(3)结构化和非结构化混合型数据,如图 11.4 所示。

　　结构化数据是在逻辑上组成三维数组的空间离散数据,即各个元素具有三维数组各元素之间的逻辑关系,每个元素都有其所在的层号、行号和列号。结构化数据又可分为规则网

格结构化数据和非规则网格结构化数据。根据结构化数据中各元素不同的物理分布,又可将其分为以下几类:

(1) 均匀网格结构化数据

这类数据均匀分布在三维网格点上,即在 x,y,z 三个方向上网格点之间的距离均相等,如图 11.4(a)。例如高密度的人体 CT 扫描所得的数据就属于这种类型。这类数据无需给出各个体数据点的空间位置,只要给出 3D 网格某角点的空间位置和某一数据点的序号,即可根据网格间距所对应的距离求出该点的空间位置。

(2) 规则网格结构化数据

这类数据分布在长方体组成的三维网格点上,即在 x,y,z 三个方向上网格点之间的距离互不相等,但在同一个方向上相等,如图 11.4(b)。这类数据也无需给出每个数据点的空间位置,可根据起始点的坐标、某一数据点的序号以及 x,y,z 三个方向的增量求出该点的空间位置。规则网格结构化体数据的数据形式可以是标量数据或向量数据。

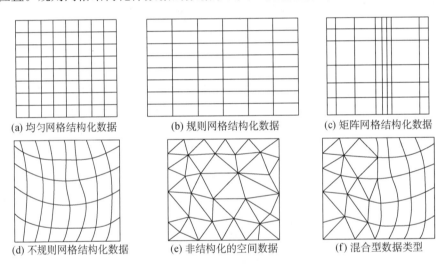

(a) 均匀网格结构化数据　　　(b) 规则网格结构化数据　　　(c) 矩阵网格结构化数据

(d) 不规则网格结构化数据　　(e) 非结构化的空间数据　　　(f) 混合型数据类型

图 11.4　体数据的结构类型

(3) 矩阵网格结构化数据

这类数据同样分布在由长方体组成的三维网格点上.但是长方体的大小可以各不相同,并无规则可循,如图 11.4(c)。与以上两类网格数据不同,在这类数据中,对于每个数据点,除了需要给出它在 3D 数据中的下标外,还必须给出它所在的空间坐标,这样才能可视化计算。

(4) 不规则网格结构化数据

不规则网格结构化数据尽管在逻辑上仍然被组织成三维数组,但在空间位置的分布上却无规律可循,如图 11.4(d)。对其可视化计算时,同样必须给出每个数据点的空间坐标。非结构化的空间数据是由一系列的单元构成的,但是这些单元不能组成 3D 数组,如图 11.4(e)。这些单元可以是四面体、六面体、三棱柱或者四棱柱等。这些单元的面可以是平面,也可以是曲面;其边可以是直线段,也可以是曲线段,但它不能组织成三维数组。在某些应用场合,有时需要将结构化数据和非结构化数据结合起来使用,从而形成混合型数据类型,目的是使数据的表示最为方便,所需的计算量也较小,如图 11.4(f)。

2. 三维医学体数据的定义与表示

医学体数据是通过各种扫描设备得到的断层图像序列,可以认为是规则的标量数据场。体数据集一般是定义在三维空间网格上的标量或向量数据,这些网络一般是正交网格。数据一般定义在网格节点上,相邻的八个网格节点构成一个立方体。如图11.5所示,x、y方向一般表示断层图像的长和宽,z方向为层厚方向,层片内像素间距为Δx和Δy,可以从医学图像信息中得到,层间距为Δz。如果原始图像层间距和层内间距不一致时,需要进行层间插值,得到三个方向分辨率一致的体数据。这样,整个三维场空间将被表示为三个正交方向上排列整齐的体素阵列,体素中记录物体的某种或多种属性值。

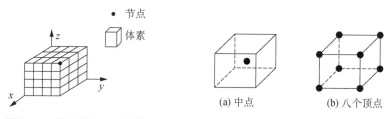

图 11.5　体数据定义示意图　　　图 11.6　体素的两种定义

医学体数据的表示方法通常包括三维数组表示、八叉树表示等。三维数组是最常用的规则数据场表示方法。医学体数据为一个离散三维数组,大小为$W \times H \times N$,三维空间网格的节点(i, j, k)上,有体数据值$f(i, j, k)$。定义在三维空间网格的网格节点$V_{i, j, k}$处,有体数据属性值$f(x_i, y_j, z_k)$。在三维体数据空间,每一个网格即为一个小立方体,称为体素(Voxel)。体素是体数据的最小单元,通常有两种表示方法:(1)把体素内部当作仅含有一种物质,其中心采样点的采样值即为体素的物理属性值,如图11.6(a)中黑点表示该体素的采样点;(2)把体素内物质看成是非均质的,体素内任一点的属性值用其八个顶点采样值的三线性插值计算得到,如图11.6(b)所示。后一种方法比前一种能更合理地描述体素内物质属性的分布,这种表示方式直观、容易理解,但需占用大量存储空间。例如,对于医学体数据中常用的分辨率为512×512的CT断层切片,在灰度级为8 bit时,80幅就需20MB的基本存储空间,而一般影像设备输出的灰度级多为12 bit,且重建所需的断层数量远不只80幅,再加上存储颜色、阻光度、法向量等信息,数据量非常惊人。

八叉树是一种有效的空间数据结构,可以实现体数据的压缩存储,比较好地处理存储和计算之间的矛盾,很多体绘制算法通过八叉树结构来提高绘制速度。

11.1.3　三维医学图像建模研究内容

对已采集到的三维数据,首先必须对需要处理的数据进行适当预处理,建立起相应的模型来表达数据的结构、规律,即所谓三维建模,然后再对构建得到的三维模型进行绘制与显示。数据场可视化的研究目标是把由数值计算或实验获得的大量数据转换为人的视觉可以感受的计算机图像。

1. 三维数据来源

三维数据可以是计算机模拟数据,也可以是实验、测量获得的数据。计算机模拟产生的数据包括数值数据、几何数据、图像数据,实验、测量数据包括数值数据和图像数据。数值数据如表示温度、速度、强度等,可以以标量、矢量或张量形式表示。几何数据用来表示对象的形状,包括点、线、多边形、曲面等。图像数据通常以点阵数据形式表示,如卫星遥感图像,医学图像或计算机生成的光栅扫描图像等。

2. 数据预处理

三维数据的预处理一般包括以下四个方面的研究内容:(1)数据格式及其标准化;(2)数据描述语言和操纵语言;(3)数据变换技术;(4)数据压缩与解压缩技术。

对于计算机模拟或实验、测量获得的数据,通常需对其进行必要的变换处理。对原始数据的变换处理包括:(1)数据规范化;(2)滤波处理;(3)平滑;(4)网格重新划分;(5)坐标变换、几何变换、线性变换;(6)分割与边缘检测;(7)特征检测、增强和提取等。

3. 三维数据建模

利用计算机分析和研究客观事物,需要建立相应的模型来表示实际或抽象的对象或现象,这个过程称为建模过程。模型是客观事物的抽象表示,用来描述对象的结构、属性、变化规律或各个组成部分之间的关系。三维数据可视化中,通常将处理的数据转变为用几何描述,建立起描述数据的几何模型。一维标量数据可以采用线画图、直方图或柱形图等来描述。对三维标量数据,可建立表面几何模型来表示,也可以用体素模型来表达,或者建立实体几何模型表达。

4. 绘制与显示

绘制是完成将几何数据转换成图像数据,使之能在计算机屏幕上显示的过程。成熟的计算机图形学理论和方法提供了丰富的绘制算法可供可视化技术使用,包括扫描转换、隐藏面消除、光照模型、明暗处理、透明与阴影、纹理映射和反走样技术等。计算机图形学提供的绘制算法基本上可以满足可视化技术中绘制的需要。但是,有时由于模型显示数据量特别大,传统和现有的图形软件、硬件不能满足实时、快速绘制的要求,这就需要研究或改进绘制的软硬件。在一些新的可视化研究方向上,绘制技术也成为了研究的关键方向,如体绘制。体绘制技术提供的直接体绘制技术算法丰富了图形学绘制技术的内容。

11.2 三维医学图像处理与分析

11.2.1 三维医学图像配准

医学图像配准是医学图像处理领域中一个基本且重要的研究课题,它是医学图像融合、医学图像重建、图像与标准图谱匹配等研究的基础。医学图像配准就是通过寻找一种(或一系列)空间变换,使两幅图像的对应点达到空间位和解剖结构上的完全一致,从而将多种模态的图像信息融合成一幅新的图像,提供给医生更加丰富的临床信息,使得各种影像设备在信息表达上的优势实现互补。配准结果应使两幅图像上所有的解剖点,或至少是所有具有诊断意义的点及手术感兴趣的点都达到匹配。根据实际配准的不同特点和要求,配准方法可分为较简单的刚性配准和较复杂的非刚性配准两大类。从概念上讲,两种配准方法都可归为一个优化问题,主要通过搜索合适的变换方程来最小化两幅图像的差异,从而达到配准的目的。

根据空间维数和时间是否为附加维这两点可将图像配准分为两类:仅考虑空间维数的

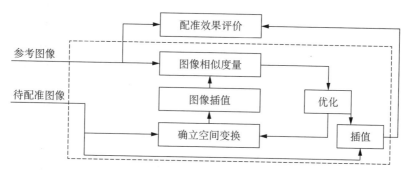

图 11.7　图像配准的基本过程

图像配准和考虑空间维数的时间序列图像配准。目前大多数医学图像配准都是不考虑时间因素的 3D/3D 图像配准,3D/3D 图像配准一般应用于两组断层扫描数据(其中一组数据是可从二维数据得到的三维图像重建数据)的配准。本节主要针对三维医学图像来集中讨论刚体和非刚体配准的相关问题以及配准方法。刚性配准和非刚性配准方法的主要区别是空间变换的性质。

1. 三维刚体配准方法

寻找六自由度(三个旋转,三个平移)的变换 $T:(x, y, z) \mapsto (x', y', z')$,使得原图像中的点映射到目标图像中的对应点。刚性变换中任意两点之间的距离保持不变。目前用于同一模式和不同模式的刚性配准算法已经成熟,可以达到很高的配准精度,并且能够临床应用。然而,刚性配准只适用于不存在变形或刚性体的配准,例如同一患者的大脑图像可以通过刚性变换来获取。对于患者和图谱之间的匹配,不同患者之间的配准以及存在变形的配准(肿瘤,开颅手术等),刚性配准都不适用。

2. 非刚体配准基本方法

医学图像配准中,许多重要的临床应用需要非刚性变换来描述图像之间的空间关系。刚性变换有仿射变换、投影变换、非线性变换等。所有这些变换都需要采用非刚性的配准方法。任何非刚性配准方法都可由三部分描述:(1)联系原图像和目标图像的空间变换;(2)测量目标图像和原图像的相似性测度;(3)决定最优变换参数的优化方法。非刚性配准要考虑同一个体中生长、手术或疾病导致的组织改变,不同个体之间的差异或者由图像失真引起的变形。刚性变换中任意两点之间距离不再保持不变。

非刚性配准方法主要有基于空间变换的配准方法和基于物理模型的配准方法两大类。基于空间变换的非刚性配准方法,采用图像的空间变换来拟合图像的变形。常用方法有多项式法、基函数法、样条函数法等。基于物理模型的配准方法认为,不同图像之间的差异是由一种物理变形引起的,这种配准方法就是构造能够拟合这种变形的物理模型。主要的物理模型有弹性模型、粘性流体模型和光流场模型。

目前,不同的非刚性配准方法主要区别在两个方面:一是待配准图像变换到基准图像所允许的变换类型;二是用于寻求优化的相似性度量。两种非刚性配准方法可能使用相同的相似性度量而使用不同的空间变换,反之成立。现以变换类型进行分类,通过对图像非刚性配准的综合分析,将配准方法归纳为如下几种。

（1）基于空间变换的配准方法

1）基于多项式的弹性配准

Kimia 提出了一种基于多项式转换的非刚性配准方法，由于高次多项式易导致赝象发生如振动，一般情况下，只采用二次多项式的方法进行非刚性配准。基于二次多项式的变换模型定义为：

$$T(x,y,z) = \begin{Bmatrix} x' \\ y' \\ z' \\ 1 \end{Bmatrix} = \begin{bmatrix} a_{00} & \cdots & a_{08} & a_{09} \\ a_{10} & \cdots & a_{18} & a_{19} \\ a_{20} & \cdots & a_{28} & a_{29} \\ 0 & \cdots & 0 & 1 \end{bmatrix} \begin{Bmatrix} x^2 \\ y^2 \\ \vdots \\ 1 \end{Bmatrix} \tag{11-1}$$

该多项式系数可以确定一个空间变换的 30 个自由度。但是，它们捕捉解剖形状改变的能力一般比较有限，只能模拟全局变形，不能调整局部变形。这种转换中采用基于图像像素值和互信息（归一化互信息）的相似性测度方法，当前基于互信息的相似性测度在医学图像配准领域应用广泛。

高次多项式如三次（60DOF）、四次（105DOF）、五次（168DOF）多项式等，补偿解剖形状改变的能力通常非常有限，只能模拟全局形状改变，不能调整局部形状改变。

2）基于基函数的弹性配准

除了多项式函数之外，还可以用基函数来模拟变形场。在基函数配准算法中，一般使用基函数的线性组合来描述变形场，使用正交基函数的集合表示变形域，采用多参数和多尺度方法，结合共轭梯度法来完成代价函数的优化，用快速离散余弦变换来计算代价函数及其梯度。引入多尺度策略，通过增加正则项修改代价函数来改进算法。基函数的定义为：

$$T(x,y,z) = \begin{Bmatrix} x' \\ y' \\ z' \\ 1 \end{Bmatrix} = \begin{bmatrix} a_{00} & \cdots & a_{08} & a_{09} \\ a_{10} & \cdots & a_{18} & a_{19} \\ a_{20} & \cdots & a_{28} & a_{29} \\ 0 & \cdots & 0 & 1 \end{bmatrix} \begin{Bmatrix} \theta_1(x,y,z) \\ \theta_2(x,y,z) \\ \theta_3(x,y,z) \\ 1 \end{Bmatrix} \tag{11-2}$$

3）基于 B 样条函数的弹性配准

样条函数可以用于模拟图像的空间变换。采用样条的配准方法大都是基于一种假设，即在原图像和目标图像中能够确定一组对应点或标志，这些对应点称为控制点。控制点可以是两幅图像中都能识别的解剖点或几何标志。在这些控制点上，基于样条的变换不管是插值还是估计位移，都需要将目标图像中的控制点映射到原图像的对应点。在控制点之间，基于样条的变换提供一种光滑变化位移场。插值条件可以写为：

$$T(\Phi_i) = \Phi_i', \quad i = 1, \cdots, n \tag{11-3}$$

Φ_i 表示目标图像中控制点的位置，Φ_i' 表示原图像中对应控制点的位置。

样条是一类分段光滑并且在各段交界处有一定光滑性的函数，样条的形成曲线在连接点处具有连续的坡度与曲率，所以在图像配准中得到广泛应用。B 样条的基函数属于局部控制样条,变换控制点仅影响 B 样条局部邻域的变形区域。在样条变换模型可导的情况下,用样条插值计算控制点之间的变换值可以产生一个局部控制、全局平滑的变换。因此可以得出,同薄板样条相比,B 样条可以控制局部变形,使得控制点只影响它附近局部邻域的形状改变。

控制点网格的分辨率确定变形的自由度,同时也决定计算复杂度。大间距的控制点能够模拟全局的非刚性变形,小间距的控制点可以模拟高度的局部变形,但是小间距的精细网格计算复杂度很高。为了权衡非刚性变形程度和计算代价,在二者之间达成最好的折衷,可以采用分级多分辨率方法。控制网格的分辨率随图像分辨率由粗到细增加,完成一个由粗到精的弹性配准过程。

(2) 基于物理模型的配准方法

1) 基于弹性模型的配准

对待配准图像到基准图像的变形过程进行建模是一个物理过程,类似拉伸一个如橡皮的弹性材料。这个物理过程由两种力控制,分为内力和外力。内力由弹性材料的变形和抵消任何使弹性体从平衡形状发生变形的力所产生。外力是外界作用于弹性体的力,当外力和内力达到平衡时变形过程终止。弹性体的变形方程为:

$$\mu \nabla^2 u(x, y, z) + (\lambda + \mu) \nabla [\nabla u(x, y, z)] + f(x, y, z) = 0 \qquad (11\text{-}4)$$

其中,$u(x, y, z)$ 为变形场,表示在 x, y, z 方向上的位移,f 为作用于弹性体的外力,∇ 为梯度算子,∇^2 为拉普拉斯算子,参数 λ 和 u 是描述弹性体行为的 Lame 弹性常数。当外力和位移的关系满足上述方程时,求得的变换是平滑的,并且能够保持变形对象的拓扑关系。由于压力导致变形能量随变形强度按比例增加,基于弹性变形的配准不能模拟严重的局部变形,存在一定的局限性。

2) 基于流体模型的配准

弹性模型配准的局部变换不能模型化,但是基于流体模型的配准可以实现。主要原理是流体在内力的作用下拟合参考图像,经过一段时间后,内力消失,流体停止运动。内力在图像随着时间变形的过程中得以释放,使得包括拐角在内的局部变形都能够模型化。

流体变形采用欧拉参照系描述,只考虑变形的最终位置,用 Navier-Stokes 偏微分方程表示为:

$$\mu \nabla^2 v(x, y, z) + (\lambda + \mu) \nabla (\nabla v(x, y, z)) + F(x, y, z) = 0 \qquad (11\text{-}5)$$

其中,$v(x, y, z)$ 表示时间维度在 x、y、z 方向上的速率域。欧拉速率与位移域之间的关系表示为:

$$v(x, y, z, t) = \frac{\partial u(x, y, z, t)}{\partial t} + v(x, y, z, t) \cdot \nabla v(x, y, z, t) \qquad (11\text{-}6)$$

其中,$u(x, y, z, t)$ 表示变形在 x, y, z 方向上 t 时刻的位移,$v(x, y, z, t)$ 表示位移的速度场。

3) 基于光流模型的配准

光流是为了补偿时序图像的两幅连续帧之间物体和视点的相对运动。光流场模型的要点如下:(1)基于微分流动估计;(2)从原图像流动到目标图像;(3)配准过程是全自动的;(4)采用仿射模型;(5)允许原图像和目标图像之间强度变化。

3. 配准中的优化算法

医学图像的配准过程本质上是一个多参数最优化问题。首先根据具体的配准问题确定一个衡量是否配准或配准程度的准则;根据配准准则,定义一个适当的目标函数;通过对目标函数的最优化搜索,得到配准参数。最优化过程可以分为参数可直接计算的最优化和参数需通过优化搜索的最优化两类。参数可直接计算的最优化要求参数的计算有明确的解析表达式,对于特定的配准准则,其计算的方法和过程都是确定的。

在参数需通过优化搜索的最优化过程中,因为参数无法做显式的表示,只能通过对目标函数在其定义域上优化搜索得到。常用的有 Powell 算法、Gauss-Newton 法、L-M 算法和最速下降法等优化算法求解。如果目标函数的性质不好,存在大量的局部极值,经典的优化算法就会终止在局部极值,得到错误的配准参数。解决办法是采用模拟退火、遗传算法等现代优化算法,以克服局部极值问题。但是这些算法收敛速度往往很慢,为了得到较好的结果,就不得不以牺牲实时性为代价。下面简要介绍几种常用的多参数最优化搜索算法。

(1) 鲍威尔算法(Powell)

当函数的导数不易计算时,Powell 多维方向集算法是一种常用的算法。可以把求多元函数的极值问题简化为一维极值问题,但是要求在计算过程当中能给出方向集更新的规则,并使新的方向满足:

1) 在其中某几个相当好的方向上,可使搜索路径前进很长的一段距离;

2) 包含某些"互不干扰"的共轭方向,即沿某一个方向的一维搜索,与沿另一个方向进行的下一轮搜索不会相互干扰。这样可以避免绕方向集的循环无修正地进行下去。

这类方法把优化过程分成若干个阶段,每一个阶段(一轮迭代)由 $n+l$ 次一维搜索组成。算法每一个阶段中,先依次沿着已知的 n 个方向搜索,得到一个最好点。然后沿本阶段的初始点和该最好点连线的方向搜索,求得这阶段的最好点。再用最后的搜索方向取代前 n 个方向之一,开始下一阶段的迭代。

Powell 多维方向集法是一种有效的直接搜索算法,将构造两两共轭方向,其本质是共轭方向法。其中用到的一维极小化算法可以是黄金分割搜索或布伦特(Brent)法等一维搜索算法。

(2) 模拟退火算法(Stimulated Annealing)

模拟退火算法是将固体退火的思想引入组合优化领域而提出的,是一种适合于求解大规模优化问题的新的通用启发式优化算法。特别是当优化问题有很多局部极值,而全局极值很难求出时,这种算法尤为有效。模拟退火算法具有描述简单、使用灵活、运用广泛、运行效率高和初始条件限制少等优点,特别适合并行计算。模拟退火算法用 Metropolis 算法产生组合优化问题解的序列,并由与 Metropolis 准则对应的转移概率 P_t 确定是否接受当前解 i 到新解 j 的转移。其中转移概率 P_t 如下所示:

$$P_t(i=j) = \begin{cases} 1 & f(j) \leqslant f(i) \\ \exp\left(\dfrac{f(i)-f(j)}{t}\right) & f(j) > f(i) \end{cases} \tag{11-7}$$

上式中 t 为温度控制参数,最初让 t 取较大的值,进行足够多步的转移之后,缓慢减小 t,不断重复,直至满足某个停止准则时,算法终止。

与其他的算法相比,模拟退火算法具有描述简单、使用灵活、运用广泛、初始条件限制少等优点,不仅具有很高的实用价值,而且对推动并行计算的研究也有着重要的意义。虽然模拟退火算法在理论上能获得优化能量函数在全局范围为最小,但是由于模拟退火算法本质上是基于随机的,借助于并行算法来提高效率。

（3）遗传算法(Genetic Algorithm)

遗传算法模拟自然界生物进化过程中"适者生存"的规律,优化问题求解是找出全局最优的解,生物进化的"适者生存"规律是使得最具有生存能力的染色体以最大的可能生存。正是二者这个共同的特点使得遗传算法能够在优化问题中得以应用。遗传算法的主要步骤有:1)对优化问题的解进行编码;2)选取一定规模的初始群体;3)根据优化目标函数构造相应的适应函数;4)染色体结合,编码交配;5)变异。

遗传算法适合多参数优化问题的数值求解,应用遗传算法不需要高超的技巧和对问题的深入了解。遗传算法与其他的启发式算法具有很好兼容性,在遗传算法的执行过程中可以用其他的算法求初始解,也可用其他算法求解下一代的新群体。

（4）最大流/最小割算法(Max Flow/Graph Cuts Algorithm)

采用最大流/最小割算法可以求解计算机视觉问题中的能量函数最小化问题。其基本思路是将图像中的每个像素视为构造图 G 中的节点 y,像素之间的邻接关系采用构造图 G 的边表示 e。将能量函数最小值转化为构造图的最小割。采用最大流/最小割算法求解最小割,并根据最小割为图像中的每个像素分配亮度值,如图 11.8 所示(见彩图附录)。对于图 $G = \langle v, e \rangle$,由一系列点 v 和边 e 组成。一般的图总会包含几个附加的特殊点,称其为终点。现在考虑有两个终点的图,这两个终点分别被称为源点 s 和汇点 t。边的权重值等于 s、t 端点以及像素节点之间相应的惩罚因子值。把两终点图中除终点外的点分成两不相连的子集 S 和 T 的过程就是 s/t 分割 C,其中源点 s 在 S 集里,汇点 t 在 T 集里。所有分割中代价最小的就是最小分割,即找到一条最优化的分割 C,它的总惩罚值最小。最小割算法等价于通过最小化吉布斯能量来得到最好的标记法:

$$E(X) = \sum_{i \in v} E_1(x) + \lambda \sum_{(i, j) \in \varepsilon} E_2(x_i, y_i) \tag{11-8}$$

式中 $E_1(x)$ 为数据能量,表示当节点 i 的标记是 x 时候的惩罚值。$E_2(x_i, y_j)$ 为交互能

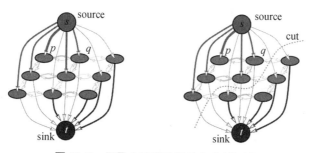

图 11.8　用最大流算法解最小分割问题

量,表示当相邻节点 i 和 j 分别是 x_i 和 y_j 时的惩罚值。事实上,最大流算法与最小割算法的总惩罚值是相等,具体实例如图 11.9 所示(见彩图附录),可通过求最大流来解决最小割问题。

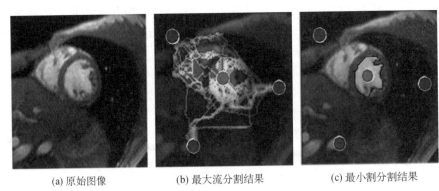

(a) 原始图像　　　　(b) 最大流分割结果　　　　(c) 最小割分割结果

图 11.9　用最大流算法解最小分割问题实例

11.2.2　多模态三维图像融合

随着医学、计算机技术及生物工程技术的发展,医学影像为临床诊断提供了多种模态医学图像。实际临床应用中,单一模态的图像往往不能提供医生所需要的足够信息,通常需要将不同模态的图像融合在一起,得到更丰富的信息,以便医生了解病变组织或器官的综合信息,从而作出准确的诊断或制订出合适的治疗方案。多模态融合的目的在于充分显示形态成像方法分辨力高、定位准确的优势,克服功能成像中空间分辨力和组织对比分辨力低的缺点,最大限度挖掘影像信息。医学图像融合充分利用具有不同时间和空间特性和医学成像设备的医学影像信息,利用计算机技术将多模态医学图像携带的信息在一定准则下加以自动分析、综合和利用,获得对被测对象同一场景更为精确、全面和可靠的一致性解释与描述,以完成临床所需的估计和决策任务,使得系统获得比各子系统更优越的性能,实现多信息可视化,对各种医学影像起到取长补短的作用。

1. 医学图像融合的主要步骤

多模态医学图像融合建立在两种或多种不同模态医学图像配准的基础之上,归纳为三步,如图 11.10 所示。

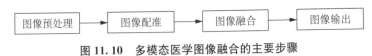

图 11.10　多模态医学图像融合的主要步骤

第一步是图像预处理。输入原图像的预处理包括以下几个步骤:(1)对获取的两种图像数据进行去噪、增强、分割等处理;(2)统一两种数据格式,图像大小和分辨率;(3)对序列断层图像作三维重建和显示;(4)根据目标特点,建立数学模型。

第二步是图像配准。两幅不同模态图像的配准指对一幅图像进行一定的几何变换映射到另一幅图像中,使两幅图像中的相关点达到空间上的一致。配准主要解决的问题是两幅图像之间的几何位置差别,包括平移、旋转和比例缩放等。基于对特征空间、相似性准则和搜索策略的不同选择,配准方法可分为基于全局域准则的方法、频域傅里叶法、基于特征的匹配法和基于弹性模型的匹配法。

第三步是图像融合。医学图像在空间域配准后便可选择不同的融合算法和融合规则进行融合。

2. 常见医学图像融合方法

目前,医学图像融合技术一般分为基于图像像素级的融合、基于图像特征级的融合和基于统计决策级的融合。图像融合的级别可分为像素级、特征级和决策级三种。在图像融合研究中,像素级图像融合是最基本的处理手段,同时也是研究成果最丰富的。下面对上述几种已有的医学图像融合技术作进一步的说明。

(1) 基于图像像素级的融合方法

基于图像像素级的融合直接对配准后不同模态的图像数据进行低层次融合,具有数学原理直观、实现算法简便特点,但所需处理的数据量大,对计算机运行速度和内存容量要求高。常见的基于图像像素级的融合技术有加权平均法、逻辑或运算法、Bayes 优化法和多分辨率金字塔法。其中多分辨率金字塔算法公认效果最好。

1) 加权平均法。加权平均法是一种最简单的多幅图像融合方法,是加权处理多幅图像中每个原图像之间的对应像素灰度值。这种方法优点是简单直观,适合实时处理,并可提高图像的 SNR,将融合图像噪声的标准差降为原图像的 $1/n$,其中 n 为原图像个数。但实现效果及效率较差,其难点主要在于如何选择权重系数,才能达到最佳视觉效果。

2) 多分辨金字塔算法。多分辨金字塔算法是目前较为常用的图像融合方法。多分辨率金字塔法主要有高斯金字塔、Laplacian 金字塔法、比率低通金字塔法、多分辨率形态滤波法和小波变换法等。图 11.11 给出了多分辨金字塔算法融合过程的数据流程图。图中 A_0 和 B_0 是原图像,A_1 和 B_1 是对 A_0 和 B_0 进行滤波的结果,A_2 和 B_2 是 A_1 和 B_1 进行滤波的结果。多次滤波原图像,依次类推就形成一个塔状式结构。在塔的每一层都用一种算法对这一层的数据进行融合,从而得到一个合成的塔式结构。然后对合成的塔式结构进行重构,最后得到合成的图像,合成图像包含了原图像的所有重要信息。通常,基于高斯多分辨率金字塔的融合算法简单有效,但也存在缺点,如处理多传感器的图像中或图像区域灰度值差异比较大时,融合图像中就会出现方块状的痕迹。

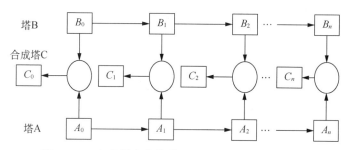

图 11.11　多分辨金字塔算法融合过程的数据流程图

(2) 基于图像特征级的融合方法

基于图像特征级的融合方法,是属于中间层次的融合操作。在融合过程中首先对多模态医学图像进行特征分析,然后对特征信息进行综合分析和处理。基于图像特征级的融合侧重考虑多模态医学图像中携带的重要特征信息,这些提取的特征信息是像素的充分表示量或充分统计量,如组织器官与病灶的边缘、轮廓、方向,相近的亮度和纹理区域等。基于图像特征级的融合方法主要有以下几个步骤:①将多模态原图像分别变换至一定变换域上;②在变换域上设计一定的特征选择规则;③根据选取的规则在变换域上创建融合图像;④逆变换重建融合图像。目前,关于图像特征级的融合研究包括采用人工神经元网络、小波分析、模糊推理等方法。

图像特征级融合方法的优点是实现了客观的信息压缩,有利于实时处理,并且所提取的特征直接与决策分析有关,因此融合结果能最大限度地给出决策分析所需要的特征信息。但是图像特征提取难,在原理上不够直观且算法复杂,不过实现效果较好。人工神经元网络法在进行图像融合时,神经网络经过训练后把每一幅图像的像素点分割成几类,使每幅图像的像素都有一个隶属度函数矢量组,通过对其进行特征提取,将其特征表示作为输入来参加融合。下面对其中一个经典方法进行简要介绍:基于小波变换的融合方法。

基于小波变换的图像融合方法是对待融合的原始图像进行小波变换,将变换得到的相应系数进行适当的组合形成新的小波系数,然后反变换得到融合图像。基于小波变换的融合法相对于其他的融合法更能有选择地表现原图像的细节信息和特征信息,在医学图像融合中具有举足轻重的作用。对不同医学设备得到的同一部位的切片图像,其低频成分一般相近或相同,而高频成分差别却比较大。因此,医学图像融合的关键在于高频成分的融合。在融合处理中应对图像的高频成分和低频成分加以区别,采用不同的融合算子及融合规则。

基于小波多尺度分解图像融合的过程具体如下:设 A、B 为两幅原始图像,以 A、B 图像的融合为例,对于多幅图像的融合方法可由此类推。首先,将待融合的原图像 A、B 进行 K 层小波分解,得到 $3K+1$ 幅子图像,分别是 $3K$ 幅不同尺度、不同空间分辨率和频率特性的高频子图像和 1 幅最高层(K 层)的低频子图像,形成小波金字塔图像。其次,对两幅医学图像所对应的分解层的不同频率分量进行融合,得到融合后的 $3K$ 幅高频子图像和 1 幅低频子图。于是,可以得到融合后的小波金字塔。最后,得到融合后的小波金字塔之后,将小波金字塔小波逆变换,最终得到融合后的结果图像 F 或 $C_0(F)$。

(3)基于统计决策级的融合方法

统计决策级融合是一种高层次的融合,它从具体问题出发,充分利用特征级融合的最终结果,直接针对具体决策模板,融合结果直接影响决策结果。基于图像像素级的融合方法是在图像严格配准的基础上,直接进行像素关联融合处理。基于图像特征级的融合方法是在图像像素级融合方法的基础上,使用模式相关、统计分析的方法进行目标识别、特征提取,得到融合结果。基于统计决策级融合则是在上述两种处理的基础上,采用大型数据库和专家决策系统,模拟人的分析推理过程,以增加判决的智能化和可靠性。这种方法所需处理的数据量小,但比较抽象和模糊,因此精度较差。

11.2.3 三维医学图像分割

人体组织器官的三维图像分割,一直是医学图像分析和医疗诊断的重要前提,是医学图像三维可视化的重要研究内容。图像分割是一种重要的图像处理与分析技术,它是指把图像分成各具特性的区域并提取出感兴趣目标的技术和过程。三维图像分割算法多种多样,根据算法采用的分割依据,可大致分为三大类:基于结构信息的分割、基于统计学的分割和基于前两者的混合分割。基于结构信息的分割是应用图像区域的结构信息进行分割。在三维体数据中通过检测不同区域间的相交边界或相交面对图像数据进行分割。基于统计学的分割方法只考虑离散体素的统计特征，而不考虑任何结构信息，通过每个体素的局部信息来决定该体素是否属于某一区域。最后一类混合分割方法综合考虑了图像数据的结构特征和统计特征。

1. 基于结构信息的分割方法

（1）三维边缘检测

边缘检测是通过检测边缘或体素的边界面进行图像分割。边界是由两种不同灰度的区域相交形成的，是区分不同区域的一个主要线索。基于三维边缘检测的图像分割算法主要有两个步骤：1）通过区分不同属性检测出边缘点；2）将这些边缘点组合成连续的轮廓，然后将感兴趣区域的体素从其他体素中分离。

边缘检测通常借助空域微分算子，通过将模板与图像卷积完成。三维微分算子模板可以由二维微分算子推广得到。对于二维图像，微分算子一般需要两个正交的二维模板构成，相应地三维微分算子需要三个正交的模板。三维边缘检测算法的优点是，对不同区域之间对比度变化强烈的医学体数据的分割结果很好，能够非常直观地检测出不同区域的边缘。此类算法的缺点是虽然检测出了所有的边缘，但是很难确定检测出的边缘与感兴趣区域边界的关系。此外，此类算法不适于对比度不明显的数据，并且对噪声十分敏感。大多数情况下边缘检测算法不单独使用，而是与其他分割算法结合使用。

（2）数学形态学方法

数学形态学是以形态为基础对图像进行分析的数学工具，其基本思想是用具有一定形态的结构元素度量和提取图像中的对应形状以达到对图像分析和识别的目的。数学形态学的基本运算有膨胀、腐蚀、开启和闭合四种。根据这些基本运算，可以推导和组合成各种实用的分割算法。三维图像的数学形态学操作中，开启和闭合操作一般有三种结构元素：6邻域、18邻域和26邻域，其中最常用的是6邻域结构元素。

数学形态学操作原理简单，易于实现。对于某些强噪声图像，应用基于数学形态学的算法可以取得很好的效果。但是该算法需要外部参数的控制，如膨胀操作需预先给出膨胀系数的上限。另外，数学形态学操作也有一定的风险，如腐蚀以后的一系列膨胀操作会填补空洞，丢失数据的高频部分（如肠道的折痕）。类似地，膨胀以后的一系列腐蚀操作可能增加空洞和高频噪声。

（3）图搜索算法

在图搜索算法中，用图结构描述体数据中的边缘和边界面，算法试图在图结构中的两个顶点之间找到最优的路径。常用的搜索算法有 A* 算法和 F* 算法，其中 F* 算法已经广泛应用于医学图像处理。

图搜索算法最大的优点在于，即使在对各区域之间要分割的体数据定义不明确的情况下，仍可以得到很好的效果。但该类算法需要将边界面用图结构的方式表示出来，增加了计算量。另外，从三维医学可视化的角度来看，算法处理的是表面，如用体数据来显示这些边界表面，就需要将边界表面转换为相应的体素。

（4）形变模型法

形变模板是三维体数据在内力和外力的作用下而发生变形的曲面或者实心体。物理上讲,外力作用在形变模板上使得模板更接近区域的边缘,而内力则保持模板的光滑。活动轮廓模型是最具代表性的基于形变模型的图像分割方法。这种方法同时考虑了几何约束条件,以及与图像数据、轮廓形状有关的能量最小约束条件,是一种比较有效的区域分割和边缘跟踪方法。

形变模型算法有周密的数学描述,边界线的连续性描述使得该算法能够很好地抑制噪声和边界裂痕。同时,该算法还提供了一个体素级的边界线描述,这对于很多应用来说是十分重要的。从医学图像的角度来看,该算法可以适应多种不同个体的生物体结构数据。但是它在处理过程中需要人工参与来初始化模板。另外,从三维可视化的角度看,该算法得到的只是物体的边界面,若将其扩展为实体三维模型则需要做大量的工作。

(5) 水平集法

等值面(Isosurfaces)是三维体数据中像素值等于阈值像素组成的表面(或曲面)。水平集(Level Set)的分割方法也称移动边界轮廓法,其基本思想是将等值面作为模板,通过改变可选参数使模板发生变形。该方法可以保存拓扑结构,已逐步应用于医学图像分割领域,在对拓扑结构复杂的目标进行三维分割时该方法已初步显示出可行性和实用性。水平集方法与传统的变形模型相比,具有许多实践上和理论上的优点,尤其是在变形和分割的前后知识的利用上。水平集法有很大的灵活性,可以很容易地描述复杂的表面模型,如空洞、裂缝和重叠,或者是合并其他结构更简单的对象;这些水平集模型可以合并许多(上百万)的自由度,提供复杂的外形。因此在水平集方法中,模型在重大的变形后不用重新设置参数。

2. 基于统计学方法的分割

下面讨论三维图像分割算法,不再考虑体数据中的任何结构信息,只利用统计分析方法进行分割。

(1) 阈值分割算法

阈值分割算法是标量体数据中最简单的分割方法。它利用一个简单的阈值将体素分为两部分:所有灰度值大于阈值的体素一起构成一类;所有灰度值低于阈值的体素一起构成另一类。此方法可以扩展为应用多重阈值,每个区域由两个阈值来定义。输入体数据中的每一体素可以根据其灰度值来判断属于哪个区域。

阈值分割算法简单,对于不同区域间对比度明显的体数据的分割却十分有效。该算法的最大缺点是分割的结果在很大程度上依赖于阈值的选择,即阈值的改变会导致分割结果(区域)的变化。另外,它对噪声和灰度多样性敏感,因此不适用于 MRI 和超声体数据。该方法一般用来作为体数据分割的第一步。

(2) 分类器算法

分类器算法是模式识别中的常用技术,其目的是利用已知的训练样本集在图像的特征空间中找出曲线或曲面,从而实现对图像的划分。分类器算法是一种有监督的分类算法,首先需要以手动分割的数据作为训练样本,然后以此为分类准则指导自动分割。常把分类器分为参数化分类器和非参数化分类器两大类。参数化分类器是指条件概率密度函数形式已知,但其中的一些参数(如均值、方差等)未知。常见的参数化分类器是最大似然(Maximum Likelihood)分类器和 Bayes 分类器。而非参数化分类器是指条件概率密度函数形式未知,必须由训练样本集中估计,因此要求的数据量远大于参数分类器。常用的非参数化分类器是 K‑最近邻分类器（K‑Nearest‑Neighbor，KNN）和 Parzen 窗（Parzen Window）。

标准的分类器要求所要分割的结构具有明显的定量化特征，只要特征空间能充分区分每个标记，分类器就能将这些标记数据转换为新的数据。分类器的实现过程是非迭代，其计算量相对较小，同时也可以用于多通道图像。分类器的缺点是通常不进行任何空间建模，在分割强度不均匀的图像时不能达到很好的效果。另外，在获得训练数据时需要人工干预，费时费力。并且由于不同人体之间解剖上和生理上的差异，对大批扫描图像使用同一训练集会导致分割结果的误差甚至错误。

（3）聚类算法

聚类算法不使用训练数据，却能完成分类器算法类似的功能。因此，相对于有监督的分类器算法，聚类算法也被称为非监督性算法。聚类算法是利用体素和其邻接点的特征进行聚类。为了弥补不使用训练数据所造成的缺陷，聚类算法在分割图像和确定每一类特征之间迭代计算。从这一角度来看，聚类算法是在用已存在的数据对自身进行训练。目前常用的聚类算法有 K‑均值（或 ISODATA）算法、模糊 C‑均值算法和最大期望值（Expection‑Maximization，EM）算法等。尽管聚类算法不要求训练数据，但需要预分割（或设置初始参数）。另外，与分类算法类似，聚类算法不需要直接包含空间建模。因此，该类算法对初始化参数、噪声和灰度不均匀性均比较敏感。但另一方面，这种省去空间模型的算法却带来了计算的快捷，而且在引入马尔科夫随机场模型后，聚类算法对噪声的鲁棒性也有显著提高。

（4）马尔科夫随机场

马尔科夫随机场（MRF）本身并不是一种分割方法，它只是一个常用于图像分割的统计模型，描述了相邻体素的空间相关性。医学图像通常存在这样一种现象，即大多数体素和其他体素属于同一类。为了较好地解决这一问题，可以用马尔科夫随机场来考虑并描述这样的空间关系，物理上解释为，在 MRF 假设下，一个解剖结构中只包含一个孤立点并作为一个类存在的概率很小。

MRF 模型经常与聚类算法结合使用，如与 K‑均值算法在贝叶斯先验概率模型的条件下混合使用，用于解决对噪声的鲁棒性问题。MRF 模型应用的难点在于选取合适的参数控制空间相关性的强度，强度过大会导致分割图像的边缘过度平滑而丢失一些重要的细节解剖信息。另外，应用 MRF 模型会使算法的计算量增大。

3. 混合分割方法

与以上两类算法不同，混合分割算法充分利用并同时考虑了待分割体数据的结构信息和统计信息。

（1）区域增长算法

区域增长（Region Growing）算法是混合分割方法中最为简单的一种算法，是一种根据预先定义的连接标准从三维体数据中提取连续区域的技术。一般地，区域增长算法需要一个种子点（Seed）作为算法的起始点。从种子点开始，算法增长至所有满足连接标准的体素。

与阈值算法一样，区域增长算法非常简单，一般不单独使用。更多情况下，该算法只是作为分割任务中的一部分，用在最初的或更复杂的分割之前来理解三维数据。该算法最大的缺点是需要人工交互选取种子点。而且,每一个待分割区域都需要一个种子点。另外,区域增长算法对噪声和局部体效应敏感,使得提取出来的区域不连续(有空洞)。

(2) 分裂合并算法

分裂合并算法与区域增长算法类似,需将输入数据组织成的金字塔形网格结构,每个区域由八部分组成。任何一个区域可分裂成八个子区域,而满足一定条件的八个区域也可以组合成一个大的区域。假设合并的标准为 C,算法可以按照如下两步执行:1)在网格结构中选择一个区域 R,如果 $C(R)$ 为假,将 R 分割为八个子区域。如果对于八个区域 $R_1, R_2, \cdots, R_8$,$C(R_1 \bigcup R_2 \bigcup \cdots \bigcup R_8)$ 为真,则将这八个区域合并为一个大的区域。当没有要合并的区域时停止。2)如果对于两个相邻的区域 R_i 和 R_j,$C(R_i \bigcup R_j)$ 为真,则合并这两个区域。

与区域增长算法相比,分裂合并算法的一个很大的优点是不需要选取种子点,因此不需要人工交互。但是,该算法需要将原始数据组织成金字塔式的网格结构,对目前海量的医学图像数据来讲,计算量巨大。

11.2.4 三维骨架化处理

近年来,三维图像数据如 MRI、CT 的应用越来越广泛,三维图像的骨架化也显得越来越重要。它不仅可用于三维数据的压缩、物体特征识别与跟踪,还可用于三维表面重建、自动导航及可视化等,尤其在医学图像应用领域,三维图像骨架化对于计算机辅助诊断与辅助手术治疗等具有非常重要的作用,如图 11.12 所示(见彩图附录)。目前,三维图像骨架化提取方法主要有三种类型:拓扑细化方法、距离变换方法、路径规划。下面分别简要介绍。

1. 拓扑细化方法

拓扑细化方法是目前 3D 图像骨架化方法中研究最多、也是最成熟的方法。细化方法的基本原理是按照一定的顺序逐步剥除满足一定删除条件的边界点,直到没有可删除点为止。

(1) 拓扑细化方法中的相关概念

三维图像表示:在细化方法中,三维图像可用一个四元组 (Z^3, m, n, F) 定义,其中,Z^3 表示三维离散空间,m 表示前景体素(Voxel)的邻接关系,n 表示背景体素的邻接关系,F 表示前景体素点集合。常用的邻接关系有 $(m, n)=(26, 6)$,$(m, n)=(18, 6)$。

简单点定义:简单点(Simple Point)是细化方法中的一个重要概念。让 P 为三维图像 (Z^3, m, n, F) 中的前景体素点,其中 $(m, n)=(26, 6)$ 或 $(m, n)=(6, 26)$,$F'=F-\{p\}$。若 P 同时满足以下两个条件,则 P 为简单点。

1) $NC_a(N(p) \bigcap F')=1$

2) $NC_a(N(p)-F)=1$

$NC_a(N(p) \bigcap F')$ 表示 p 的 26 邻域中前景连通体的个数,$NC_a(N(p)-F)$ 表示 p 的 26 邻域中背景连通体的个数。

边界点定义:细化方法中边界点(Border Point)定义为 6 邻域中至少有一个为背景体素点的前景体素点。一般来说,共有 6 类边界点,分别是 U-border Point、D-border Point、W-border Point、E-border Point、N-border Point、S-border Point(见图 11.13)。

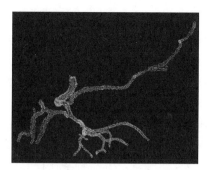

图 11.12 医学模型的骨架曲线

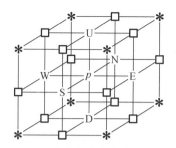

图 11.13 三维空间中体素点 p 邻域内的
6 个方向边界点

（2）拓扑细化方法的相关原理

以提取中轴表面的 3-Subiteration 细化为例说明相关实现原理。细化方法中每次迭代分为三个子迭代，每个子迭代同时处理两类边界点，即把 U-border Point 和 D-border Point 作为一类边界点 UD-border Point 同时处理；把 W-border Point 和 E-border Point 作为一类边界点 EW-border Point 同时处理；把 N-border Point、S-border Point 作为一类边界点 NS-border Point 同时处理。

处理三类边界点过程中，一个体素点 P 删除与否，取决于本身和26个邻域点及特殊点 q 共 28 个体素点的当前值，即：$p' = F[p, N_{26}(p), q]$。函数 F 用模板来实现，若当前体素点和某一类的可删除模板匹配，则该体素点为可删除的简单点。可删除模板共有 3 种：UD、NS、EW，分别对应删除 UD 方向、NS 方向、EW 方向的边界点。这些模板由 3 类体素点组成：前景体素点（$p=1$）、背景体素点（$p=0$）、不确定体素点（$p=1$ 或 0）。以 UD 可删除模板为例，该类模板共有 8 个基本模板，其中 2 个如图 11.14 所示。图示模板中，标记为"●""■""★"的点为前景体素点，标记为"○"的点为背景体素点，模板中至少有一个标记为（x,y）的点为前景体素点，其他点可为前景体素点或背景体素点，即不确定体素点。根据对称性，基本模板绕着 UD 方向逆时针旋转 90°、180°、270°便可得到其他同构模板。UD 可删除模板共有 $2 \times (1+4+4+4) = 26$ 个模板，NS、EW 可删除模板类似求得。

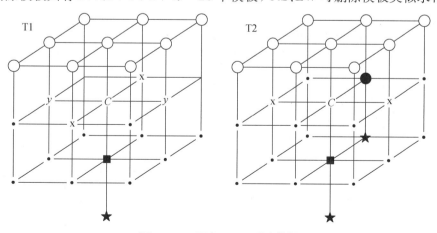

图 11.14 两个 UD 可删除模板

（3）拓扑细化方法分类

这种算法原理简单，实现容易，处理速度较快。骨架中心一般能保证，拓扑结构较好保持，单体素宽对于物体宽度为偶数时不一定保证。细化方法多次迭代，数据量较大时，处理速度较慢。边界噪声对最终骨架有一定的影响。拓扑细化方法可分为串行算法与并行算法，串行算法每次只能删除一个点，并行算法则可同时删除若干个点。拓扑细化方法可以获取中轴线骨架，也可获取中轴面骨架。从所得到的骨架类型来看，拓扑细化方法可分为中轴面（Medial Surface）骨架化方法与中轴线（Medial Line）骨架化方法。3D细化方法包含有串行算法和并行算法；求中轴面骨架和求中轴线骨架；并行算法方面有子迭代并行算法，子域迭代并行算法及完全并行算法。

2. 距离变换方法

距离变换（Distance Transform，DT）方法是二维图像骨架化中十分常用的方法。其基本原理是首先计算原图像距离变换，对于离散域通常采用近似欧氏距离；然后找出距离变换后图像中所有局部极大值点；最后将这些局部极大值点连接起来得到骨架。这种方法直接采用最大内接圆球法，得到不连续的骨架，需要一些后续处理方法，目前还没有类似二维基于鞍点的后处理方法。离散空间通常采用欧氏距离的近似值，对于骨架也有一定影响。另外距离变换对边界噪声也较为敏感。因此，三维情况下，距离变换方法通常与其他方法结合起来使用。距离变换方法通常用于获取中轴线骨架，也可用于中轴面骨架的计算。

3. 路径规划

采用路径规划（Path Planning）方法求3D图像的骨架起源于医学处理，如虚拟内窥镜中路径选择、机器人路径规划及脉管共焦显微（Confocal Microscopy，简称CM）图像分支结构的定量分析等。其核心算法是根据最短路径原则将给定两点连接起来。用于求图像的骨架时，通常是选定一个参考点，然后将各分支的端点与参考点连接起来，得到一个初始的路径，最后将初始路径调整，使之趋于物体的中心，从而得到骨架。

这种算法实现较为简单，所求骨架保证是单体素宽，拓扑结构及连续性都能很好保持。主要存在的问题：一是物体表面不光滑将导致初始路径呈现锯齿状，从而中心化后得到的骨架不够光滑；二是分支端点对噪声较为敏感，从而可能产生一些毛刺。这种方法只能获取中轴线骨架，不能用于中轴面骨架的计算。

11.3 三维医学图像重建与可视化技术

11.3.1 三维医学图像重建与可视化概述

1. 医学图像三维重建概念与基本过程

医学图像中的断层扫描数据广泛应用于临床诊断与治疗，从图像处理与科学可视化角度看，由断层数据重建组成的数据体结构是一种最简单的三维标量场。由于图像在获取时受设备、安全、经济等因素的限制，实际中往往只能以较大的间距获取二维断层图像序列。为了得到体积数据所表征的物体（如人体器官、解剖组织结构等）的完整三维描述，就必须对这些二维断层序列进行插值处理，称为医学图像三维重建，如图11.15所示。

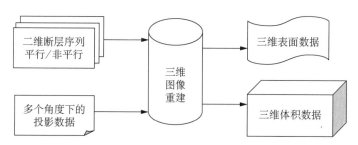

图 11.15　医学图像三维重建包含的两个方面含义

　　医学图像三维重建与可视化是研究由各种医疗成像设备获取的二维图像序列,构建物体对象(如组织或器官)的三维几何模型,并在计算机屏幕上绘制与显示。本节只讨论第一类重建问题,即利用二维断层序列通过表面插值或层间灰度插值重建三维表面结构或体积数据。医学图像三维重建过程包括对输入图像的预处理、图像分割、模型构建、模型网格简化与绘制等主要研究内容。图 11.16 给出了医学图像三维重建的基本流程图。本章将介绍三维图像的表面重建和体积重建两个内容。表面重建方法目前已经发展到较为成熟的阶段,其具体形式有三种:基于切片轮廓线的表面网格重建、基于网格处理的表面重建和基于体积数据等值面检测的表面重建。在体积图像重建中,首先介绍基于各类插值函数的层间灰度图像插值问题,然后就基于匹配点和基于形状的插值重建展开较为深入的讨论。

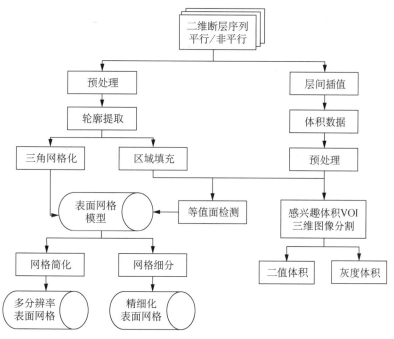

图 11.16　医学图像三维重建的基本流程

2. 医学图像可视化概念与基本过程

　　医学体数据可视化是研究体数据的表示方法、操作和显示等技术,以便看到体数据复杂的内部结构。目前医学体数据可视化已从辅助诊断发展为辅助治疗的重要手段,并已深入到医学的各个领域。医学体数据是指从 CT、MRI 或超声波等医学成像设备中获取的人体及其内部器官的断层二维图像序列或三维数据。医学体数据可视化就是运用计算机图形学和图像处理技术,将医学体数据在三维空间上生成人体器官或组织的三维图像,通过人机交互,医生可以对该图像进行缩放、旋转、位移、切片处理、多层显示、分割、提取组织器官等一系列操作,在屏幕上形象逼真地显示人体组织内部的复杂结构,从而帮助医生做出准确的诊断和制订正确的手术方案。

医学体数据三维可视化的基本过程,与三维重建过程紧密相关,但更侧重于绘制与显示方面,主要包括体数据的获取、预处理(如滤波、插值、组织分割和配准等)、体数据建模、绘制及显示等,如图 11.17 所示。医学体数据三维可视化的具体步骤如下。

(1) 对医学影像设备(如 CT、MRI)扫描获得的一组二维断层切片进行校正和滤波,将其转变为具有高信噪比的容易被计算机处理的数据。在生成体数据场后,为了进一步提高信噪比,增强人体组织器官间的对比度,通常还需要对体数据场进行模糊增强,以便进一步对体数据场进行插值和组织器官提取。

(2) 对增强后的体数据场进行精炼和插值。随着影像技术的发展,医学影像设备获得的数据量越来越大,需要对原始数据进行精炼和选择,既要减少数据量,又要最大限度地保证较少有用信息丢失。同时,通常情况下断层切片的层间距大于切片内的像素间距,需要对其进行有效插值,以得到一个各向同性的体数据场。通过插值获得的规则体数据模型的精度和效率直接影响体可视化的结果。因此,应尽可能在提高体数据场模型精度的同时,兼顾插值的效率。

(3) 体数据场的分割,这是整个流程的一个关键步骤。体数据场中蕴涵着各种各样的人体组织器官信息,只有把它们区分开,才能够有目的有选择地对它们进行分析和显示。体数据场分割的结果是若干个区域,分别对应于不同的组织器官。由于体数据场的分割是一个不适定问题,因此,应根据医学体数据场本身的特征,寻求尽可能普遍适合的人体感兴趣组织器官的分割方法。

(4) 绘制体数据场。将第(3)步产生的几何图素和属性转换为可供显示的图像,实现的途径一般有面绘制和直接体绘制。面绘制,首先建立物体的几何模型,然后用传统计算机图形学的显示算法对重建出的物体表面进行显示。这种方法在体数据场绘制过程中,会丢失物体的部分细节信息。直接体绘制方法完全不同于传统计算机图形学的思想,它不需要构造任何中间表示,而是对体数据场直接进行显示。该方法对显示物体的细节信息保护较好,有助于医生的辅助诊断和治疗,但计算量较大,难以在普通计算机上实现实时绘制。

(5) 真实感图像显示。包括图像几何变换、图像压缩、颜色量化、图像格式转换、图形动态输出等。

3. 医学图像数据可视化技术的分类

总的来说,医学图像三维模型的绘制与显示(也称三维数据场可视化)方法,可分为为三大类:面绘制(Surface Rendering)、直接体绘制(Direct Volume Rendering)和体面混合绘制(Hybrid Rendering),如图 11.17。面绘制需要先从体数据中重建物体的表面模型,然后利用传统图形学技术及硬件实现表面的绘制与显示;而体绘制则直接以体素为基本单元,应用视觉原理,通过对体数据重新采样来合成产生三维图像。

面绘制是一种普遍应用的三维显示技术,它是三维物质形状最基本的显示方法,可以提供三维物体的全面信息。早期的医学成像设备生成的断层图像序列间距较大,因此当时的

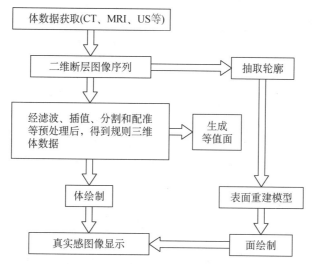

图 11.17　医学数据三维可视化过程示意图

研究工作主要集中在轮廓连接(或称从平面轮廓重建形体)。这类重建方法需要解决断层图像上的轮廓抽取、层之间的轮廓对应和物体外表面的拟合等问题。基于轮廓的表面重建在处理多重轮廓、分叉、孔洞等情况时较为复杂,特别是在重建复杂组织器官如大脑等,轮廓形状复杂,处理起来很困难。直接体绘制技术,不同于面绘制,并不需要构造生成出中间的几何图元,而是直接将三维空间的离散体数据通过模型投影到二维平面,并转换为二维的图像进行显示。绘制结果可以使人们从图像中感受到完整的体数据信息,给人更直观,更方便的视觉表达效果。传统的体绘制方法分为图像空间的、物体空间的以及二者混合的绘制算法,其代表算法主要包括光线投射法、足迹表法和错切变换法。其中光线投射法是图像空间的经典绘制算法,它从投影平面的每个点发出投射光线,穿过三维数据场,通过光线方程计算衰减后的光线强度并绘制成图像,其绘制效果较好,但速度较慢。

体数据可视化应用中,有时需要将几何形体与体数据场在一幅图像中混合显示,这时候就需要用到体面混合绘制,即将面绘制和体绘制技术结合起来,如通过面绘制表现骨骼,而通过直接体绘制表现肌肉、血管等结构。

11.3.2　三维图像的表面重建

1. 基于切片系列轮廓线的表面重建

基于切片轮廓表面重建算法的过程可分为如下六步:先从二维断层图像中抽取轮廓,然后确定相邻断层上轮廓的对应关系,最后经轮廓拼接和曲面拟合构造出一组对应轮廓的表面(如图 11.18)。

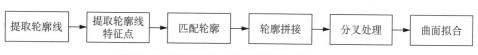

图 11.18　基于切片序列轮廓线的表面重建过程

尽管切片轮廓重建方法可以实现大幅度的数据压缩,但是也有其缺陷。当物体的几何形状复杂时,特别是出现有分叉(某一层上的一个轮廓与其邻层上两个或两个以上的轮廓相对应)的情况时,由于轮廓对应存在着歧义性,轮廓对应问题的不确定性将更加严重却没有比较可靠的确定轮廓对应的方法,因此在重建复杂的组织器官时,往往会产生大量拼接错误,重建出不同的物体表面。

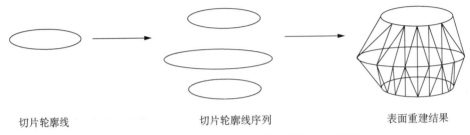

切片轮廓线　　　　　　　　切片轮廓线序列　　　　　　　　表面重建结果

图 11.19　基于平行切片系列轮廓线的表面重建

　　通过平行轮廓线重建表面是常用的表面重建方法,优点在于处理简单,容易实施人工介入,适合于不等间距的断层扫描图像。但实际中扫描数据经常是不等间距的,且扫描间距比较大,这种情况下重建体积数据会带来较大的误差,而从断层图像上提取边界轮廓线进行表面重建则简易可行。表面重建分两步,首先是在断层图像上确定目标区域,并提取区域的二维边界轮廓线,然后将系列轮廓线堆砌在一起,通过三角面片把相邻断层轮廓线连接起来,形成目标的表面模型,如图 11.19 所示。

　　整个切片轮廓的三维表面重建过程可分为三步。

　　第一步是边界轮廓线的提取,一般有人工提取和自动提取两类方法。如果图像的质量较差、目标区域比较复杂,自动提取不易实现,一般采用人工交互方法提取。边界自动提取问题本质上是一个图像自动分割问题。Snake 方法在实际应用中取得了一定的成效,但是更加有效的方法仍然在研究中。

　　第二步是轮廓线的组织,将不同断层图像上提取的轮廓线组织在一起形成轮廓线序列,同时对轮廓线进行合理的重采样处理,使之适合后续的表面重建。

　　第三步是从轮廓线序列重建三角面片表面,就是将相邻的轮廓线用顺序的三角小面片系列覆盖起来。存在几种不同的覆盖规则对应于不同的重建算法。体积最大法以重建后的表面包围的体积最大化为目标;表面积最小法,以重建表面的面积最小化为目标。Cook 方法是利用轮廓线采样点相对中心方向角度相近的程度来构造三角面片的局部优化方法,如图 11.20 所示(见彩图附录),此外还有相关性模型方法等方法。

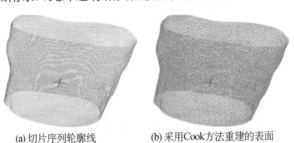

(a) 切片序列轮廓线　　　　　(b) 采用Cook方法重建的表面

图 11.20　基于切片级轮廓线的重建表面

2. 基于网格处理的表面重建

基于网格处理的表面重建方法通常包括两个方面:模型表面网格简化和模型表面网格细分。

(1) 模型表面网格简化

基于表面的可视化技术一般采用多边形网格来表示物体的几何模型,最典型和最常用的就是三角面元网格。要提高实时交互能力,就必须对表面模型进行网格简化,提高图形显示速度,降低图形系统需要处理的三角面片数目。网格简化是指减少一个已有网格的面片数量,同时能表达原三维模型的过程。其目的有时是为了减少网格的大小,便于存储和传输;更多时候是为了降低网格的复杂度,提高绘制速度。

网格简化和虚拟现实中的层次细节显示(Level of Details,简称 LOD)是实时真实感图形学中应用较多的一个技术分支,其主要思想是在场景中用精细模型表达近景而用粗略模型表达远景,以实现实时绘制的需要。通过这种技术,可以较好地简化场景的复杂度,同时,采用不同分辨率的模型来显示复杂场景的不同物体,可以在生成的真实感图像质量损失很小的情况下,实时产生真实感图像,以满足某些关键任务的实时性要求。比如,小波因其多分辨率分析特点在这方面起到突出的作用,可以较好地实现 LOD 的表示和控制,如图11.21 所示(见彩图附录)。

简化算法中简化的误差度量尺度(又称代价函数),是网格简化算法的一个关键组成部分。用于网格简化的度量尺度可以分成两大类:基于局部特征的简化尺度和基于全局特征的简化尺度。其中,基于全局特征变化量的简化方法是一种有效的决定简化模型的方法。

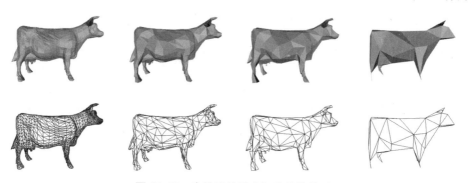

图 11.21 牛模型的层次细节简化模型

(2) 模型表面网格细分

模型表面网格细分则是模型表面网格简化的反向操作,通过一定规则给网格增加顶点和面片数量,让网格模型变得更加光滑。图 11.22 是两个网格细分变化过程的示意图。上图为一个利用网格细分得到的平滑的参数化数字人体模型,根据人体表面特征建立初始网格并定义适当细分规则,生成人体三维模型,并通过对细分规则的扩充解决对非光滑特征的模拟问题。下图是一个人头模型的细分变化过程,自左往右依次是原始模型、细分一次后、细分二次后的模型。

3. 基于体积数据等值面检测的表面重建

体积数据在现代医学影像中处于核心地位,从体积数据直接重建对象的表面具有重要意义。基于体积数据的表面重建方法是在物体表面通过的每一个体素内构造小面片,这些

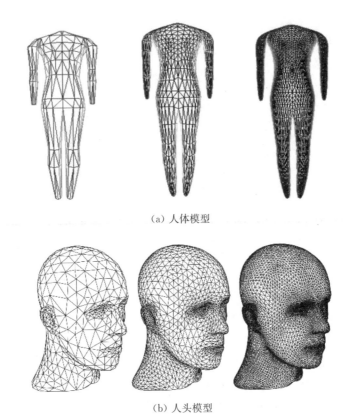

(a) 人体模型

(b) 人头模型

图 11.22　模型表面网格细分示意图

小面片一般是三角片,物体表面由许许多多这样的小三角片组成。一般体积数据是关于物体某种物理属性的测量,不同的人体组织有不同的物理属性,在体积数据上表现为不同的数据值。基于等值面检测的表面重建方法与切片序列轮廓线的重建一样,都属于三维图像的表面重建方法,需要采用中间几何图元表示生成的三维形体。不同之处在于,前者不需要提取一组二维轮廓,而是根据指定的阈值构造出相应的等值面。

　　等值面是指体积数据中具有相同性质的点的集合。由于不同的物体具有不同的物理属性,所以可以选取适当的值确定等值面,用等值面表示不同物体的交界面。基于体积数据等值面检测的表面重建方法,不会遇到基于切片序列轮廓线表面重建中的轮廓对应、轮廓拼接和分叉问题,因此在医学图像三维重建中得到了广泛的应用。最具代表性的是 Cuberille 算法,Marching Cubes 算法和 Dividing Cubes 算法。下面着重介绍 Marching Cubes 算法。

　　(1) Marching Cubes 算法

　　Marching Cubes 算法是三维规则数据场等值面生成的经典算法。假定原始数据是离散的三维空间规则的数据场,体素是一个逻辑立方体,其 8 个顶点是体积数据中相邻层上像素的中心,如图 11.23 所示。用于医疗诊断的断层扫描仪及核磁共振仪等产生的图像均属于这一类型。该算法的基本思想是根据顶点值和等值面阈值把顶点分成两种状态(对象内和对象外),进而把三维图像相邻层上的各四个像素组成立方体的 8 个顶点(归类为256 种状态),逐个处理每个立方体,分类出与等值面相交的立方体,采用插值计算出等值面与立方体边的交点。

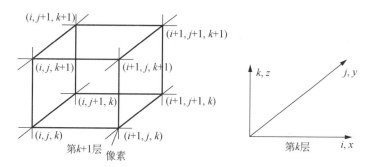

图 11.23　三维空间规则数据场中的一个逻辑立方体元

通过分析这 256 种状态的各种对称性,最终总结出 15 种模式,如图 11.24 所示。根据立方体每一顶点与等值面的相对位置,将等值面与立方体边的交点按一定方式进行连接以生成等值面,作为等值面在该立方体内部采用三角小面片的一个逼近表示。Marching Cubes 算法按照这 15 种模式构造等值面连接模式的索引表,对所有体素依次遍历,找出所有体素的等值面片就构成了研究对象的表面模型。

(2) Marching Cubes 算法的基本步骤

1) 将三维离散规则数据场分层读入内存。

2) 扫描两层数据,逐个构造体元,每个体元中的 8 个角点取自相临的两层。

3) 将体元每个角点的函数值与给定等值面值 C 做比较,根据比较结果,用一个字节空间构造该体元的一个体元状态表,如图 11.24 所示,状态表中的每位可表示出该体元中一个角点的状态(0 或 1)。

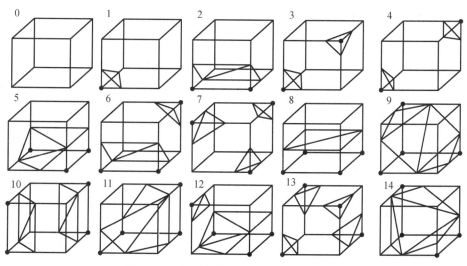

图 11.24　体元角点函数值分布的不同情况

4) 根据这一状态表,就可知道当前体元属于上述 15 种中的哪一种情况,以及等值面将与哪一条边相交。

5) 线性插值方法计算出体素边界与等值面的交点。当三维离散数据场的密度较高,即当每个体元很小时,可以假定函数值沿体元边界呈线性变化。

6) 利用中心差分方法,求出体元各角点处的法向,再通过线性插值方法,求出三角形各顶点处的法向。等值面往往是两种具有不同密度的物质的分界面,其梯度矢量不为零值,即

$$g(x, y, z) = \nabla f(x, y, z) \tag{11-9}$$

采用中心差分计算出各体元各角点处(x_i, y_j, z_k)的梯度,然后再一次通过体元边界两端点处梯度的线性插值求出三角面片各顶点的梯度,也就是各顶点处的法向,从而实现面的绘制。用中心差分方法求梯度的公式为:

$$
\begin{aligned}
grad\_x &= [f(x_i+1, y_j, z_k) - f(x_i-1, y_j, z_k)]/2\Delta x \\
grad\_y &= [f(x_i, y_j+1, z_k) - f(x_i, y_j-1, z_k)]/2\Delta y \\
grad\_z &= [f(x_i, y_j, z_k+1) - f(x_i, y_j, z_k-1)]/2\Delta z
\end{aligned} \tag{11-10}
$$

7) 根据各三角面片各顶点的坐标值及法向量绘制等值面图像。

11.3.3 三维图像的体积重建

1. 基于灰度的图像插值

基于灰度的图像插值(Grey-Based Interpolation)直接利用已知断层图像的灰度信息来构造插值图像的插值算法。其作用是在原始的灰度断层图像序列中,补充若干缺少的切片,从而构造出三维的等分辨率体数据。用集合 $S = (V, f)$ 来表示已知的所有断层图像,V 为所有点的集合,函数 $f: V \rightarrow Y$ 定义了任意点的灰度值。对某一断层图像,假设为第 i 层,将其定义为 $S_i = (V_i, f)$,其中 $V_i = \{(x, y, z) \mid z = i\}$,$x, y, z$ 分别表示点在三维空间的坐标。相应地,用 $S_i' = (V_i, f')$ 表示用如下几种插值算法得到的插值图像。

(1) 加窗 sinc 函数插值

尽管 sinc 函数能精确重建 $s(x, y)$,但在时域中是无限拓展的。有两种常见的方法来克服这个缺陷,截断和加窗。截断相当于在时域中乘以矩形函数,即在频域中乘以 sinc 函数。理想插值函数截断后由于能量损失,会在频域中产生振铃效应,故不太常用。另一种解决方法是用比较平滑的窗函数代替矩形函数,以得到较好频率响应。

(2) 对 sinc 函数的多项式拟合

常见用代数多项式拟合 sinc 函数而得到插值核,其好处是容易在有限区间内确定对连续函数的唯一逼近。

(3) 最近邻域插值

最近邻域插值是最简单的插值方法,位置 z 上的值被赋予离它最近的像素 $S(k)$,因此,它也可视为一点插值函数,相当于与矩形函数卷积。

$$
h_1(z) = \begin{cases} 1 & 0 \leqslant |z| < \dfrac{1}{2} \\ 0 & \text{其他} \end{cases} \tag{11-11}
$$

(4) 线性插值

线性插值是目前使用最广泛的一种插值方法,也叫双线性插值。对于双线性插值,两个

相邻像素根据距离的不同被赋以不同的权重,然后相加得到插值结果。它可视为对 sinc 函数的线性逼近,其插值核为三角形:

$$h_2(z) = \begin{cases} 1-|z| & 0 \leqslant |z| < 1 \\ 0 & 其他 \end{cases} \tag{11-12}$$

这个三角函数相当于一个低通滤波器,对图像的高频分量有衰减作用,会导致边缘模糊,产生混叠现象。

（5）二次式逼近

二次函数通常因为会带来相位失真而被大家忽略。然而,若取点限制在$-3/2$到$3/2$区间内,这样的三点二次函数的带通特性还是可以接受的:

$$^{Quadratic}h_2(z) = \begin{cases} -2|z|^2 + 1 & 0 \leqslant |z| < \dfrac{1}{2} \\ |z|^2 - \dfrac{5}{2}|z| + \dfrac{3}{2} & \dfrac{1}{2} \leqslant |z| < \dfrac{3}{2} \\ 0 & 其他 \end{cases} \tag{11-13}$$

（6）立方插值

三次多项式由于其二阶导数连续的特性被广泛应用,因此可以用来逼近 sinc 函数,从而导出立方插值。下面是两点和四点的立方插值核:

两点插值:

$$^{Cubic}h_2(z) = \begin{cases} 2|z|^3 - 3|z|^2 + 1 & 0 \leqslant |z| < 1 \\ 0 & 其他 \end{cases} \tag{11-14}$$

四点插值:

$$^{Cubic}h_4(z) = \begin{cases} (\alpha+2)|z|^3 - (\alpha+3)|z|^2 + 1 & 0 \leqslant |z| < 1 \\ \alpha|z|^3 - 5\alpha|z|^2 + 8\alpha|z| - 4\alpha & 0 \leqslant |z| < 2 \\ 0 & 其他 \end{cases} \tag{11-15}$$

其中当$\alpha = -1/2$时,四点三次样条能重建出任意的二次多项式;当$\alpha = -3/4$时,插值效果也很好。

（7）Lagrange 插值

数值分析中经常用泰勒多项式逼近一种已知函数。图像插值的应用中,由于泰勒多项式从一点展开,在图像重采样时会存在一些不足。Lagrange 多项式可以指定其必须穿过一些给定点,$N-1$阶的 Lagrange 插值需要 N 个采样点,下面给出 N 点的$N-1$阶 Lagrange 插值核:

$$^{Lagrange}h_N(z) = \begin{cases} \displaystyle\prod_{j=0, j-\frac{N}{2}+1 \neq n}^{N-1} \dfrac{n-i-z}{n-i} & n-1 \leqslant z < n \\ 0 & 其他 \end{cases} \tag{11-16}$$

其中$n \in \{-N/2+1, -N/2+2, \cdots, N/2\}$,$i = j - N/2 + 1$。

(8) 对 sinc 函数的 B 样条逼近

Basis 样条(B 样条)是样条函数族中最常用的一种,可由基函数经多次卷积得到。事实上,线性插值核 $h_2(z)$ 可由最近邻域插值核 $h_1(z)$ 与自身的卷积得到:

$$h_2(z) = h_1(z) * h_1(z) \tag{11-17}$$

因此,矩形函数 $h_1(z)$ 可以用来构建 N 阶 B 样条逼近核 $h_N(z)$

$$h_N(z) = \underbrace{h_1(z) * h_1(z) * \cdots * h_1(z)}_{N-1} \tag{11-18}$$

2. 基于匹配点的灰度插值算法

灰度插值算法的重点是利用图像的灰度信息来寻找原始断层图像中的匹配点。基于匹配点的灰度插值方法大致可以分解为两个过程:首先,依据设定的条件找到上下断层图像的最佳匹配点对应关系;然后,根据对应关系引导插值过程,利用最佳匹配点的灰度值,插值出新图像的灰度值。为了寻找断层间点的匹配关系,下面介绍利用梯度信息的匹配点算法。把连续两幅断层中上面一层称为参考图像,下面一层称为目标图像。把相关图像中有密切关系的点称为对应点,把对应点之间的位移称为偏移,把确定对应关系的过程称为匹配。为了利用图像的梯度信息,提高对应关系的可靠性,匹配过程只在具有高梯度的轮廓边缘点进行,然后利用高梯度点的对应关系插值得到低梯度点的对应关系。由于匹配算法主要是在高梯度点处进行的,所以首先分别计算两幅图像每点的梯度,对于参考图像中每一个梯度大于阈值的点 p_k,在目标图像中以 p_k 坐标为中心的搜寻窗口内搜寻对应点 p_{k+1},窗口的大小取决于所期望的图像对应点之间的最大偏移,如图 11.25 所示。

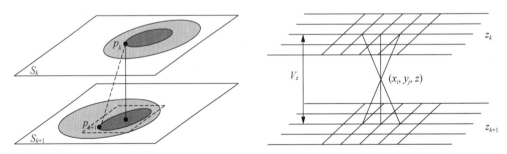

图 11.25　基于匹配点的灰度插值方法

计算图像中点对 (p_k, p_{k+1}) 的相异度利用点的灰度、梯度和坐标信息定义一个评价向量:

$$\begin{aligned} C(p_k, p_{k+1}) = &u_1[f(p_k) - f(p_{k+1})] \cdot i + u_2[g(p_k) - g(p_{k+1})] \cdot j \\ &+ u_3[\theta(p_k) - \theta(p_{k+1})] \cdot k + u_4 D(p_k, p_{k+1}) \cdot l \end{aligned} \tag{11-19}$$

其中,$f(p)$、$g(p)$、$\theta(p)$ 分别表示点 p 处的灰度值、梯度值和梯度方向,$D(p_k, p_{k+1})$ 表示点对 (p_k, p_{k+1}) 在断层平面上的距离,u_1、u_2、u_3、u_4 分别是这四项对应的权重因子,它们决定灰度、梯度、梯度方向和偏移在距离评价函数中的贡献。用 $C(p_k, p_{k+1})$ 的模来具体衡量点对 (p_k, p_{k+1}) 的相异程度。不难看出,两者对应程度越高,评价函数的取值越小。其中第四项用于选择具有较小偏移的对应点,体现了相关点更倾向于在紧靠的邻域内出现的描述。挑选搜索窗口内评价函数取值最小的点作为与参考图像中当前点相对应的点。

　　3. 基于形状的插值算法

　　基于形状的插值方法,通过已知的断层图像的形状,直接构造出中间插值图像的轮廓,以方便显示。同时,由于基于形状的插值只需对已知的断层图像进行分割,而不用分割求得插值图像,故可以在后续三维数据的表面绘制中大大减少图像分割的次数。利用形态学方法将二维灰度图像转化为三维二值图像,然后形状插值,能够克服不同密度的物质边界模糊问题。基于线性的形状插值,任意图像 S_i 上的点 P_i 到边界 C_i 的距离 u_i 与边界的关系如下:

　　(1) 如果点 P_i 位于边界 C_i 的内部,那么 u_i 的值大于零;

　　(2) 如果点 P_i 位于边界 C_i 的外部,那么 u_i 的值小于零;

　　(3) 如果点 P_i 位于边界 C_i 上,那么 u_i 的值等于零。

　　根据区域内的已知点和该点到边界的距离,再通过判定点与边界的关系,能逐步得到插值图像。给定上下两幅图像的边界 C_k、C_{k+1},通过它们求得中间插值图像的边界 C_{k+d_1},如图 11.26 所示。

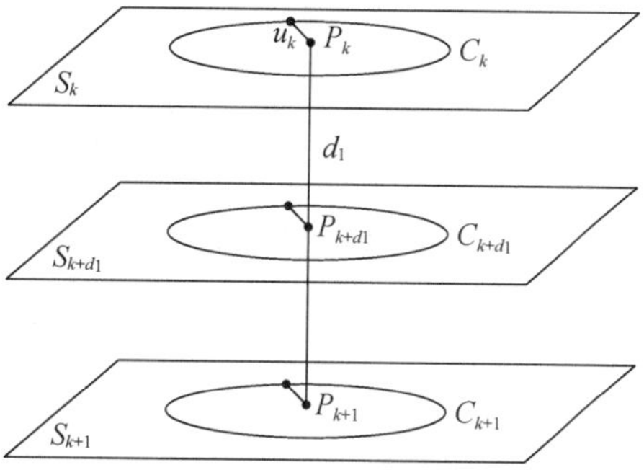

　　对于插值图像 S_{k+d_1} 上任意一点 P_{k+d_1},找到在 S_k 和 S_{k+1} 上关于 Z 轴对应点 P_k 和 P_{k+1},求取点 P_k 到边界 C_k 的最短距离 u_k,以及点 P_{k+1} 到边界 C_{k+1} 的最短距离 u_{k+1},那么点 P_{k+d_1} 到其边界 C_{k+d_1} 的距离 u_{k+d_1} 公式为:

图 11.26　基于线性的形状插值中点的对应关系

$$u_{k+d_1} = (d - d_1) \times u_k + d_1 \times u_{k+1}$$

$$(11-20)$$

根据 u_{k+d_1} 的值可判定该点与边界的关系。用此算法遍历插值图像 S_{k+d_1} 上的所有点,即可求出边界 C_{k+d_1}。 该算法的关键是正确求出点到边界的距离,因此,在有些文献中也称该算法为基于距离变换的形状插值。

11.3.4　直接体绘制技术

　　与面绘制不同,体绘制方法不需重建物体三维几何模型。随着计算机硬件技术不断发展,体绘制技术近年得到快速发展,以其在体数据处理及特征信息表现方面的优势,广泛应用于医学领域。根据绘制次序,体绘制算法可以分为三类:以图像空间为序(简称像序)的体绘制、以对象空间为序(简称物序)的体绘制以及变换域的体绘制。以图像空间为序的体绘制方法是从屏幕上每一像素点出发,根据视点方向,发射出一条射线,这条射线穿过三维数据场,沿射线进行等距采样,求出采样点处物体的不透明度和颜色值。可以按由前到后或由后到前的顺序,将一条光线上的采样点的颜色和不透明度进行合成,从而计算出屏幕上该像素点的颜色值。以物体空间为序的体绘制方法首先根据每个数据点的函数值计算该点的颜色及不透明度,然后根据给定的视平面和观察方向,将每个数据点投影到图像平面上,并按数据点在空间中的先后遮挡顺序,合成计算不透明度和颜色,最后得到图像。

1. 像序体绘制

像序体绘制算法是从屏幕上的每一个像素点出发,根据视点位置,发射一条或多条光线,这些光线穿过三维体数据场,沿这些射线光线进行重采样,按照一定原则选取若干重采样点(比如等距采样),通过这些重采样点间的颜色和不透明度混合计算,得到对应屏幕像素的颜色。光线投射法(Ray Casting)是典型的像序体绘制方法,是从离散体数据出发进行直接体绘制的应用最广的算法。其基本原理是根据视觉成像原理,构造出理想化的物理视觉模型。即将每个体素都看成能够投射、发射、反射光线的粒子,依据光照模型,把离散体数据映射到颜色值和不透明度,再沿着视线方向积分,最后生成具有 3D 效果的 2D 图像。这种方法是从反方向模拟光线穿过物体的过程,如图 11.27 所示(见彩图附录)。

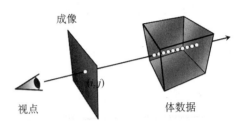

图 11.27 光线投射法示意图

光线投射法采用为每个体素分配不透明度和光强的方法来合成图像,因此有利于保留图像的细节,绘制高品质的图像,特别适用于绘制区域特征模糊、体素特征相关性高的三维图像。但也因为需对每一个体素进行操作,极大地限制了绘制速度。图 11.28 介绍了光线投射法的处理过程。主要有如下的过程:

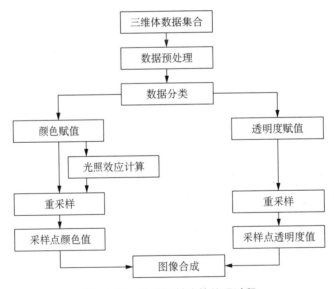

图 11.28 光线投射法的处理过程

(1) 数据预处理:包括采样网格的调整,数据对比增强等;

(2) 数据分类和光照效应计算:分别建立场值到颜色值和不透明度之间的映射,并采用中心差分方法计算法向量,计算光照效应;

(3) 光线投射:从屏幕上的每个像素,沿观察方向投射光线(注:从视点投射出一条穿过该像素的视线),穿过数据场,在每一根光线上采样,插值计算出颜色值和不透明度;

(4) 合成与绘制:每根光线上,将每个采样点的颜色值按前后顺序合成,得到像素的颜色值,显示像素。

2. 物序体绘制

以物体空间为序的体绘制算法,首先根据每一个体素值确定其颜色和不透明度,根据给定的视平面和观察方向,将体素的坐标由对象空间转化到图像空间,然后根据选定的重构核计算出三维采样点光照强度到二维图像空间的映射关系,得出每一个采样点对二维屏幕像素的影响范围和贡献,最后将所有体素的贡献进行合成,从而确定最后的绘制图像。即将体数据逐层、逐行、逐个地计算每一个数据点对图像平面中像素的贡献,并加以合成,形成最后的绘制图像。体数据可以按照距图像平面由近到远的顺序投影,也可以按照由远到近的顺序进行投影。典型的物序体绘制算法是足迹法(Splatting)和体元投射法(Cell Projection)。

(1) Splatting 算法

与 Ray Casting 算法不同,Splatting 算法是以物体空间为序的一种基本体绘制方法。其基本原理是将体数据表示为一个由交叠的基本函数构成的矩阵,用足迹(Footprint)的基本函数计算每一体素投影的影响范围。基本函数通常选择幅值由体素值表示的高斯函数核,从而计算出其对图像的总体贡献,然后将体数据转换到图像空间,利用预先计算出的储存着的视线方向函数核积分的通用足迹查询表,把这些基本函数投射到像平面,查表找出体素对于像素的贡献值,并加以合成,形成最后的图像。其实质也可看作为将体数据与函数核作卷积,再沿视线的反方向投射积累到像平面的过程。其算法流程,首先选择重构能量源核心,预计算通用足迹表,然后将体数据转换到图像空间,查表找出体素对于像素的贡献值,最后合成图像,如图 11.29 所示。

与 Ray Casting 算法相比,Splatting 算法的最大优点是绘制较为快速。Splatting 算法中仅与图像有关的体素才会被映射到像平面进行投射和光栅化,从而大幅减少了需要处理和存储的体数据容量。此外,由于其中的足迹表可以在预处理中计算,避免了费时的三维插值计算。足迹法用经过一个足迹样条的采样均值来代替光线投射法的点采样,相当于引入一个低通滤波器平滑滤波信号,这利于克服图像的失真或混叠,但有时也会使图像的高频分量受到衰减。虽然原始 Splatting 算法产生 Popping、Blur 等走样现象,若需要获得高的绘制质量,可以考虑精心选择重构核心;采用有效消除策略能产生与光线投射相同的高质历特性,使得该算法可维持较高的高速度且缓存较低,便于通过硬件实现,且容易通过数值计算实现,是非常有应用前景的一种体绘制算法。Splatting 方法的主要缺点,是算法按从后向前次序合成溅射时,不能精确地确定隐藏背景物体的可见性。

(2) 体元投射

体元投射法与 Splatting 算法较为接近,也是一种物序体绘制方法,主要用于非规则网格数据采样的体数据。首先,将体数据通过分解转化成顶点为采样点的多面体。然后,将数据场中的多面体按照深度进行排序,逐个处理体元,将多面体的各个面扫描转化到屏幕图像空间。最后,按照从前向后或者从后向前的顺序对每一个多面体的面进行体绘制的累积计算,得出像素的部分颜色和不透明度,并最终合成图像。体元投射法的计算较费时,一般用于较大规模非规则网格数据场且数据的空间一致性较好的可视化应用中。

3. 混合序体绘制

混合序体绘制方法将像序体绘制和物序体绘制算法有机结合起来。错切-变形算法是

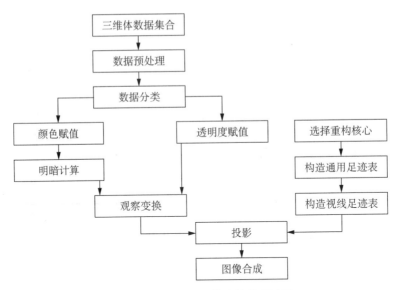

图 11.29　Splatting 算法的处理过程

典型的一种将像序和物序结合在一起的混合序体绘制算法,其算法原理如图 11.30 所示。首先将体数据三维物体空间转换到错切空间,在错切空间中所有视线均与主视轴平行,这使得成像时的物体坐标系能高效地投影到二维图像平面上。然后,用 warp 变换将体数据在错切空间投影得到的结果图像通过二维变换到图像空间,获得真实的结果。Shear-warp 算法需要选择一个主视轴,对应三个坐标轴,主视轴应选与视线方向最接近垂直的坐标轴方向。

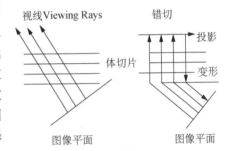

图 11.30　Shear-Warp 算法的绘制流程

该算法可以分为三个步骤:错切、合成、变形。

(1)将对象体数据空间变换到错切后的对象空间,并对每一层数据重采样,即在三个可能的错切方向中选择与光线夹角最大的错切方向(图中的错切方向);

(2)按从前至后的顺序,将体切片数据投射到中间投影平面,形成二维中间投影图像(图中的投影方向);

(3)通过变形变换,将中间图像投射到像空间产生最终的图像(图中的变形方向)。

4. 变换域体绘制

通常,空间域是以空间位置的函数来表示体数据。基于图像空间的体绘制技术及基于物体空间的体绘制技术都属于空间域的体绘制技术。变换域是指利用三维傅立叶变换或其他变换将空间域的体数据变换到其他域,得到离散频谱,再进行三维重建,然后把结果再变换回空间域。变换域的体绘制方法与空间域的体绘制方法不同,它不是在空间域中进行操作,而是先通过各种变换(如傅立叶变换、小波变换等)将体数据变换到变换域,在变换域中再进行数据处理以得到三维图像。

（1）变换域体绘制的理论基础

变换域体绘制算法的理论基础是傅立叶切片投影定理。整个体绘制算法的时间消耗中占主要部分的重采样过程只需在二维切片上进行，这部分的计算复杂度由 $O(N^3)$ 降至 $O(N^2)$。考虑到反变换，这样就可以按傅立叶切片定理指出的方法获取这个投影，整个算法复杂度是 $O(N^2 \log N) + O(N^2)$，即 $O(N^2 \log N)$。

（2）变换域-频域体绘制算法

频域体绘制方法可细分为傅立叶体绘制和哈特里体绘制。频域体绘制方法的绘制速度较快，时间复杂度为 $O(N^2 \log N)$，图像品质较高，可以在频域内灵活地根据不同的视点对离散频谱抽取平面，因此可以方便快速地得到不同视角的图像。但由于光照模型具有低反射率，没有相互反射，从而不能保留体素的光吸收特性，绘制结果像 X 射线扫描过的图像。另外，体数据预处理结束后，用户在绘制过程中很难与系统进行交互操作，改变传递函数。

1）傅立叶体绘制

傅立叶体绘制的基本思想完全遵循傅立叶切片投影定理。对体数据做预处理，将其从空间域变换到频域。在频域中，沿空间方向 θ 并且通过原点的平面对 F_{3d} 进行采样，得到二维函数 F_{2d}^{θ}。再将这个截面做傅立叶逆变换 $f_{2d} = \xi^{-1}(F_{2d}^{\theta})$，就可在空域的图像平面中得到给定观察方向上的投影。二维离散傅立叶变换表示为：

$$\begin{cases} H(u, v) = \sum_{x=0}^{M-1} \sum_{y=0}^{N-1} h(x, y) e^{j2\pi \left(\frac{ux}{M} + \frac{vy}{N} \right)} \\ h(x, y) = \frac{1}{MN} \sum_{u=0}^{M-1} \sum_{v=0}^{N-1} H(u, v) e^{-j2\pi \left(\frac{ux}{M} + \frac{vy}{N} \right)} \end{cases} \tag{11-21}$$

相应的三维离散傅立叶变换可用一、二维离散傅立叶变换进行扩展得到。

2）哈特里体绘制（Hartley Transform）

基本思想：哈特里体绘制中，用哈特里变换代替傅立叶变换，很好地解决了傅立叶体绘制中间结果的每一个点为复数表示的问题，因为经哈特里变换后得到的中间结果都属于实数域。二维离散哈特里变换表示为

$$\begin{cases} H(u, v) = \sum_{x=0}^{M-1} \sum_{y=0}^{N-1} h(x, y) \mathrm{cas} \left[2\pi \left(\frac{ux}{M} + \frac{vy}{N} \right) \right] \\ h(x, y) = \frac{1}{MN} \sum_{u=0}^{M-1} \sum_{v=0}^{N-1} H(u, v) \mathrm{cas} \left[2\pi \left(\frac{ux}{M} + \frac{vy}{N} \right) \right] \end{cases} \tag{11-22}$$

相应的三维离散哈特里变换可用一、二维离散哈特里变换进行扩展得到。与傅立叶变换不同的是，在哈特里变换式中用正、余弦函数之和，即 $\cos \alpha = \cos \alpha + \sin \alpha$，来取代傅立叶变换式中的复指数函数 $e = \cos \alpha + \mathrm{j} \sin \alpha$。

3）频域体绘制技术的基本原理

频域体绘制法的基本原理是首先用 3D 傅立叶变换将空间域的体数据 $f(x)$ 变换到频率域得到离散频谱 $F(s)$。然后沿着经过原点并与视线正交的抽取平面对离散频谱 $F(s)$ 进行插值。插值后的频谱再经过重新采样后得到一个两维的频谱。对其作 2D 傅立叶反变换可得到该视图方向上的空间域投影图。频域体绘制法利用快速傅立叶变换（FFT）可以达到较

快绘制速度。频域体绘制基本原理的出发点和理论基础是傅立叶投影-切片定理。可以将体绘制看成是三维数据场沿视线方向的数值积累,也就是数据场到图像平面的投影。可以通过以下步骤来得到此投影:

A. 将三维数据场变换到相应的三维频域变换域;

B. 在三维频域变换域中沿视线方向 θ 并过原点抽取一个截面;

C. 将抽取的截面反变换到空间域,即得到绘制图像。

频域体绘制算法使得采样计算的范围降低了一维,将原来在整个三维空域数据场的重采样变为在对应的频域场中二维截面的抽取或采样。频域体绘制基本算法的计算复杂度不会超过 $O(N^2 \log N)$。

参考文献

[1] 张书新.胸部三维数字化建模的基础与临床初步应用研究[D].北京:中国人民解放军医学院,2016.

[2] 杨娟.医学图像配准和四维磁共振成像相关技术研究[D].济南:山东大学,2015.

[3] 杨环,杨如飞,朱华昭,等.基于组织等效 3D 打印的多模椎骨体模设计[J].中国医学物理学杂志,2016,33,(9),924-929.

[4] 张文园,刘雪莹,王福,等.生物医学图像三维重建技术应用研究进展[J].中华实用诊断与治疗杂志,2016,30(7):629-631.

[5] Reyes A, Turkyilmaz I, Prihoda T J. The accuracy of surgical guides made from conventional and a combination of digital scanning and rapid prototyping techniques[J]. The Journal of Prosthetic Dentistry, 2015, 113(4): 295-303.

[6] Yang Y, Que Y, Huang S, et al. Multimodal sensor medical image fusion based on type-2 fuzzy logic in NSCT domain[J]. IEEE Sensors Journal, 2016, 16(10): 3735-3745.

[7] Adali T, Levin-Schwartz Y, Calhoun V D. Multimodal data fusion using source separation: application to medical imaging[J]. Proceedings of the IEEE, 2015, 103(9): 1494-1506.

[8] Saygili G, Staring M, E. Hendriks A. Confidence estimation for medical image registration based on stereo confidences[J]. IEEE Transactions on Medical Imaging, 2016, 35(2): 539-549.

[9] Zhang M, Wu T, Bennett K M. Small blob identification in medical images using regional features from optimum scale[J]. IEEE Transactions on Biomedical Engineering, 2015, 62(4): 1051-1062.

[10] BD de Vos, Wolterink J M, PA de Jong, et al. ConvNet-based localization of anatomical structures in 3-d medical images[J]. IEEE Transactions on Medical Imaging, 2017, 36(7): 1470-1481.

彩图附录

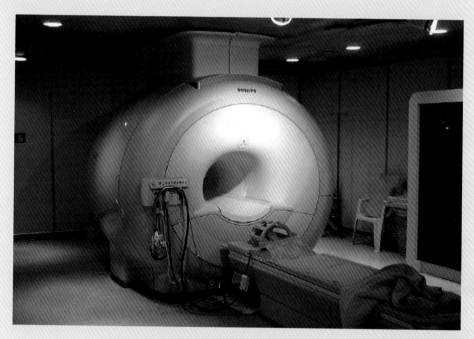

图 1.1 飞利浦核磁共振机(取自先进辅助诊疗工具)

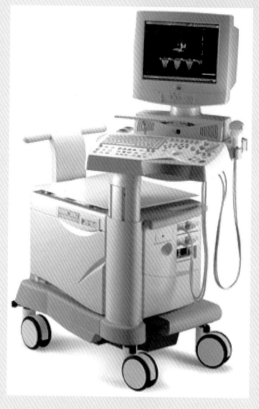

图 1.2 美国 Biosound Esaote 公司的 Technos MPX 超声图像系统

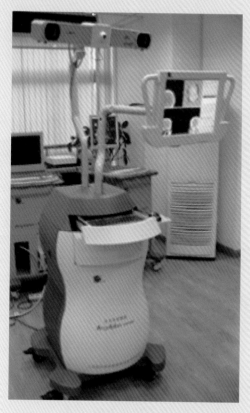

图 1.3 上海东影图像有限公司与东南大学 联合研制的 AngelPlan-CAS1000 手 术导航系统

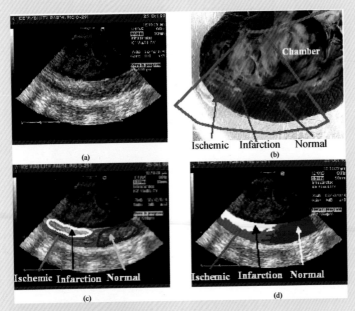

图 3.6　猪心脏超声图像分割：(a)原始超声图像；(b)病理切片图；(c)心脏科医师勾画出的3个区域：局部缺血 Ischemic,血管梗塞 Infarction, 正常 Normal；(d)使用区域增长法的分割结果

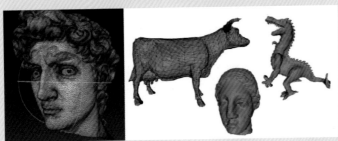

图 3.12　三维物体模型的三角网格表示

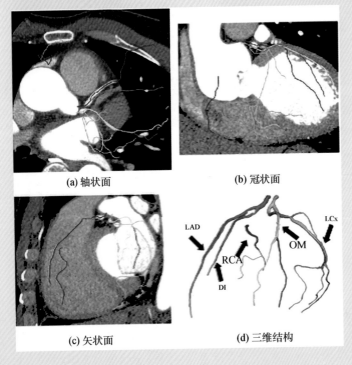

(a) 轴状面　　　　(b) 冠状面

(c) 矢状面　　　　(d) 三维结构

图 3.13　真实 MSCT 数据中正交的三个视图中三维血管中轴线模型及其骨架表示

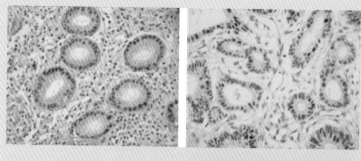

图 6.2　胃腺癌免疫组化细胞图像

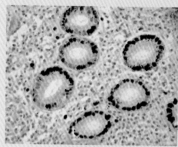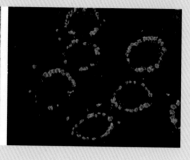

图 6.3　癌细胞图像和其对应的图像分割结果

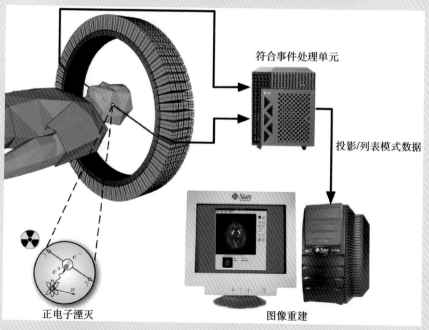

符合事件处理单元

投影/列表模式数据

正电子湮灭　　　　图像重建

图 7.6　PET 成像系统示意图

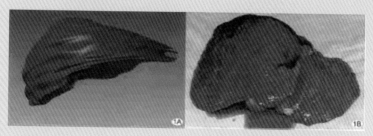

图 8.2　A.肝硬化患者肝脏三维重建;B.切除的同例受体肝脏

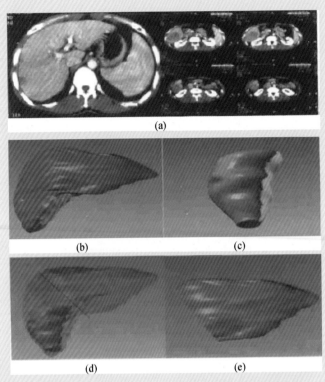

图 8.3　(a) 肝脏CT图像及预计肝切除线；(b) 三维重建肝脏(体积1 340 cm³)；(c) 三维重建肿瘤 (体积386 cm³)；(d) 半透明显示肿瘤；(e) 肝切除后预留的肝脏(体积657 cm³)

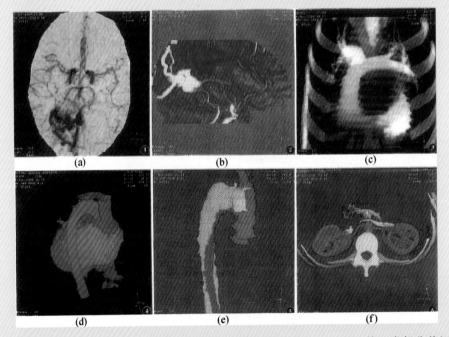

图 8.17　MIP法重建的脑血管正、侧位图像,此病例为动静脉传输畸形：(a)把血管正常部分着红色,畸形 部分着黑色；(b)血管正常部分着红色,畸形部分着黄色,配以较暗的底色,均较好显示血管及病 变的形态；(c)肺动脉成像清晰显示动脉主干及左右肺动脉分支；(d)心血管3D成像,心脏及主动 脉着红色,上、下腔着蓝色,肺动脉着紫色,心脏及大血管区分一目了解；(e)主动脉3D成像,此例 为夹层动脉瘤,真腔着红色,假腔着天青色,真、假腔区分明确；(f)泌尿系统成像3D图形

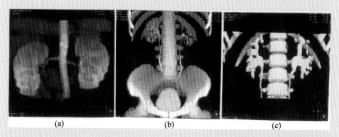

图 8.18 肾动脉 3D 成像：(a)肾动脉着红色，脊柱及肋骨着白色，肾动脉形态显示完整，此例为正常病例；(b)是回溯工作站直接染色，图像统一感较好。(c)泌尿系统成像 3D 图形，清晰显示了肾盂、输尿管、膀胱的形态及解剖关系，(c)有意把肾盂及上段输尿管染成金黄色，配以黑色底色，反差较大

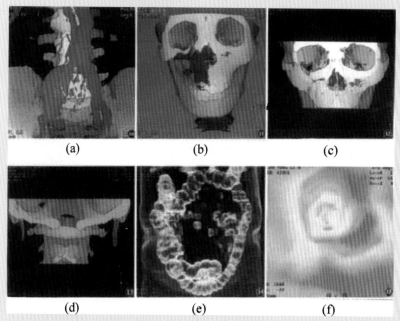

图 8.19 (a)髂总动脉 3D 成像，右髂总动脉夹层动脉瘤；(b、c)颌面部 3D 图像，(b)为上颌骨肿瘤术后局部骨骼缺如，(c)为一颌面骨多发性骨折病例；(d)颈椎 3D 图像，主要显示寰、枢椎的解剖关系；(e、f)CT 仿真内窥镜彩图：(e)为结肠整体形态重建显示，(f)结肠腔内腔情况显示

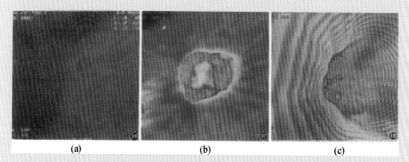

图 8.20 (a)为泌尿系 CT 仿真内窥镜图形，此图清晰显示膀胱左侧壁和部分后壁及左侧输尿开口情况；(b、c)螺旋 CT 胆道仿真内窥镜，清晰显示胆总管内腔情况，此例为胆总管下段多发结石

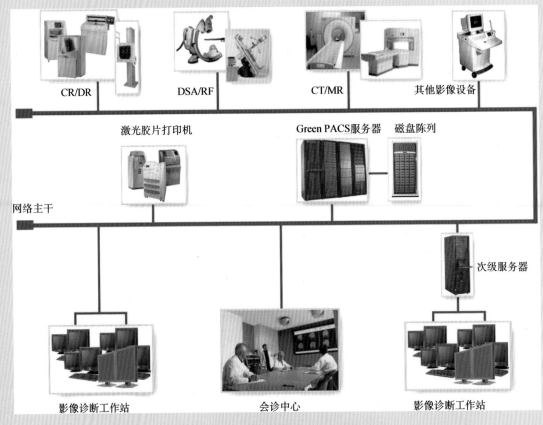

图 10.9　通过医院内部网络连接的 PACS 系统

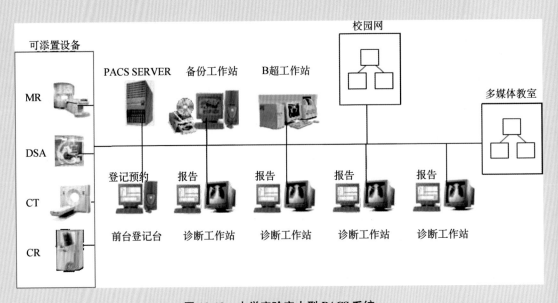

图 10.10　大学实验室小型 PACS 系统

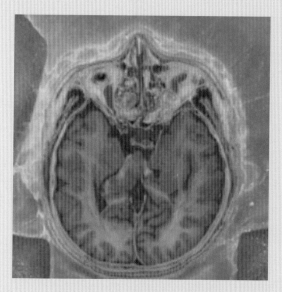

图 11.3　某一 VHP 彩色断层图像

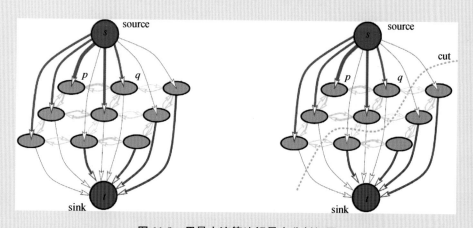

图 11.8　用最大流算法解最小分割问题

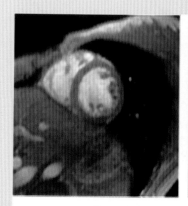

(a) 原始图像

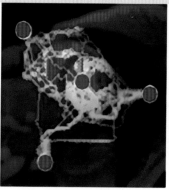

(b) 最大流分割结果

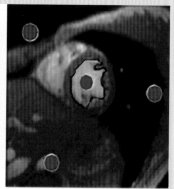

(c) 最小割分割结果

图 11.9　用最大流算法解最小分割问题实例

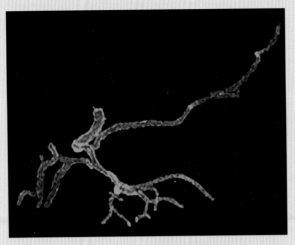

图 11.12　医学模型的骨架曲线

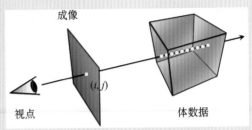

图 11.27　光线投射法示意图

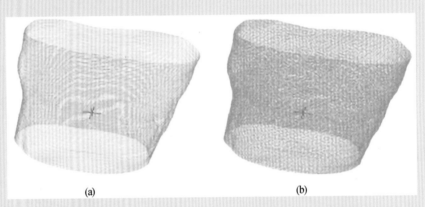

(a)　　　　　　　　　　　　　(b)

图 11.20　基于切片级轮廓线的重建表面：(a)切片序列轮廓线；(b)采用 Cook 方法重建的表面

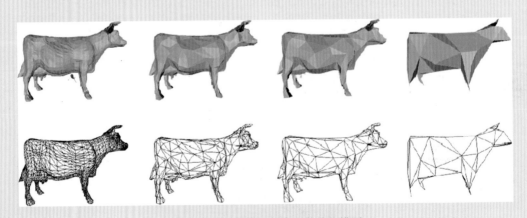

图 11.21　牛模型的层次细节简化模型